上海市口腔健康管理模式
回顾与展望

主 编

刘月华

副主编

张 颖 王 艳

顾 问

曹新明 沈霖德 林自强

上海科学技术出版社

图书在版编目（ＣＩＰ）数据

上海市口腔健康管理模式回顾与展望 / 刘月华主编
. -- 上海 : 上海科学技术出版社，2023.9
    ISBN 978-7-5478-6283-4

    Ⅰ．①上⋯ Ⅱ．①刘⋯ Ⅲ.①口腔－保健－研究－上
海 Ⅳ.①R78

中国国家版本馆CIP数据核字(2023)第159078号

上海市口腔健康管理模式回顾与展望
主编　刘月华

副主编　张　颖　王　艳

顾问　曹新明　沈霖德　林自强

上海世纪出版(集团)有限公司
上 海 科 学 技 术 出 版 社　出版、发行
(上海市闵行区号景路 159 弄 A 座 9F－10F)
邮政编码 201101　www.sstp.cn
山东韵杰文化科技有限公司印刷
开本 787×1092　1/16　印张 14.75
字数：330 千字
2023 年 9 月第 1 版　2023 年 9 月第 1 次印刷
ISBN 978－7－5478－6283－4/R・2816
定价：118.00 元

本书如有缺页、错装或坏损等严重质量问题，请向工厂联系调换

内容提要

上海市口腔健康管理工作始于 20 世纪 50 年代,经过 60 余年,逐步建立了较为完善的三级口腔公共卫生服务体系,形成了在我国独树一帜的口腔健康管理体系,被誉为"口腔健康管理的上海模式"。

本书分上下两篇,对上海口腔健康管理模式进行全面的回顾与展望。上篇介绍上海市居民口腔健康状况 40 年发展趋势,辅以详细的流行病学调查图表,描述上海市民口腔健康状况、口腔健康知识态度、口腔健康相关行为习惯、口腔卫生服务利用的变化趋势,以及相关政策建议。下篇介绍各历史时期上海市口腔健康管理模式,阐述当前口腔健康的市、区及社区三级网络管理体系,包括国家以及上海市相关政策制度文件、管理细则、承担的专题项目、特色活动以及口腔健康管理信息化进展,总结口腔健康管理成果及经验,并介绍各区牙防所概况及管理特色。此外,本书还以附录的形式汇总了上海口腔健康管理历年大事记。

本书以翔实资料展示上海市口腔健康管理模式的相关成果,总结经验得失,为做好新时期口腔健康工作提供借鉴,为进一步提升上海市口腔健康管理水平提供理论和实践支撑。

编 委 会

徐　睿　上海市嘉定区牙病防治所

沈茜妍　上海市青浦区疾病预防控制中心

张鸿军　上海市奉贤区牙病防治所

张　皓　上海市口腔医院

张　颖　上海市口腔医院

陆　舫　上海市普陀区眼病牙病防治所

陈正启　上海市口腔医院

陈　栋　上海市口腔医院

郑康杰　上海市宝山区疾病预防控制中心

赵　宇　上海市崇明区疾病预防控制中心

施　乐　上海市静安区牙病防治所

姚春霞　上海市松江区疾病预防控制中心

袁学锋　上海市口腔医院

钱文昊　上海市徐汇区牙病防治所

徐　玮　上海市口腔医院

徐晓明　上海市闵行区牙病防治所

黄胜春　上海市杨浦区牙病防治所

曹　斌　上海市浦东新区眼病牙病防治所

笪东欣　上海市口腔医院

程　竑　上海市口腔医院

曾晓莉　上海市口腔医院

虞　瑾　上海市口腔医院

蔡　蔚　上海市长宁区疾病预防控制中心

序

　　上海市口腔医院院长刘月华教授来找我，要我为他主编的《上海市口腔健康管理模式回顾与展望》一书写序。当我看到书名与详细目录，几乎没有思考就答应了。"好呀！但要给我一个月的时间。"我这么快就允诺，大概是因为刘月华在北京大学口腔专业就读期间已经引起我的关注，对他自然比较熟悉，他是一位面目清秀、语速快而条理清晰的青年俊才。也许还因为我的上海情结，那是我少年时代成长的地方，它给了我其他城市不可能给我的东西。上海人以聪明、精明能干著称，在1988年成立全国牙病防治指导组（全国牙防组）之前，上海市早已有了"牙防所"并开展工作，比全国牙防组早35年，可见上海口腔人的超前意识和远见卓识。自1988年起，我作为全国牙防组的组织者和领导者之一，深切地感受到了上海牙病防治工作早已走在全国前列。可贵的是无论社会有什么动荡，牙病防治工作基本未间断。他们的宝贵经验值得总结，而《上海市口腔健康管理模式回顾与展望》一书由刘月华来做主编最合适不过了。

　　书中用了"模式"这个词汇，让我联想到这个词在改革开放前的大众媒体中似乎没有出现过，专业书刊中也很少见。然而近年来非常流行，在媒体报刊上频频可看到"某某模式"，以标榜自己的创新。其实，只不过是刚刚提出一个想法或造出一个概念，还没有经过实践考验是否有成效，更没有经过学术期刊的认可就自称模式，实在有失严肃。我本人第一次听到"模式"这个词是在20世纪80年代上叶，原卫生部顾问、医学教育家、医学管理学家彭瑞聪教授在一次工作报告上，提到当今世界的生物医学模式（biomedical model）开始转向生物－心理－社会医学模式（bio-psycho-social medical model），这是国内医学界首次提到"模式"这个词汇。当然，彭教授是看到这个模式的提出者恩格尔发表论文后作的报告。所以"模式"这个词是从国外引进的。在新医学模式指导下，现代医学发展进入新阶段，可以毫不夸张地说，这个"模式"的提出在现代医学史上具有里程碑式的意义。

　　上海口腔健康管理的模式是怎么铸成的，本书作了详细的介绍。

　　1. 全国第一次口腔健康流行病调查（流调）始于1983年，而上海市早在1953年就开始了,比全国的早 30 年。虽然中华人民共和国成立前后我国口腔界的专家也做过"流调",然而大多是偏向学术性和研究性的。而上海流调不单单为了研究,更主要的目的是源于如何开展牙/口腔疾病防治工作,为探索牙病防治提供科学依据。通过流调确定防治重点人群、重点防治的牙病,制定检查标准以及确定防治范围和防治措施。上海是中国牙病防治的探索者、先行者和开拓者。

2. 要开展全市牙病防治工作,上海口腔人一开始就抓准了关键,那就是首先要取得上海市卫生行政领导的理解和支持。其实这是很不容易的事,因为牙病不像癌症、心脏病等慢性病,卫生行政领导必然会将其放到工作日程上,"牙病不是病""牙病死不了人"的传统概念根深蒂固,在千头万绪紧张的日程里,领导们一般不会重视牙病防治工作。尽管如此,70 年来上海市卫生行政领导换了一届又一届,牙病防治工作一直都在上海市、局二级的领导下进行的,我所知道的上海市前副市长谢丽娟也常常亲力亲为,正像全国牙防组得到了时任卫生部长陈敏章教授的亲自指导,又由原卫生部医政司司长张自宽教授亲自担任牙防组组长一样,全国牙防组工作得以顺利开展。

3. 有了专业人员的责任心和执着,有了领导的支持,还必须有一个专业、专职、专管的机构来实施。上海市早在 20 世纪 50 年代就已建立了上海市牙病中心防治所,后来发展为上海市口腔病防治院,1957 年还建立了独立的预防保健科。

4. 从 1958 年起,在上海 11 个区县相继成立了区级牙防所,区以下的街道社区、乡镇卫生院设立口腔(牙)科,上海市在全国最早完成了三级牙病防治网。即使在全国将医疗机构推向市场的大潮、全国医疗三级防治网已被冲破的情况下,清醒冷静的上海口腔人保卫着三级防治网屹立不倒,真是难能可贵呀!

5. 在上海市、区二级卫生行政部门及上海市口腔病防治院的领导下,半个世纪以来,有计划、有目标、有步骤地、创造性地应用各种群众喜闻乐见的方式进行口腔健康教育活动,例如:宣传画、连环画、幻灯片、挂图、黑板报、广播电台、相声、快板、说唱、舞蹈,还拍摄科教电影《保护牙齿》《口腔保健》,在上海 50 家电影院放映,其放映数大大超出一般科教片。编写了 13 部电视专题片,还通过上海市教育局把口腔健康教育课纳入小学教材中,并在"6·1"儿童节时在学校开展刷牙操教学,举办美齿儿童评选活动,受到了上海各界人士欢迎。在全国开展牙防先进县(区)评选活动中,上海全市 19 个区竟有 13 个被原卫生部授予"全国牙防先进县(区)"光荣称号;在全国牙病防治先进个人(牙防标兵)评选中,上海被评上的人数也名列第一。上海市口腔卫生健康指数在全国也名列前茅:少儿龋病充填率全国首位,少儿服务量全国第一,中小学生口腔健康知晓率达 98%,不少区 3 岁以上儿童刷牙率 90% 以上。早在 1980 年,上海市嘉定区就被 WHO 定为初级卫生保健合作中心。

通过以上记载和叙述,能看出上海市名副其实地成为全国各城市口腔病防治、口腔健康管理的一个模范,值得全国学习和效仿。正像 WHO 口腔项目负责人彼得森教授评价全国牙防组工作:"中国可以给其他大国提供一个有用的模式。"也正像世界牙科联盟(FDI)主席海因茨教授所称:"不是中国应当向发达国家学习,而是发达国家应当向中国学习。"

《上海市口腔健康管理模式回顾与展望》一书结构框架简洁明了,而内容细节则非常具体，记事叙述全面，史料翔实。本书内容分上、下两篇。上篇是"上海市居民口腔健康调查报告(1983—2015)"，其主要内容是自 1983 年起的 4 次流调。流调为上海市进行牙病/口腔病防治提供了科学依据，也为将来如何进行口腔健康管理提供一座可以挖掘的金矿。下篇是"上海口腔健康管理的回顾与展望"。回顾历史，总是为了更好地把握现在，更好洞悉将来。下篇的历史回顾部分把上海市牙病防治口腔健康管理分为 4 个阶段，总结得很有启发性。不知道未来就不能把握现在，而现在就是在创造未来。回顾是写历史，展望是看未来，都是为了当代。下篇的展望部分把上海的牙病/口腔病防治工作理念，进一步发展为健康管理理念。也就是说，回顾部分是向后看，总结经验，也不规避不足；展望部分是向前看，使未来更有底气，走得更坚定。上海口腔对未来居民口腔健康管理工作的开展早已胸有成竹。

我们要非常清楚地看到近现代医学的发展史和近现代医院发展史都是治病史，即以治病为中心以治病为目标。其诊治技能随着近现代的科技发展而发展。科技的发展为治病提供了千万种药品，科技的发展也为诊治疾病提供了千百种仪器、设备、器械和装置，如血压计、心电监护仪、X 线、CT、B 超、内窥镜等检查设备，以及各种刀具如手术刀、激光刀、电频刀、伽马刀。近现代医疗的理念是机械论指导下的对抗模式，你有病灶、有细菌就用抗生素灭杀；你长瘤子，就切掉；如果复发，就根治性切除；又复发，就扩大根治术；再复发，干脆把整个器官摘除，换一个新的器官。外科手术刀所向披靡，威风凛凛。殊不知，事物的辩证法是物极必反，发展到了顶峰，就会峰回路转奇变。铁的事实是，病越治越多，高血压、心脏病、糖尿病、脑卒中、癌症等慢性病发病率非但不降反而升高。人们开始抱怨、愤怒；住院了以为有救了，不料，几乎所有的诊治都是使人痛苦的、难忍的甚至是"残忍"的，也很难说是人道的。一些目光尖锐的文学家、史学家、哲学家患者，把医院描述为"死亡前接待"，进院是患者，出院是"残疾人"。20 世纪中叶，一些有识之士开始对当前的医疗模式，从医学的理念和战略上反思。然后逐渐产生了以治病为中心的模式向防病为中心的模式转变。在这一大潮中，可以考察到上海口腔人走在最前面。因为上海从 1953 年就开始由"治病"到"防病"转变，而全国以成立全国牙病防治指导组为标志，从治病向防病的转变，是从 1988 年才开始，上海比全国超前了 35 年。此后，大家都知道从 20 世纪末到 21 世纪初，世界从治病防病，开始向以健康为中心的理念转变，现今的中国已不是 50 年代封闭的中国，而是改革开放后的中国。中国已经走向世界舞台的中心。因此，从过去的治病到防病的医学理念，很快就转向以健康为中心的理念。我国的医疗卫生健康事业很快就跟上了时代的步伐，我们的卫生行政部门也改称为国家卫生健康委员会，其标志性事件是 2016 年 8 月 19 日在北京召开了历史上最高级别的全国卫生与健康大会，同年制订了《"健康中国 2030"规划纲要》，政府把人民健康放在优先发展的战略地位，然后在《中国防治慢性病中长期规划》中提出"三减三健"，"三减"为减盐、减油、减糖；"三健"为健康口腔、健康体重和健康骨骼。在此要特别提出的是"三健"中把健康口腔置于首位。这也是中国医学卫生史上的首次。本书的下篇第四部分适时地论述了口腔健康管理政策展望、口腔健康管理学科建设展望、口腔健康教育和健康促进展望以及口腔健康管理体系建设展望。上海口腔人又一次走在全国的前列。

本书主编刘月华教授，曾在武汉大学、北京大学口腔医学院接受本科教育、硕博研究生教育，又有在国外读博士后的经历。此后，一直在上海同济大学口腔医学院、复旦大学口腔医学院从事口腔正畸学科的医疗、教育和科研工作，成绩卓著，进而被选拔到院校领导岗位执掌行政和管理事务，随后大胆地对口腔病预防和人群口腔健康教育和口腔健康促进以及大数据科学更宽泛的宏观层面进行探索。由他主持本书的编写工作，可谓得其所哉，又有二位新秀做副主编辅助，将几十年来上海牙/口腔病防治经验去芜存菁、守正出新，升华为上海口腔健康管理模式。他（她）们在繁忙的工作之余，枯灯冷椅，秉笔直书，实属不易。

最后，让我们回到开头写到的"上海模式"这个概念上。虽然当前"模式"这个词汇有被滥用的倾向，但"上海模式"并非如此，上海口腔人俨然经过超过半个世纪的实践经验总结，进而升华到模式，这个模式是中华人民共和国成立后不久，由老中青三代人的智慧、辛劳和汗水铸成的。在此，请允许我提及邱志芳教授，作为老一代"口腔人"，她是"上海模式"的开拓者并作出了突出贡献。模式在英语里，如"example""exemplar""pattern""paradigm""model"等都有榜样、模范、范例、范式和模式之意。我不是语言词汇专业人员，就我的理解：举例的例子，当然指在众多个例子中挑出一个较好的来说，常用"example"；如果说例子中最好的具有指导性的一种，选用范例"exemplar"；至于"paradigm"即范式，是范例中完美得可以抽象出规律性的；而"model"是范式中值得被推荐、值得别人学习、效仿的人和事。所以，我写序将上海口腔病防治和口腔健康管理的模式推荐给读者，认为值得其他城市学习。本书也值得有志于为我国人民的口腔健康事业谋福祉、做贡献的医学卫生健康行政官员、医学管理人员、口腔医学研究人员、教学人员、管理人员以及口腔医生、口腔研究生、口腔医学生等一读，可以作为自己的参考书和案头书随时查用。

中华口腔医学会创会会长

北京大学口腔医学院原院长

北京大学口腔医院原院长

张震康

前　言

　　口腔疾病累及全球近一半人口,影响全身健康,每年耗费巨额医疗开支,已成为全球重大公共卫生挑战。世界卫生组织《口腔卫生全球行动计划(2023—2030)草案》强调,应对这一重大挑战的首要原则是"从公共卫生角度处理口腔健康问题"和"将口腔健康纳入初级卫生保健"。回顾上海口腔健康管理工作七十余年的历程,正是遵循了这一原则。

　　上海市口腔医院在建院伊始就以防治口腔疾病为初心使命。中华人民共和国成立后,在上海市卫健委的领导下,经过几代人的艰辛探索与不懈努力,创建了"市—区—社区"口腔公共卫生管理三级网络,形成独具上海特色的口腔健康管理模式,开展大量口腔健康促进、监测、干预及研究工作,覆盖全市各年龄段大部分人群,连续承担五轮上海市加强公共卫生体系建设三年行动计划,其中学生口腔健康检查、龋齿早期充填和适龄儿童窝沟封闭已纳入上海市基本公共卫生服务项目,将卓有成效的工作经验转化为长效普惠机制。

　　随着社会经济的发展,口腔疾病谱的构成和分布出现新的变化,人民群众对高品质口腔健康的期望和需求日益增长,对口腔健康管理工作提出新的要求。《健康口腔行动方案(2019—2025年)》提出"口腔健康管理优化行动",《健康上海行动(2019—2030年)》强调"口腔健康管理模式持续优化,实现对全人群全生命周期的口腔健康管理与服务"。上海口腔健康管理团队深入探索适应新时代口腔健康需求的管理模式,持续丰富和深化管理内涵。近年来,团队以上海市口腔健康中心和复旦大学口腔医学院建设为契机,在政府的主导下,以人才队伍为根本、以科技创新为驱动、以数字技术为支撑,不断深化医防融合、前置预防关口、拓展管理内容。重点聚焦"一老一小",关注生命早期、孕产妇及残障儿童、职业人群及老年人的口腔健康问题,探索口腔疾病与全身疾病的共同危险因素防治,着力将口腔健康理念融入大卫生政策,开发口腔健康大数据平台并与上海健康云对接,逐步健全全人群全生命周期口腔健康管理体系。自2005年以来,上海5岁儿童患龋率从71.7%降至49.6%,12岁学生恒牙患龋率从34.6%降至28.9%,12岁龋齿充填率全国领先,全市居民口腔健康意识和口腔健康习惯显著提升。

鉴往知来,砺行致远。编写此书既是经验总结,更是反思检视,感念先贤,激励来者。全书包含上、下两篇,上篇介绍了历次上海居民口腔健康流行病学调查状况,勾勒各年龄段人群的口腔健康状况变化趋势;下篇介绍上海口腔健康管理模式的体系架构、管理内容和运行流程,回顾发展历程,叙述口腔公共卫生服务项目实施经验,介绍各区管理工作特色。本书有幸邀请到张震康教授作序,卞金有、刘月华、冯希平教授就国内外口腔健康科学管理进行展望。在附录部分,编者整理上海市口腔健康大事记,保留了大量珍贵照片和文献资料。

本书是上海口腔健康管理的实践总结,全面系统介绍工作积累,提供了大量细节。我们亦深知自身工作存在诸多不足,且健康管理工作有其历史传承,应与当地社会经济文化相契合并与时俱进。因此,编者未敢以指导者自视,本书所陈经验仅作参考,书中不当之处,请读者不吝指正。

书稿编撰历时三年有余,编写人员查阅了大量资料,走访多名专家学者,数易其稿。其间,得到医院历届老领导、老专家的热心襄助,提供许多宝贵建议和材料,在此表示诚挚感谢。

目 录

上 篇
上海市居民口腔健康调查报告(1983—2015)

下 篇

上海口腔健康管理的回顾与展望

上 篇

上海市居民口腔健康调查报告
(1983—2015)

第一部分

上海市居民历次口腔健康
流行病学调查概况

■ 一、调查背景

随着全球社会经济发展、人口迁移和饮食结构改变等的影响,世界口腔疾病的分布不断发生变化,定期开展口腔健康流行病学调查受到各国政府的重视。开展口腔健康流行病学调查有助于了解和掌握各国居民口腔健康状况,有针对性地制定预防和治疗的政策与措施,以改善居民的口腔健康状况。

我国分别在 1983、1995、2005、2015 年开展了四次口腔健康流行病学调查,在此期间,我国居民口腔健康需求发生了巨大变化,口腔疾病防治工作发展迅速,取得了显著成绩。随着全国"爱牙日"的建立,群众性口腔健康宣传教育活动持续深入开展,全国各地口腔疾病防治网络逐步完善,培养了一批业务骨干以及完整的口腔疾病防治专业队伍,口腔疾病防治工作也得到了各级卫生部门的重视,各方面的发展得到了世界卫生组织与国际同行的一致肯定和赞誉。

上海市作为流调的重要调查地区,在上海市卫生健康委员会领导下,由上海市口腔医院牵头,联合上海市流调专家组和技术组,通过组织培训,质控督导,组建了各次流调合格的调查队伍,顺利圆满完成四次调查工作。通过统计分析上海市居民口腔健康状况、口腔健康知识、态度和行为情况,针对不同时期人群口腔卫生服务需求,开展多项不同人群的口腔健康试点项目,上海市政府也将多项口腔公共卫生实施项目纳入全市基本公共卫生项目中。开展口腔健康流行病学调查不仅为上海市口腔疾病防治政策和策略的制定提供了依据,也提高了上海市居民口腔健康水平。

■ 二、调查目的

我国分别在 1983 年、1995 年、2005 年和 2015 年进行了四次全国口腔健康流行病学调查，上海市均参与了以上四次调查，每次调查的目的有所区别，汇总如下。

1983 年进行了第一次学生龋病、牙周疾病的流行病学抽样调查，调查目的为：①摸清中、小学生的口腔健康状况，说明上海市开展口腔保健工作的必要性和迫切性；②为各级卫生行政部门提供制定口腔保健规划的依据；③调查结果将与国际、国内各地龋病、牙周疾病患病情况进行对比，为上海市在口腔预防医学领域填补一项空白。

1995 年第二次调查的目的为：①说明上海市、区、社区 3 个层次居民的口腔健康状况及对口腔卫生的知识、态度与行为，调查结果将作为基线资料；②为上海市各级卫生行政部门制定口腔保健目标与规划提供依据；③作为今后（10 年以内）口腔健康措施及口腔健康教育的监测与效果评价的依据；④探索龋病、牙周疾病的发病情况，预测发展趋势与人群特点以及与社会环境因素的关系。

2005 年第三次调查的目的为：①掌握上海市不同年龄段居民的口腔健康状况及影响因素，分析居民龋病和牙周疾病的变化趋势；②了解上海市不同年龄段居民口腔卫生保健的知识、态度和行为及其口腔卫生服务利用情况，评估上海市居民口腔卫生服务的需求及其变化趋势；③为监测和评价上海市口腔卫生保健工作规划（2004—2010 年）提供支持。

2015 年第四次调查的目的为：①掌握上海市城郊不同人群的口腔健康状况，包括龋病和牙周疾病等口腔常见疾病的患病状况及其影响因素；②了解上海市城郊不同人群口腔健康知识、态度和行为状况；③分析上海市居民口腔健康状况，口腔健康知识、态度和行为的变化趋势、变化规律及其影响因素；④获得上海市口腔卫生机构人力资源的基本信息。

■ 三、调查方法与内容

由于调查目的不同，抽样的调查对象、方法和内容均有所区别。

（一）调查对象

1. 第一次调查

调查对象为上海市中、小学校学生。年龄组为 7、9、12、15、17 岁，年龄的计算以调查日期为准。凡属于本地出生及成长的 5 个年龄组中的中、小学生，不分性别均为抽样调查的对象（少数民族另有规定）。非本地成长的学生，如随父母由其他城市或地区迁入者，不作为抽样调查对象。每个年龄组中男、女学生调查人数相等。

2. 第二次调查

（1）口腔健康调查：调查对象以集体常住居民（城、郊）为主。调查对象的年龄为：5 岁、12 岁、15 岁、18 岁、35～44 岁、65～74 岁。其中 12 岁及 15 岁组需为当地出生并成长者（指出生至 6 岁未离开过当地），凡由外地迁入或出生后在外地生活一段时间后再转回者不作为调查对象。

（2）问卷调查：调查对象是本次口腔健康流行病学抽样调查地区的 6 个年龄中的 4 个年龄组，即 12 岁、18 岁、35～44 岁、65～74 岁。不分性别均为调查对象。12 岁年龄组代表儿童,18 岁年龄组代表青年,35~44 岁代表中年,65~74 岁代表老年。

调查对象全部从口腔健康调查样本中抽取,口腔健康调查样本之外不另取调查对象。

3. 第三次调查

调查对象为上海市四个年龄组常住居民。四个年龄组为:5 岁、12 岁、35~44 岁、65~74 岁。其中,5 岁年龄组口腔健康检查对象为儿童本人,口腔问卷调查对象是儿童的父母,其余三个年龄组口腔健康检查与问卷调查的对象均为被调查者本人。

4. 第四次调查

调查对象为上海市五个年龄组常住居民。五个年龄组为:3~5 岁、12~15 岁、35~44 岁、55~64 岁和 65~74 岁城郊的常住居民。3~5 岁年龄组问卷调查对象为接受口腔健康儿童的家长,其余年龄组问卷调查对象为被检查本人。

(二) 调查内容

1. 第一次调查

调查项目为龋病、牙周疾病、氟牙症及四环素牙的临床检查。

2. 第二次调查

(1) 口腔健康调查项目

调查项目分一般情况和专业情况。在一般情况中要说明被调查地区的饮水含氟浓度。专业调查项目包括龋病、牙周疾病、氟牙症、口腔卫生状况及戴义齿与义齿需要情况共 6 项。

(2) 问卷调查项目

① 一般情况,包括姓名、年龄、性别、民族、地区、职业、文化程度、城乡户口、经济收入(从家庭年收入与家庭人口数计算出平均每人每年的经济收入)、是否独生子女(只在 12 岁、18 岁年龄组内调查)。一般情况调查顺序与口腔健康调查表一致。

② 口腔疾病就医行为与口腔保健情况:如就诊原因、就诊次数、末次就诊距现在的时间、就医医疗机构级别。

③ 口腔卫生措施,重点调查人们对刷牙方面的知识、信念、态度与行为。

④ 对龋齿与牙周疾病的初级预防方法的知识。

⑤ 对口腔健康方面的认知与态度,旧的传统观念、态度及对口腔健康行为的影响。

⑥ 中小学生在学校中接受口腔健康教育情况。

3. 第三次调查

调查内容包括口腔检查和问卷调查。

口腔检查: 由口腔专业医师对被调查者进行口腔健康检查,检查项目包括牙列状况(冠龋、根龋),牙周状况(牙龈出血、牙石、牙周袋、附着丧失),口腔黏膜状况,氟牙症患病状况,义齿修复状况。

问卷调查: 由培训合格的调查员对被调查者或被调查者家长进行的口腔健康询问调查。调查内容包括口腔卫生行为、饮食习惯、口腔卫生知识及来源、口腔科就医行为、口腔健康问题对生活的影响等。

4. 第四次调查

调查内容包括口腔检查和问卷调查。

口腔检查:牙列状况(冠龋、根龋)、牙周状况(牙龈出血、牙石、牙周袋、附着丧失)、口腔黏膜状况、氟牙症患病状况、牙齿缺失及义齿修复状况。

问卷调查:口腔疾病的相关危险因素,口腔健康知识、态度与行为,口腔疾病经历,口腔卫生服务利用情况等。各年龄组问卷内容包括:儿童与口腔健康相关的生活习惯、喂养方式、口腔健康问题和就医情况;学生口腔健康知识、态度和行为现状,口腔卫生服务利用,自我感觉的口腔健康问题;中老年人调查除上述内容外,还包括口腔健康相关生活质量状况。

四、口腔检查方法

(一)调查器械

1. 第一次调查

龋齿检查:使用上海手术器械九厂生产的 5 号新探针,每支探针使用人次不超过 60 次。

牙周疾病检查:使用上海手术器械九厂生产的世界卫生组织推荐的牙周袋探针。

口镜:使用平面口镜。

2. 第二次调查

龋齿检查:使用上海市齿科器材厂生产的 5 号探针及平面口镜,由于早期龋的临床诊断有一定困难,最好使用新的 5 号探针,以免漏诊。

牙周疾病检查:使用上海市齿科器材厂生产的 CPITN 牙周探针。其特点是探针的尖端是一个直径为 0.5 mm 的小球,以避免探针对龈沟造成损伤。探针共有 2 个刻度,分别在 3.5 mm 和 5.5 mm 处,以便用于诊断早期或晚期牙周病。

3. 第三次调查

口腔检查均使用统一定制的世界卫生组织《口腔健康调查基本方法》(第四版)推荐的 CPI 探针及一次性口镜。

4. 第四次调查

口腔检查均使用统一发放的 CPI 探针及带光源的口镜。

(二)诊断标准

1. 第一次调查

龋齿:按象限顺序作检查,对于龋齿好发部位要用探针作重点检查,视诊不能完全代替探针,尤其是对早期龋的发觉,必须探针后才能决定。

① 无龋牙(0 或 A):无充填体,也不需要充填治疗的牙。

② 龋齿(1 或 B):牙齿的点隙、裂沟或光滑面有色、形、质三方面改变的,即可诊断为龋

齿。釉质脱矿、崩解以至成洞为"形"的改变,当探针插入时感到洞壁或洞底有软化现象为"质"的改变,以形及质的改变为诊断的主要依据。若发现釉质上有白垩色斑点或有着色、粗糙的斑点,釉质上的点隙或窝沟能卡住探针,但沟底或洞壁无软化现象,此时均不诊断为龋齿。

③ 已充填牙无龋(2 或 C):牙体上有完好充填物,无继发龋,且在牙体其他部位也无原发龋者。因其他原因做的修复体,如创伤、桥基牙等按无龋牙计。

④ 已充填牙病原发龋(3 或 D):牙体上有充填体,在其他牙面又有龋坏,而龋坏与充填体无连接者。

⑤ 已充填并继发龋(4 或 E):在充填体下已有继发龋。

⑥ 龋失乳牙(9 岁以下,M):未到替换年龄而因龋丢失的乳牙。如 9 岁以下失去乳尖牙或乳磨牙即认为是因龋丧失,而乳前牙的丧失可以是理性替换,也可以是由龋齿所致。

⑦ 龋失恒牙(5):30 岁以下的人被拔除的恒牙,一般认为是因龋齿而丧失,但因非龋疾患丧失者应除外。对于青少年要注意与未萌出恒牙相区别。主要根据牙齿萌出顺序及参照对侧同名牙的情况而判断。

⑧ 非龋丧失恒牙(6):先天缺失或因创伤、正畸拔除的恒牙。

⑨ 未萌出牙(8):乳牙已脱落恒牙丧未萌出。

牙周疾病:调查项目为牙龈炎、牙结石、早期牙周病、晚期牙周病。调查方法将口腔分为 6 个区段,对每个区段只检查指定牙位。

① 牙龈炎:探针后自龈沟有溢血或渗血现象者,但牙齿萌出过程中的龈炎以及残根刺激的龈炎不计。

② 牙结石:凡肉眼可见有龈上石或探诊后发觉有龈下石者。

③ 早期牙周病:凡龈沟深度超过 3.5 mm 者。

④ 晚期牙周病:凡牙周袋深度超过 3.5 mm 者。

以上四项诊断的计分以 1、2、3、4 代表,疾病的轻重程度也按此顺序。

氟牙症:氟牙症分类基本按照 Dean 氏分类法。

① 正常(0):釉质呈乳白色、半透明、有光泽。

② 可疑(½):釉质表面有不明显的白色云雾状或细小条纹。

③ 很轻(1):白色斑纹较明显,占牙面 1/4 及以下。

④ 轻度(2):白色斑纹明显,占牙面 1/4 以上至牙面 1/2,偶有轻度着色。

⑤ 中度(3):釉质失去光泽呈白垩状,占牙面 1/2 以上至全牙面,常有褐色着色。

⑥ 重度(4):釉质表面有明显散在或融合的坑凹状缺损,常有广泛着色。

四环素牙:分为以下几类。

① 1 度(T_1):牙面呈均匀的或深或浅的黄色。

② 2 度(T_2):牙面呈均匀的或深或浅的褐色或灰色。

③ 3 度(T_3):牙面除有着色外,釉质还有带状缺损。多数表现在中切牙、侧切牙和第一磨牙,几乎在同一水平线上。

2. 第二次调查

龋病:分牙冠部龋和根部龋。

(1) 牙冠部龋

① 无龋牙(00,11):一颗牙未曾因龋病作过充填,也无迹象患龋病即为无龋牙。白斑、着色的不平坦区、探针可插入的着色窝沟,但底部不发软、中到重度氟牙症所造成釉质上硬的、色暗的凹状缺损、可疑龋均不诊断为龋病。

② 龋齿(01,02,12):牙齿的窝沟或光滑面的病损有底部软化,釉质潜在的损害或壁部软化时,诊断为龋齿。为说明儿童窝沟龋的患病情况,检查 12 岁年龄组时,将龋齿分为窝沟龋和光滑面龋,凡临床能确定的窝沟部龋齿,计分为"01";牙齿的光滑面患龋为光滑面龋计分为"02";其他年龄所患的龋病均按光滑面龋计。乳恒牙上暂时充填物按龋齿计,如氧化锌暂封物。但根据需要用玻璃离子水门汀或复合充填材者均按已充填牙计。

③ 已充填牙有龋(03,13):有永久充填物的牙,同时又有一个或一个以上牙面龋坏为已充填有龋,不需要分原发龋或继发龋。

④ 已充填牙无龋(04,14):有永久充填物的牙且无原发龋或继发龋者。因龋做的全冠按已充填牙无龋计。非龋计"08",二者不清时计"08"。

⑤ 缺失牙(05,15):45 岁以下如有因龋已拔除的恒牙作为龋失,无法用生理性替换解释的乳牙丢失亦作为龋失。在某些年龄组分辨未萌出牙(09)和已拔除牙是困难的,应根据丢失牙的牙槽嵴情况及同名对侧牙情况和口腔内其他牙齿患龋情况帮助区分。45 岁以下不是因龋丧失的牙不应计"05"。

⑥ 因其他原因丧失恒牙(06):如先天缺失,因牙周病、创伤、正畸等原因丧失的恒牙属此类。45 岁及以上者失牙包括龋失和其他原因失牙。

⑦ 窝沟封闭(07,16):牙面已作窝沟封闭的牙属此类。已封闭的牙有龋按龋齿计。

⑧ 桥基牙或冠(08,17):桥基牙是固定桥的一部分,桥基牙和非因龋做的全冠或瓷面计"08"或"17",桥体是修复已失牙计"05"或"06"。

⑨ 未萌出牙(09):无乳牙存在情况下,未萌出恒牙属于此类。恒牙先天缺失也属此类。需分辨未萌出牙与已拔除牙。

⑩ 除外牙(10):任何不能作检查的牙均除外。例如前牙创伤后牙折断 1/2 以上,无法作冠龋检查者。

(2) 根部龋:根部龋可始自釉牙骨质界或釉牙骨质界下面,早期为小而圆的龋坏,可沿牙颈部向两侧扩展;与相邻龋坏相连形成沟或成为牙颈部的一个龋环,牙颈部的冠龋向根面发展包括釉牙骨质界然后发展到牙根也可形成根部龋。牙根部龋在活动期为黄色或橘色,活动性差时颜色可发暗或呈黑色。

根部龋诊断方法为,在釉牙骨质界处或下方有以下改变者:①形:牙骨质有破坏,由圆形沿水平方向扩展至根部形成沟或龋环。②色:黄、橘、黑、褐色的改变。③质:用探针探根面发软,龋坏组织呈皮革样有韧性,探针尖易穿入龋坏部位。

计分方法如下。

"0"＝牙龈无萎缩无根面龋。

"1"＝牙龈有萎缩（指游离龈退缩到釉牙骨质界以下），但根面无龋。

"2"＝牙龈有萎缩，有根面龋。

"3"＝牙根面龋已充填，有龋。

"4"＝牙根面龋已充填，无龋。

当冠龋记分为"05""06""09""10"时根龋栏则记为"√"。

牙周疾病：用社区牙周指数（CPI）估计人群牙周健康状况及治疗需要的人力物力。检查项目包括：牙龈炎、牙结石、早期牙周病和晚期牙周病。以口腔6个区段指数牙的检查结果代表受检者牙周治疗需要情况。检查方法是以探诊为主，不单以视诊作依据。

① 牙龈炎（1）：探诊后龈沟有溢血或渗血现象。

② 牙结石（2）：肉眼可见有牙结石或探诊后发觉有龈下石。

③ 早期牙周病（3）：牙周袋深度在3.5 mm以上、5.5 mm以下者。

④ 晚期牙周病（4）：牙周袋深度在5.5 mm以上者。

氟牙症：氟牙症分类基本按照Dean氏分类法。

① 正常（0）：釉质表面光滑，有光泽，通常呈浅乳白色。

② 可疑（0.5）：釉质半透明度轻度改变，可从少数白斑纹到偶见白色斑点。临床不能诊断为很轻，而又不完全正常的情况。

③ 很轻（1）：小得似纸一样白色的不透明区，不规则地分布在牙齿上，但不超过唇面的25%。

④ 轻度（2）：牙釉质的白色不透明区更广泛，但不超过牙面的50%。

⑤ 中度（3）：牙齿的釉质表面有明显磨损、棕染，常很难看。

⑥ 重度（4）：釉质表面严重受累，发育不全明显，以至可能影响牙齿的总体外形。有几个缺损或磨损区，棕染广泛，牙齿经常有侵蚀现象。

缺牙修复情况：要说明上下颌缺牙修复情况及需要修复情况。义齿修复情况是根据检查所见及对有缺牙者进行询问，如有义齿但当时未戴按"有"计。

上下颌缺牙修复情况分别计分："0"＝无义齿、"1"＝有桥、"2"＝有局部义齿（当口腔内有桥修复体及有局部义齿时，按局部义齿计分）、"3"＝有总义齿。

需修复情况同样按上下颌分别填写："0"＝不需要修复、"1"＝需要桥、"2"＝需要局部义齿、"3"＝需要总义齿、"4"＝现有义齿需修复。

无牙情况："0"＝有牙、"1"＝上颌无牙、"2"＝下颌无牙、"3"＝全口无牙。

口腔卫生状况检查：口腔卫生状况的检查是说明受检者当时的口腔卫生状况，因此，在调查前受检者仍维持平时的口腔卫生习惯，无须特别清理。用软垢指数说明口腔卫生状况。软垢指数共分6个登记，检查6个指定牙面，右上第一磨牙及右上中切牙，左上第一磨牙及左下中切牙的颊面或唇面，下颌两侧第一磨牙的舌侧面。软垢指数需在菌斑染色后检查，等级的划分是以软垢占牙面的面积而定。计分分别是："0"＝牙面无软垢、"1"＝牙颈部有散在点状菌斑、"2"＝牙颈部有带状菌斑（≤1 mm）、"3"＝软垢占牙面1/3以下、"4"＝软垢占牙面

1/3 以上、2/3 以下，"5"＝软垢占牙面 2/3 以上，"9"＝不能作检查的区段，如过大牙石、不良修复体、冠修复及正畸托槽。

3. 第三次调查

口腔黏膜：对每名受检者都进行口内和口周黏膜及软组织的检查。诊断项目：口腔癌、口腔白斑、口腔扁平苔藓、口腔溃疡、急性坏死性龈炎（又称"奋森龈炎""战壕口"）、念珠菌病、脓肿。

牙列状况：所有年龄组均需接受牙列状况检查，5 岁、12 岁仅检查牙冠情况，不检查牙根。35～44 岁组和 65～74 岁组人群需检查根龋。

牙冠情况和记分方法如下。

（1）无龋牙（A，0）：牙冠健康，无因龋所做的充填物，也无龋坏迹象的完整牙冠记为无龋牙。龋洞形成前阶段及类似的早期龋情况，因诊断不可靠，故都不作为龋坏记录。以下情况不诊断为龋齿。

① 白垩色斑点。

② 牙冠上变色或粗糙的斑点，用 CPI 探针探测未感觉组织软化。

③ 釉质表面点隙裂沟染色，但无肉眼可见的釉质下潜行破坏，CPI 探针也没有探到洞底或沟壁有软化。

④ 中到重度氟牙症所造成釉质上硬的、色暗的凹状缺损。

⑤ 牙釉质表面的磨损。

⑥ 没有发生龋损的楔状缺损。

（2）龋齿（B，1）：牙齿的窝沟点隙或光滑面有明显的龋洞，或明显的釉质下破坏，或明确的可探及软化洞底或洞壁的病损记为龋齿。牙齿上有暂时充填物按龋齿计，窝沟封闭同时伴有龋者也按龋计。要使用 CPI 探针来证实咬合面、颊舌面视诊所判断的龋坏。若有任何疑问，不能计为龋齿。

（3）已充填有龋（C，2）：牙冠上有一个或多个永久充填物且伴有一个或多个部位龋坏者计为已充填有龋。无须分原发龋或继发龋。

（4）已充填无龋（D，3）：牙冠有一个或多个永久充填物且无任何部位龋坏，计为已充填无龋。因龋而做冠修复的牙齿也计这个计分。

（5）因龋缺失（E，4）：因龋而拔除的恒牙或乳牙。对于 5 岁年龄组儿童乳牙的丧失，该计分仅用于不能以正常替牙来解释的乳牙缺失。12 岁年龄组须区分牙齿缺失的原因。因龋丧失的记录为"4"，因其他原因丧失记录为"5"。

（6）因其他原因缺失（X，5）：因先天缺失，或因正畸、牙周病、创伤等丧失的乳恒牙。另外，35～44 岁和 65～74 岁年龄组，不管任何原因只要牙齿不存在均记录为 5，包括第三磨牙。

（7）窝沟封闭（F，6）：牙冠的咬合面已做窝沟封闭或咬合面窝沟用圆钻或"梨形"钻扩开并放置复合树脂材料。如果已做窝沟封闭的牙齿有龋，用代码"B"或"1"。

（8）桥基牙、特殊冠或贴面（G，7）：牙齿成为固定桥的组成部分，即桥基牙。此记分也用于那些非龋原因而进行的冠修复、覆盖牙齿唇面的贴面，这些无龋或充填物存在。种植牙做的桥基牙也用此记分。桥体用于修复已失牙，牙冠应记为"4"或"5"，牙根记为"9"。

（9）未萌牙（X，8）：这一记分仅用于恒牙未萌且没有乳牙存在的缺牙区。这项计分不参与龋病相关的计算。未萌牙不包括先天缺失或因创伤等造成的牙齿缺失。

（10）牙创伤（T，T）：牙冠因创伤而使部分牙面缺失且无龋坏的证据。

（11）不作记录（一，9）：这一记分用于任何原因（如正畸带环、严重发育不良等）造成的已萌出牙无法被检查。

牙根情况和记分方法如下。

35～44 岁组和 65～74 岁组人群需检查根龋。根龋的检查随冠龋检查同时进行，检查方法和顺序与冠龋相同。根龋只有在牙根暴露的情况下才可能发生，因此在进行根龋检查时首先要判断牙根是否暴露，其标志是釉牙骨质界（CEJ）暴露。

根龋可始自釉牙骨质界或釉牙骨质界下面，早期为小而圆的龋坏，可沿牙颈部向两侧扩展，与相邻龋坏相连形成沟或成为牙颈部的一个龋环，牙颈部的冠龋向根面发展超过釉牙骨质界后累及牙根也可形成根龋。牙根龋在活动期为黄色或橘色，活动性差时可发暗或呈黑色。

（1）无龋牙根（0）：牙根已暴露，无龋坏，也无充填物的牙根记为无龋牙根。

（2）根龋（1）：用 CPI 探针探及根面有软或皮革样感觉的病损记为根龋。一个龋损同时累及冠部和根面则分别记录为冠龋和根龋。对根龋的诊断可依据在釉牙骨质界处或下方是否有以下症状进行判断。

① 形：牙骨质的破坏，由圆形沿水平方向扩展，甚至在根部形成沟或牙颈部环状龋。

② 色：黄、橘、黑、褐色的改变。

③ 质：用探针探及根面发软，龋坏组织呈皮革样有韧性。

（3）已充填牙根有龋（2）：一个牙根有一个或多个永久充填物且有一个或多个部位龋坏者计为已充填有龋。不区分原发龋和继发龋。

（4）已充填牙根无龋（3）：根面有一个或多个永久充填物而无任何部位龋坏者计为已充填牙根无龋。

（5）残根（6）：牙冠已被破坏，牙齿所有面的釉牙骨质界都不可见即诊断为残根。

（6）种植牙（7）：种植体作为基牙。

（7）未暴露牙根（8）：牙根面没有暴露即牙龈缘未退缩到釉牙骨质界以下。

（8）不作记录（9）：牙齿缺失或牙石太多不能进行根部检查。

牙周状况：检查项目为牙龈出血、牙石、牙周袋深度、附着丧失（LOA），牙龈出血是牙龈炎的指征；牙石反映口腔卫生状况；牙周袋深度是牙周炎最重要的病理改变之一；附着丧失是反映累积的牙周附着破坏的情况。12 岁组检查牙龈出血、牙结石；35～44 岁组检查牙龈出血、牙石、牙周袋深度、附着丧失；65～74 岁组检查牙龈出血、牙石、牙周袋深度、附着丧失。牙龈出血、牙石、牙周袋深度要检查全口牙齿。附着丧失只检查半口牙齿，根据受检者编号末尾奇数偶数来检查奇数象限和偶数象限。

计分方法如下。

① 牙龈出血:"0"=探针后牙龈没有出血、"1"=探针后牙龈有出血、"9"=不做记录、"X"=缺失牙。

② 牙石:"0"=没有牙石、"1"=有龈上牙石或龈下牙石、"9"=不做记录、"X"=缺失牙。

③ 牙周袋深度:"0"=没有牙周袋、"1"=牙周袋 4~5 mm、"2"=牙周袋 6 mm 或以上、"9"=不做记录、"X"=缺失牙。

④ 附着丧失:"0"=附着丧失 0~3 mm、"1"=附着丧失 4~5 mm、"2"=附着丧失 6~8 mm、"3"=附着丧失 9~11 mm、"4"=附着丧失 12 mm 或以上、"9"=不做记录、"X"=缺失牙。

氟牙症:使用 Dean 计分标准分类。

① 正常(0):釉质似透明,表面光滑,有光泽,通常呈浅乳白色。

② 可疑(1):釉质透明度有轻度改变,从少数白纹到偶有白色斑点。临床不能诊断为很轻,而又不完全正常的情况

③ 很轻(2):小得似纸样的白色不透明区不规则地分布在牙面上,且不超过牙面的 25%。前磨牙或第二磨牙的牙尖顶部常可见直径不超过 1~2 mm 的白色不透明区。

④ 轻度(3):釉质白色不透明区更广泛,但不超过牙面的 50%。

⑤ 中度(4):釉质表面受累超过 50%,常可见磨损和棕色斑,影响外观。

⑥ 重度(5):釉质表面严重受累,明显发育不全,甚至可影响牙齿的整体外形。此型诊断要点为不连续或融合的凹陷缺损区,棕染广泛。牙齿常有侵蚀样表现。

⑦ 不做记录(9):由于牙有修复体、牙缺失或牙未萌出等不能检查。

义齿修复状况:本次调查只要说明上下颌缺牙修复情况。义齿修复状况是根据检查所见及对缺牙者进行询问获得,如有义齿但检查时未戴。非正规固定桥是指由非正规口腔专业人员用自凝塑料堆积即刻制成的固定修复。

上下颌义齿修复状况分别记分:0=无义齿、1=单桥(一个固定桥)、2=多桥(多个固定桥)、3=局部义齿、4=固定桥和局部义齿、5=总义齿、6=非正规固定桥、9=不做记录。

需要立即处理和安排治疗的情况说明:如果有急性感染或疼痛,或有危及生命的全身疾病时应进行对症应急处理,同时转往相应的医疗部门进行治疗,并进行记录和说明。对明确诊断为口腔癌的病理也要进行记录和说明,有情况计"1",无情况计"0"。

4. 第四次调查

口腔黏膜:35~44 岁组、55~64 岁组、65~74 岁组人群需接受口腔黏膜状况的检查,记录 3 种主要状况和 3 个主要部位。诊断项目:口腔癌、口腔白斑、口腔扁平苔藓、口腔溃疡、念珠菌病、脓肿、其他情况(天胞疮、唇炎、口角炎、急性坏死性龈炎、口腔黏膜下纤维病变、毛状白斑或卡波西肉瘤等)。

牙状况:所有年龄组人群都需接受牙状况的检查,3~5 岁、12~15 岁仅检查牙冠情况,不检查牙根。检查应在人工光源下,以视诊结合探诊的方式进行。检查器械包括平面口镜和 CPI 探针,必要时可以借助棉签擦去软垢。检查应按顺序从右上象限第三恒磨牙或第二乳磨牙开始至左上象限第三恒磨牙或第二乳磨牙,再至左下象限第三恒磨牙或第二乳磨牙,

最后到右下象限第三恒磨牙或第二乳磨牙。从一个牙或缺牙间隙到相邻牙或缺牙间隙逐一进行检查,包括第三磨牙的检查。

牙冠情况和记分方法如下。

(1) 无龋(A,0):牙冠健康,无因龋所做的充填物,也无龋坏迹象的完整牙冠记为无龋牙。龋洞形成前阶段及其类似的早期龋情况,因诊断不可靠,故都不作为龋坏记录。以下情况不诊断为冠龋。

① 白垩色的斑点。

② 牙冠上变色或粗糙的斑点,用 CPI 探针探测未感觉组织软化。

③ 釉质表面点隙裂沟染色,但无肉眼可见的釉质下潜行破坏,CPI 探针也没有探到洞底或沟壁有软化。

④ 中到重度氟牙症所造成釉质上硬的、色暗的凹状缺损。

⑤ 牙釉质表面的磨蚀。

⑥ 没有发生龋损的楔状缺损。

(2) 冠龋(B,1):牙冠有明显的龋洞、或明显的釉质下破坏、或明确的可探及软化洞底或洞壁的病损记为冠龋。牙上有暂时充填物、窝沟封闭同时伴有龋者均按冠龋计。应使用 CPI 探针来证实咬合面、颊舌面视诊所判断的龋损。若有任何疑问,不应记为冠龋。

(3) 已充填有龋(C,2):牙冠上有一个或多个因龋所做的永久充填物且伴有一个或多个部位龋损者记为已充填有龋。无须区分原发龋或继发龋(即不管龋损是否与充填体有关)。

(4) 已充填无龋(D,3):牙冠有一个或多个因龋所做的永久充填物且无任何部位龋损,记录为已充填无龋。因龋而做冠修复的牙齿也记这个记分。(因非龋原因如桥基牙进行的冠修复记为 G,7)。

(5) 因龋缺失(E,4):因龋而拔除的恒牙或乳牙。对于 5 岁年龄组儿童乳牙的丧失,该记分仅用于不能以正常替牙来解释的乳牙缺失。12 岁年龄组须区分牙齿缺失的原因,因龋丧失的记录为“4”,因其他原因丧失的记录为“5”。35~44 岁、55~64 岁和 65~74 岁年龄组,不管任何原因只要牙齿不存在均记录为“5”,包括第三磨牙。

(6) 因其他原因缺失(X,5):因先天缺失,或因正畸、牙周病、创伤等丧失的乳牙或恒牙。

(7) 窝沟封闭(F,6):牙的深窝沟部位(包括咬合面和颊腭沟)已做窝沟封闭。如果已做窝沟封闭的牙齿有龋,用代码“B”或“1”。

(8) 固定修复体基牙、冠修复或贴面(G,7):牙成为固定桥的组成部分,即桥基牙。也包括非龋原因而进行的冠修复、覆盖牙唇面的贴面,这些牙无龋或充填物存在。12 岁年龄组种植牙做的桥基牙和已用桥体修复的失牙根据牙缺失的原因,牙冠计为“4”或“5”。35~44 岁、55~64 岁和 65~74 岁年龄组种植牙做的桥基牙和已用桥体修复的失牙,不管任何原因只要牙不存在,牙冠均计为“5”,已用桥体修复的失牙,牙根计为“9”。

(9) 未萌牙(X,8):仅用于恒牙未萌且没有乳牙存在的缺牙区或者乳牙未萌。这项计分不参与龋病相关的计算。未萌牙不包括先天缺失或因创伤等造成的牙缺失(后面两种情况应被记录为 X 或 5)。

（10）创伤（T，T）：牙冠因创伤而使部分牙面缺损、变色或移位，且无龋损的现象。

（11）不作记录（N，9）用于记录任何原因（如正畸带环、严重发育不良等）造成的已萌出但无法被检查的牙。

牙根情况和记分方法如下。

35～44岁组、55～64岁组和65～74岁组人群需检查根龋。根龋的检查随冠龋检查同时进行，检查方法和顺序与冠龋相同。

根龋只有在牙根面暴露的情况下才可能发生，因此，在进行根龋检查时首先要判断牙根是否暴露，其标志是釉牙骨质界暴露。

根龋可始自釉牙骨质界或釉牙骨质界下面，早期为小而圆的龋损，可沿牙颈部向两侧扩展，与相邻龋坏相连形成沟或成为牙颈部的一个龋环，牙颈部的冠龋向根面发展超过釉牙骨质界后累及牙根也可形成根龋。根龋在活动期为黄色或橘色，静止期颜色可发暗或呈黑色。

（1）无龋牙根（0）：牙根已暴露，无龋坏，也无充填物的牙根记为无龋牙根（牙根未暴露记录为"8"）。

（2）根龋（1）：用CPI探针探及根面牙骨质破坏，有软或皮革样感觉的病损记为根龋。一个龋损同时累及冠部和根面则分别记录为冠龋和根龋。对根龋的诊断可依据在釉牙骨质处或下方有无以下症状进行判断。

① 形：牙骨质的破坏，由圆形沿水平方向扩展，甚至在根部形成沟或牙颈部环状龋。

② 色：黄、橘、黑、褐色的改变。

③ 质：用探针探及根面发软，龋坏组织呈皮革样有韧性。

（3）已充填牙根有龋（2）：牙根有一个或多个因龋所做的永久充填物且有一个或多个部位龋损者计为已充填有龋。不区分原发龋和继发龋。充填物同时涉及冠部和根部的则冠部和根部均计为已充填有龋。

（4）已充填牙根无龋（3）：根面有一个或多个因龋所做的永久充填物而无任何部位龋损者计为已充填牙根无龋。充填物同时涉及冠部和根部的则冠部和根部均计为已充填无龋。

（5）残根（6）：牙冠已被破坏，牙所有面的釉牙骨质界均丧失记为残根，记录为"6"。

（6）种植牙（7）：种植体作为基牙。

（7）未暴露牙根（8）：牙根面没有暴露即牙龈缘未退缩到釉牙骨质界以下。

（8）不作记录（9）：牙缺失或牙石太多不能进行根部检查时。

牙周状况：指标包括改良CPI检查和附着丧失（LOA）检查。改良CPI检查的内容包括牙龈出血、牙石和牙周袋深度。

牙龈出血是牙龈炎的指征，牙石是口腔卫生的指标，牙周袋是牙周炎最重要的病理改变之一，附着丧失是反映累积的牙周附着破坏的情况。

检查项目如下。

① 12、13、14岁组：检查牙龈出血、牙石。

② 15岁组：检查牙龈出血、牙石、牙周袋深度、附着丧失。

③ 35～44岁组：检查牙龈出血、牙石、牙周袋深度、附着丧失。

④ 55～64 岁组：检查牙龈出血、牙石、牙周袋深度、附着丧失。

⑤ 65～74 岁组：检查牙龈出血、牙石、牙周袋深度、附着丧失。

受检牙齿：牙龈出血、牙石、牙周袋深度及附着丧失均检查全口牙齿，每一颗牙以最重情况计分。

记分方法如下。

① 牙龈出血：0＝探诊后牙龈没有出血、1＝探诊后牙龈有出血、9＝不作记录（由于牙存在大量牙石覆盖牙面、或为残根或有不良修复体而导致无法检查）、X＝缺失牙。

② 牙石：0＝探诊没有牙石、1＝探诊有牙石、9＝不作记录（有修复体存在而导致无法检查）、X＝缺失牙。

③ 牙周袋深度：0＝没有牙周袋（探诊时探针的第一段黑区全部可见）、1＝牙周袋 4～5 mm（探诊时龈缘在探针的第一段黑区内）、2＝牙周袋 6 mm 或以上（探诊时龈缘超过探针的第一段黑区的上限）、9＝不作记录（由于牙存在大量牙石覆盖牙面、或为残根或有不良修复体而导致无法检查）、X＝缺失牙。

④ 附着丧失：0＝附着丧失 0～3 mm（未见 CEJ 并且牙周袋计分为"0"或"1"；CEJ 可见，在探针第一段黑区下限）、1＝附着丧失 4～5 mm（CEJ 在探针第一段黑区内）、2＝附着丧失 6～8 mm（CEJ 在探针第一段黑区上限和第二段黑区下限之间）、3＝附着丧失 9～11 mm（CEJ 在探针第二段黑区内）、4＝附着丧失 12 mm 或以上（CEJ 超过探针第二段黑区上限）、9＝不作记录（由于牙存在大量牙石覆盖牙面、或为残根或有不良修复体而导致无法检查）、X＝缺失牙。

氟牙症：Dean 氏氟牙症指数分类，12 岁年龄人群需要进行氟牙症的检查。

① 正常（0）：釉质似透明，表面光滑，有光泽，通常呈浅乳白色。

② 可疑（1）：釉质透明度有轻度改变，从少数白纹到偶有白色斑点。临床不能诊断为很轻，而又不完全正常的情况。

③ 很轻（2）：小得似纸样的白色不透明区不规则地分布在牙面上，且不超过牙面的 25%。前磨牙或第二磨牙的牙尖顶部常可见直径不超过 1～2 mm 的白色不透明区。

④ 轻度（3）：釉质白色不透明区更广泛，但不超过牙面的 50%。

⑤ 中度（4）：釉质表面受累超过 50%，常可见磨损和棕色斑，影响外观。

⑥ 重度（5）：釉质表面严重受累，明显发育不全，甚至可影响牙齿的整体外形。此型诊断要点为不连续或融合的凹陷缺损区，棕染广泛。牙齿常有侵蚀样表现。

⑦ 不做记录（9）：由于牙有修复体、牙缺失或牙未萌出等不能检查。

义齿修复状况：35～44 岁组、55～64 岁组和 65～74 岁组需要进行义齿修复状况检查。本次调查只要说明上下颌缺牙修复情况。义齿修复状况是根据检查所见及对有缺牙者进行询问获得。对于无法判断是否为种植义齿修复时，可以结合问诊。特别需要与"桩冠"或"桩核冠"区分开。对于修复体边缘需要探查的，可以结合使用 CPI 探针探诊。非正规义齿修复仅指哪些应该进行可摘局部义齿修复，却用钢丝及自凝塑料固定，不可摘戴的修复体。

根据下列几种义齿修复状况是否存在，在相应记录格内逐条填写相应记分，有此种状况的计分为"1",无此种状况的计分为"0"。

① 种植义齿修复固定义齿修复。

② 可摘局部义齿修复全口义齿修复。

③ 非正规义齿修复。

④ 有缺牙未修复。

紧急干预:如果有急性感染或疼痛,或有危及生命的全身疾病时应进行对症应急处理,同时转往相应的医疗部门进行治疗,并进行记录和说明。如果有根尖脓肿、牙槽脓肿或进展性龋齿等就需要立即引起注意。若有危及生命的全身疾病(口腔癌或癌前病变)或其他系统性疾病的明显口腔表征也要进行记录和说明。紧急干预代码:"0"=无紧急治疗需求、"1"=有紧急治疗需求。

从第三次调查开始,对现场受调查者如果有急性感染或疼痛,或有危及生命的全身疾病时应进行对症应急处理作记录和说明。

■ 五、调查的组织和实施

1. 第一次调查

（1）调查队伍

在上海市卫生局的领导下成立调查指导小组,含高年资口腔医师及卫生防疫医师各1名。口腔医师负责临床检查的质量,建立检查制度;卫生医师负责统计、抽样及组织工作。

调查开始前举办了调查人员培训班,讲清意义、要求。由调查指导小组中的口腔医师负责调查标准的培训,结合临床进行讨论与学习。卫生医师负责培训统计,建立检查制度及进行组织工作。培训后,对调查人员进行了标准一致性检验,对于技术误差超过20%的调查员予以更换。调查时做到人员、指标、器械三固定。

在调查指导小组下要设立调查小分队,由口腔及卫生专业人员2人组成。调查人员均为从事口腔临床工作三年以上的住院医师。记录员均经过培训。

调查小分队的任务是:调查上海规定人数的各项指标,每天检查核对测试卡片及记录卡,以及对漏查或可疑项目要立即进行复查。在小分队内口腔与卫生专业人员不能任意调换。

（2）调查进度

1982年5月以后为准备阶段,1983年7月以前为调查阶段,1985年下半年为技术指导小组对资料验收阶段,1984年为资料统计阶段。

（3）调查前的准备工作

① 调查指导小组确定所要调查的学校后,要向学校有关领导说明意义和要求,商定调查日期。调查前要与学校有关领导、班主任、卫生老师配合检查落实宣传、动员、调查现场的准备和组织工作。

② 测试的班级由班主任负责组织工作,事前把受检学生调查表上的姓名、性别、出生日

期(年、月、日)、民族等填写清楚。卫生人员把当地水氟浓度、饮食习惯等填写清楚。

（4）对专业人员的要求

① 严格按照调查方案执行，不得改变。

② 口腔检查时要严肃、认真、准确、严禁草率从事、不作探诊检查就作出诊断。

③ 对受检者要耐心、和蔼，遇到问题要做细致工作。

④ 无特殊情况，未经调查指导小组同意不得中途换人。

⑤ 口腔与卫生专业人员要互相配合，互相帮助，共同完成任务。

⑥ 提前到达现场，做好准备工作。

⑦ 调查表记录要详细，经审卡者签名后，方为合格。

2. 第二次调查

调查前的准备工作包括组织机构和器械准备等。在上海市卫生局领导下成立流调技术指导小组，负责上海市组织、抽样与培训工作。在流调技术指导小组中由擅长口腔流行病学和口腔内科的高年资口腔科医师负责调查质量，即从培训调查者开始到调查过程中的质量控制，以及数据录入工作等全需按照流调方案要求，负责到底。在调查过程中，每个流调小分队均有专人负责资料验收、保管和资料整理工作，以免出现遗失表格或有过多的不合要求的表格。

在选择调查者时，上海市按照实施方案标准选择具有丰富口腔临床工作经验者，经过流调培训且通过标准一致性试验 Kappa 值在 0.4 以上，参加流调工作。记录人员选择具有口腔专业背景且熟悉口腔检查记录符号者，经过培训后作为记录员。

调查前的器械准备：检查龋病用上海市齿科器材厂生产的 5 号探针及平面口镜。检查牙周疾病时用全国牙病防治指导组提供的上海市齿科器材厂生产的 CPITN 牙周探针。CPFIN 探针为 WHO 推荐，其特点是：探针的尖端是一个直径为 0.5 mm 的小球，以避免探针对龈沟造成损伤。探针共有 2 个刻度，分别在 3.5 mm 和 5.5 mm 处，以便用于诊断早期或晚期牙周病。

调查小分队内应有专人负责消毒，除所用敷料为高压消毒外，其他检查器械的消毒，建议在 2‰戊二醛溶液中浸泡 30 分钟，然后以消毒蒸馏水或盐水冲洗后备用。

3. 第三次调查

成立领导小组，在国家与省两个层级成立流调领导小组。国家级领导小组负责本次调查的领导协调、组织管理和经费筹集，上海市领导小组负责本地区调查的组织领导、调查实施的各项工作，使调查做到统一领导、统一部署、统一要求。

成立流调技术指导组；技术指导组负责调查方案制订，调查技术和方法，组织和指导现场实施，调查人员的培训和指导。上海市成立了专门的调查技术小组，负责现场调查工作。组织动员是实施调查的重要环节，各级政府、卫生行政部门、疾病控制中心和教育部门都高度重视并相互配合。

时间进度安排：现场调查用了一年时间：2005 年 1～3 月拟定调查方案（草案）；2005 年 4月完成预调查；2005 年 5 月修改确定调查方案；2005 年 6～8 月集中统一培训调查人员和分

片对上海市检查员培训；2005 年 9～12 月上海市进行现场调查。2006 年 1 月～2007 年 12 月完成数据录入、核查、统计分析和结果报告。

4. 第四次调查

（1）组织保障

为保证第四次全国口腔健康流行病学调查的顺利实施，本次调查建立了完善的组织保障体系。

① 项目领导组：由原国家卫生和计划生育委员会、中华口腔医学会、中国疾控中心领导组成，负责第四次全国口腔健康流行病学调查的领导工作。上海市成立市级口腔健康流行病学调查领导小组，由上海卫生和计划生育委员会、上海市口腔病防治院、上海交通大学附属第九人民医院、项目区卫生计生委的相关负责人等组成，负责上海市的口腔、健康流行病学调查的组织、实施、协调工作，确保第四次全国口腔健康流行病学调查如期完成。

② 设立项目负责人：设立上海市调查项目负责人。

③ 项目技术组：负责上海市口腔健康流行病学调查实施方案制订、人员培训、技术指导、资料分析和总结报告。

④ 项目办公室：负责口腔健康流行病学调查工作的实施、推进、协调以及经费管理等工作。

⑤ 流调组：负责完成上海市全部的现场调查。

（2）调查实施

根据原国家卫生计生委文件精神，在调查前制订上海市组织实施本市项目的相关文件，协调各相关部门。调查人员接受理论和技术培训，完成标准一致性检验。各项目区合作单位根据抽样方案抽取调查对象，并通知调查对象到现场进行口腔检查和问卷调查。调查前准备所需的各种器械和物资，布置调查现场、设置调查流程，做好交叉感染控制。受检者签署知情同意书。调查负责人每天做好工作日志。安排调查资料存放的场所，输入调查数据等。

（3）进度安排

根据原国家卫生计生委相关文件精神，上海市项目办确定了项目调查进程（表 1-1-1）。

表 1-1-1　第四次全国口腔健康流行病调查上海市进程

年度	年度任务	年度考核指标	时间安排
2015 年	培训及现场调查	参加国家级抽样和省级抽样培训	2015 年 8 月底
		组建上海市口腔健康流行病学调查队伍	2015 年 8 月底
		完成物资准备工作	2015 年 9 月中旬
		实施方案的理论培训	2015 年 9 月中旬
		完成省级抽样	2015 年 9 月底
		完成华东地区现场操作培训	2015 年 10 月中旬
		开始上海市的现场调查和省级现场督导	2015 年 12 月
2016 年	完成调查数据录入和清理	完成上海市的现场调查	2016 年 1～5 月
		完成上海市资料录入上交	2016 年 6 月

■ 六、调查的质量控制

上海四次口腔调查均有严格的质量控制,第一次流调采用规范口腔健康检查标准,其余三次流调采用世界卫生组织口腔健康调查标准,确保调查的质量和统计结果的准确性。调查过程做到把握质量控制的关键环节,统一调查方案,统一调查人员培训,统一调查中需要使用的器材,如探针、检查椅、照明灯等,统一现场调查流程,包括口腔检查和问卷调查现场的布置和程序安排,统一数据录入和质量审核。

(一) 口腔检查的质量控制

1. 调查人员的选择

口腔检查者具有一定业务水平,具体要求为:口腔本科毕业并从事口腔临床工作 3 年以上,具有口腔执业医师资格;能认真、严格、耐心地进行口腔检查;有团队精神、身体健康、能吃苦耐劳。

记录员由具有一定口腔临床工作经验的医师和护士担任。

2. 检查者培训

(1) 现场调查进行前,检查者将接受理论和临床检查培训。在严格选择调查人员的基础上,采取统一集中理论培训,使调查员掌握调查方案、方法和检查技术。临床检查培训时,每名检查者先连续对一组含 10 个不同程度龋病状况和牙周袋深度的调查对象进行检查,对检查结果进行讨论,对检查标准进行校准,加以统一。

(2) 标准一致性检验每名检查者与参考检查者一起检查 10～15 个调查对象的样本,评定其临床检查的一致性,包括检查者与参考检查者之间的一致性和检查者之间的一致性。分别计算检查者与参考检查者之间龋病状况和牙周袋深度检查结果的 Kappa 值。龋病状况的 Kappa 值达到 0.8 以上方为完全可靠,牙周袋深度的 Kappa 值达到 0.6 以上可靠度为好。

(3) 考核合格的检查者由流调技术组发给口腔健康流行病学调查临床检查者证书,持证上岗。

3. 调查过程的质量控制

(1) 调查现场的检查条件要一致,使用统一配置的移动牙科检查椅和 CPI 探针。

(2) 在检查过程中,记录者应与检查者密切配合,准确清晰记录检查结果,及时发现可能出现的错误。记录者要注意检查的牙位和顺序,以免将检查结果填错位置,必要时主动报出牙位,与检查者核实。

(3) 在口腔检查中应注意避免各项检查之间的相互干扰。检查顺序为:口腔黏膜、氟牙症、牙状况(冠龋、根龋)、义齿修复状况、牙周状况(牙龈出血、牙石、牙周袋深度、附着丧失)、需要立即处理及安排治疗的情况。

(4) 建立质量控制制度,加强技术督导。在口腔健康检查中,调查对象按照 5% 的复查率,接受另一位检查者的复查。

(5) 在整个调查过程中,组织督导专家深入调查现场进行现场督导和检查。对每位检查者检查过的 5 名调查对象进行复查。

(6) 调查队技术负责人应掌握和控制调查的过程,避免抢时间、赶速度。检查者不应在过度疲劳状况下进行临床检查。

(二) 问卷调查的质量控制

为了保证调查的顺利进行和调查的质量,必须对调查的每一个环节实行严格的质量控制。现场调查质量控制的目的是通过采取一系列的措施,使调查获得的数据尽可能反映真实情况。质量控制应贯穿于方案设计、调查员的选择和培训、现场调查以及资料整理的全过程。其中现场调查阶段的质量控制尤为重要。

1. 调查方案设计、论证和预调查

调查方案的设计必须科学可行。指标筛选要慎重,指标解释要清楚,各项标准要统一。在正式确定调查方案前必须经过反复论证和预调查,其目的是检验调查设计的科学性及可行性。

2. 调查人员的选择和培训

调查人员的严格挑选和培训是取得准确、可靠资料的重要前提。应选择愿意从事调查工作、有责任心、工作认真负责、耐心细致、有一定社会交往能力的口腔医务人员或卫生人员为调查员。

每位调查员都要接受由流调技术组统一组织的培训。培训的内容有:明确调查的目的和意义,了解调查的设计原则和方法,统一调查指标及填写要求。规范询问的程序和方法,明确现场调查工作纪律。培训结束后,应对培训效果进行考察,问卷调查员的一致性应达到95%以上。

3. 建立调查质量核查制度

现场调查中,在每一位调查对象离开现场前,调查员都要对问卷的各项内容进行全面的检查,如有疑问应重新询问核实,如有错误要及时更正,有遗漏项目要及时补填,注意不要出现逻辑上的错误。问卷调查负责人从正式调查开始后的当晚就应逐日检查问卷的完整性和准确性,发现错漏项时,尽量在第二天重新询问,予以补充更正。在认真核实无误后方可签字验收、封存报送。

4. 加强检查和督导

市级口腔健康调查技术组专家深入调查现场进行问卷调查的现场督导和检查。

■ 七、数据录入整理和统计

1. 数据录入整理

四次调查数据采取集中录入、整理和分析。数据整理分以下几个步骤:资料的报送、整理、扫描录入或软件录入、识别、核查、存储、数据库生成、数据库清洗。

2. 统计分析

对四次调查数据的统计分析采用了描述性分析、单因素和多因素统计学分析方法。在对各年龄组口腔健康检查及问卷调查数据的分析过程中,采用的单因素分析方法包括独立样本 t 检验、单向方差分析和卡方检验等。

在描述分析的基础上,进行了口腔健康检查结果及问卷调查结果的相关性和多因素分析,以探讨影响口腔健康状况(主要是患龋状况和牙周状况)的相关危险因素。对于因变量是连续变量的选取协方差多因素分析方法,对于因变量是二分变量的选取 Logistic 多因素回归分析方法。

■ 八、主要统计指标及定义

1. 口腔检查主要统计指标及定义(表 1 - 1 - 2)

表 1 - 1 - 2　口腔检查主要统计指标及定义

统计指标	定　义
龋失补牙数(乳牙 dmft 或恒牙 DMFT)	龋坏、因龋缺失及因龋充填牙数
龋均(乳牙 dmft 或恒牙 DMFT 均数)	人均龋坏、因龋缺失及因龋充填牙数
患龋率	患人数占受检人数的百分率
龋补充填比	因龋充填的牙数占患龋牙数及因龋充填牙数总和的百分率
根龋龋均	人均根龋坏及因根龋充填牙数
根龋患龋率	有根龋、因根龋充填人数占受检人数的百分率
牙龈出血检出率	有牙龈出血的人数占受检人数的百分率
牙石检出率	有牙石的人数占受检人数的百分率
浅牙周袋检出率	有 4～5 mm 牙周袋的人数占受检人数的百分率
深牙周袋检出率	有≥6 mm 深牙周袋的人数占受检人数的百分率
牙周健康率	全口无牙龈出血、无牙周袋以及无附着丧失或附着丧失不超过 3 mm 的人数占受检人数的百分率
氟牙症患病率	氟牙症的人数占受检人数的百分率
社区氟牙症指数(CFI)	反映一个地区人群中氟牙症流行情况和严重程度,其计算方法 CFI＝[(0.5×可疑人数)＋(1×很轻人数)＋(2×轻度人数)＋(3×中度人数)＋(4×重度人数)]÷受检人数
某种口腔黏膜状况检出率	有某一种口腔黏膜异常的人数占受检人数的比例
社区牙周治疗需要指数(CPITN)	反映社区人群牙周组织的健康状况及治疗需要情况,采用 CPI 牙周探针对全口 6 个区段的指数牙进行探诊检查,以 6 个区段中最高计分为 CPITN 值

2. 问卷调查主要统计指标及定义(表1-1-3)

表1-1-3 问卷调查主要统计指标及定义

统计指标	定 义
刷牙率	每天刷牙1次及以上者占调查人数的百分率
含氟牙膏使用率	在知晓牙膏是否为含氟牙膏的人群中,使用含氟牙膏的人数所占的比例,即使用含氟牙膏的人数/(使用含氟牙膏的人数+没有使用含氟牙膏的人数)
牙线使用率	每天使用牙线的人数占调查人数的百分率
口腔健康知识知晓率	人群中回答正确的知识题目数占人群中知识题目总数的百分率
就医率	曾经有过就医经历的人数占调查人数的百分率

(上海市口腔医院　江一巍)

第二部分

调查结果

■ 一、调查对象的基本情况

1983 年调查了 7 岁、9 岁、12 岁、15 岁和 17 岁共 5 个年龄组,每个年龄组 640 人,男女各 320 人,城区 384 人,郊区 256 人,共计调查 3 200 人。1995 年调查了 5 岁、12 岁、15 岁、18 岁、35～44 岁和 65～74 岁 6 个年龄组,每个年龄组 2 132 人,男女各 1 066 人,城区 1 420 人,郊区 712 人,共计调查 12 792 人。2005 年调查了 5 岁、12 岁、35～44 岁和 65～74 岁 4 个年龄组,每个年龄组 788～791 人,性别和区域分布基本一致,共计调查 3 156 人。2015 年调查了 3～5 岁、12～15 岁、35～44 岁、55～64 岁和 65～74 岁 5 个年龄组,3～5 岁组 1 140 人,12～15 岁组 3 781 人,35～44 岁组 121 人,55～64 岁组 328 人,65～74 岁组 773 人,共计 6 143 人,各年龄组性别和区域分布大致平衡(表 1 - 2 - 1)。由于历次调查目标人群和调查内容有所差异,本部分重点介绍 5 岁、12 岁、35～44 岁和 65～74 岁 4 个代表性年龄组历次调查的口腔检查和问卷调查结果。

表 1 - 2 - 1　历次口腔健康流行病学调查对象年龄、性别和地域分布情况

		3 岁	4 岁	5 岁	7 岁	9 岁	12 岁	13 岁	14 岁	15 岁	17 岁	18 岁	35～44 岁	55～64 岁	65～74 岁	合计
	男	/	/	/	320	320	320	/	/	320	320	/	/	/	/	1 600
	女	/	/	/	320	320	320	/	/	320	320	/	/	/	/	1 600
1983 年	城区	/	/	/	384	384	384	/	/	384	384	/	/	/	/	1 920
	郊区	/	/	/	256	256	256	/	/	256	256	/	/	/	/	1 280
	合计	/	/	/	640	640	640	/	/	640	640	/	/	/	/	3 200

（续表）

		3岁	4岁	5岁	7岁	9岁	12岁	13岁	14岁	15岁	17岁	18岁	35～44岁	55～64岁	65～74岁	合计
1995年	男	/	/	1 066	/	/	1 066	/	/	1 066	/	1 066	1 066	/	1 066	6 396
	女	/	/	1 066	/	/	1 066	/	/	1 066	/	1 066	1 066	/	1 066	6 396
	城区	/	/	1 420	/	/	1 420	/	/	1 420	/	1 420	1 420	/	1 420	8 520
	郊区	/	/	712	/	/	712	/	/	712	/	712	712	/	712	4 272
	合计	/	/	2 132	/	/	2 132	/	/	2 132	/	2 132	2 132	/	2 132	12 792
2005年	男	/	/	394	/	/	393	/	/	/	/	/	395	/	396	1 578
	女	/	/	395	/	/	395	/	/	/	/	/	396	/	392	1 578
	城区	/	/	394	/	/	393	/	/	/	/	/	395	/	394	1 576
	郊区	/	/	395	/	/	395	/	/	/	/	/	396	/	394	1 580
	合计	/	/	789	/	/	788	/	/	/	/	/	791	/	788	3 156
2015年	男	171	212	197	/	/	488	484	499	423	/	/	61	132	395	3 062
	女	145	232	183	/	/	480	470	504	433	/	/	60	196	378	3 081
	城区	150	238	187	/	/	498	488	495	424	/	/	64	164	420	3 128
	郊区	166	206	193	/	/	470	466	508	432	/	/	57	164	353	3 015
	合计	316	444	380	/	/	968	954	1 003	856	/	/	121	328	773	6 143

二、各年龄组调查结果

（一）5岁年龄组

1. 口腔健康状况趋势

1995年、2005年和2015年上海市5岁儿童的乳牙患龋率分别为78.3％、71.7％和65.5％，乳牙龋均（dmft均数）分别为4.76、4.17和3.59，患龋率和龋均呈下降趋势。男孩乳牙患龋率和龋均略高于女孩，且差别差异有扩大趋势（图1-2-1，图1-2-3，表S1-1）。郊区儿童乳牙龋病下降明显，患龋率从1995年的92.6％降至2015年61.1％，龋均从7.36降至3.19。城区儿童乳牙患龋率和龋均近十年则有所增高（图1-2-2、图1-2-4，表S1-1）。

1995年、2005年和2015年5岁儿童乳牙龋补充填比分别为8.8％、7.7％和14.2％，十年上升明显。郊区龋补充填比持续改善，从3.2％上升至14.5％；城区则从1995年14.8％降至2005年7.9％，2015年又回升至14.0％（图1-2-6，表S1-1）。男孩和女孩的龋补充填比无明显差别（图1-2-5，表S1-1）。

扫码看"S"系列表格

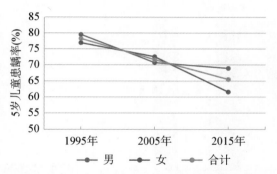

图 1-2-1 1995～2015 年上海 5 岁男性和女性
儿童患龋率

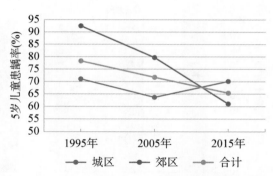

图 1-2-2 1995～2015 年上海城区和郊区 5 岁
儿童患龋率

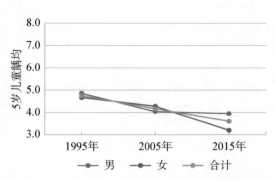

图 1-2-3 1995～2015 年上海 5 岁男性和女性
儿童龋均

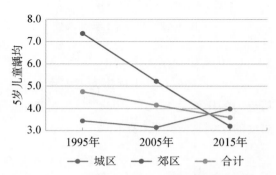

图 1-2-4 1995～2015 年上海城区和郊区 5 岁
儿童龋均

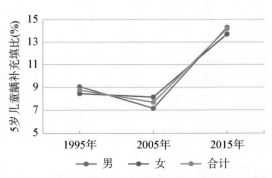

图 1-2-5 1995～2015 年上海 5 岁男性和女性
儿童龋补充填比

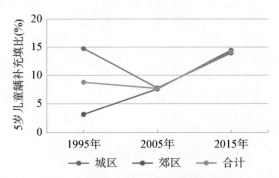

图 1-2-6 1995～2015 年上海城区和郊区 5 岁
儿童龋补充填比

2. 儿童口腔健康行为

5 岁儿童每天两次刷牙率从 2005 年 38.8% 提高到 2015 年 53.2%；郊区提高尤为显著，从 18.3% 增长到 57.0%，十年间提高了 2 倍，与郊区儿童口腔健康显著改善趋势是一致的（图 1-2-7，表 S1-2）。儿童开始刷牙的年龄也有所提前，3 岁以前开始刷牙的比例从 2005 年的 21.7% 增加到 2015 年的 43.7%，增长了 1 倍。同期，家长每天帮儿童刷牙的比例从 10.2% 增长到 20.5%，也增长了 1 倍（表 S1-2）。

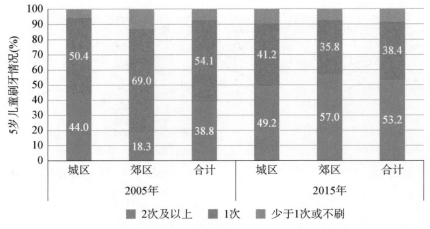

扫码看"S"系列表格

图 1-2-7　2005 年和 2015 年上海 5 岁儿童刷牙情况

3. 儿童甜食摄入情况

2005 年上海 5 岁儿童每天摄入甜点 1 次或 1 次以上的比例是 44.8%,每天摄入糖果或巧克力的比例是 15.3%,2015 年每天摄入甜食(包括甜点、糖果等)比例为 32.1%,高频摄入甜食的比例有所降低(表 1-2-2)。

表 1-2-2　2005 年和 2015 年上海 5 岁儿童含糖食物摄入频率

| 类别 | 2005 年 | | | | | | | 2015 年 | | | |
| | | 甜点(%) | | | 糖果、巧克力(%) | | | | 甜点及糖果、巧克力(%) | | |
	人数	每天 1 次或数次	每周 1 次或数次	很少	每天 1 次或数次	每周 1 次或数次	很少	人数	每天 1 次或数次	每周 1 次或数次	很少
男	179	46.9	37.4	15.6	11.7	28.9	59.4	197	34.5	47.9	17.6
女	180	42.8	40.0	17.2	18.9	33.3	47.8	183	29.5	49.8	20.8
城区	284	43.6	36.3	20.1	15.6	32.2	52.2	187	25.7	50.8	23.6
郊区	75	46.1	41.1	12.8	15.0	30.0	55.0	193	38.4	46.9	14.8
合计	359	44.8	38.7	16.4	15.3	31.1	53.6	380	32.1	48.8	19.1

4. 儿童家长口腔健康知识和态度

上海儿童家长对"乳牙龋坏需要治疗"有较好的认识,2005 年和 2015 年的知晓率均在 80% 以上。而家长对"窝沟封闭能预防儿童龋齿"知晓率十年来虽然有较大增长,但 2015 年仍仅有 31.3%。郊区家长对窝沟封闭的认知高于城区,2005 年和 2015 年均是如此(表 S1-3)。

对口腔健康的态度方面,大部分家长不认同"牙齿好坏是天生的,与自己的保护关系不大",该比例在 2005 年为 76.7%,在 2015 年为 86.3%。只有约 1/3 家长同意"母亲牙齿不好会影响孩子的牙齿",该比例近十年间变化不大(表 S1-3)。

5. 口腔卫生服务利用情况

约 40% 的上海 5 岁儿童有口腔就医经历,十年变化不大;6 个月内有就医经历的比例从 2005 年 19.8% 增长到 2015 年 25.0%,12 个月内有就医经历的比例从 2005 年 31.8% 增长到 2015 年 36.3％。目前城区与郊区、男孩与女孩之间就医率无明显差别（图 1-2-8）。从末次就医原因构成看，口腔治疗仍是主要原因，其次为咨询检查，预防比例最低，2005 年为 2.7％，2015 年为 6.5％。预防性就医比例，男孩（9.5％）高于女孩（3.1％），城区（8.7％）高于郊区（4.3％）（图 1-2-9，表 S1-4）。

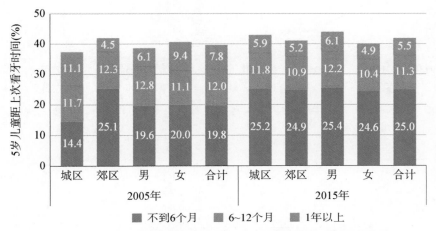

图 1-2-8　2005 年和 2015 年上海 5 岁儿童末次就医时间

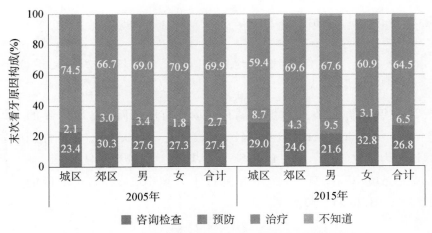

图 1-2-9　2005 年和 2015 年上海 5 岁儿童末次就医原因

（二）12 岁年龄组

1. 牙列状况

自 1983 年以来，上海 12 岁儿童恒牙患龋率呈稳步下降趋势，1983 为 52.3％，1995 年为 45.7％，2005 年为 34.6％，2015 为 33.0％。1983～2005 年 3 次调查 12 岁儿童恒牙龋均分别为 1.17、0.96 和 0.64，下降明显；2015 年龋均为 0.65，与 2005 年持平。历次调查女性恒牙患龋情况均高于男性，女性患龋率高男性约 10％，龋均高男性 0.3 左右（图 1-2-10、

图1-2-12,表S1-5)。郊区患龋率和龋均均高于城区,城郊差距在2015年有所增大。1995～2015年城区患龋情况改善显著,而郊区在2015年有所增长(图1-2-11、图1-2-13,表S1-5)。

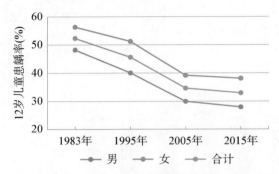

图1-2-10 1983～2015年上海12岁男性和女性儿童患龋率

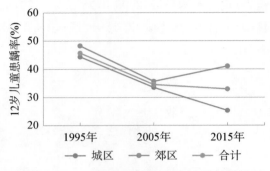

图1-2-11 1995～2015年上海城区和郊区12岁儿童患龋率

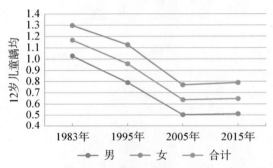

图1-2-12 1983～2015年上海12岁男性和女性儿童龋均

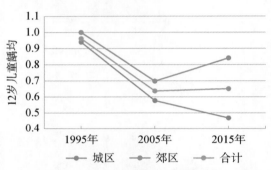

图1-2-13 1995～2015年上海城区和郊区12岁儿童龋均

1983～2005年上海12岁儿童恒牙龋补充填比有所下降,从1983年的47.8%降至2005年的36.1%;2015年有较大幅度上升,为59.0%。不同性别的龋齿充填比较为一致(图1-2-14,表S1-5),城郊差别较为明显。1983～2005年间,城区充填率高于郊区,2015年郊区上升至70.1%,高于城区的40.3%(图1-2-15,表S1-5)。

扫码看"S"系列表格

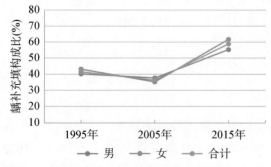

图1-2-14 1995～2015年上海12岁男性和女性儿童龋补充填构成比

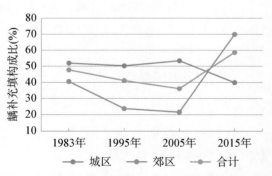

图1-2-15 1983～2015年上海城区和郊区12岁儿童龋补充填构成比

2. 牙周状况

以社区牙周治疗需要指数(CPITN)最高记分为 0(CPITN0)的比例作为衡量人群牙周健康状况指标,该指标变化较大,1995 年 12 岁儿童 CPITN0 比例至 15.5%,2005 年上升至70.1%,2015 年为 40.2%。1995 年 CPITN0 比例男女持平,2005 年女性略高于男性,2015年差异所有扩大,女性为 45.4%,男性为 35.0%(图 1-2-16,表 S1-6)。1995 年城区高于郊区,而 2005 年和 2015 年则郊区高于城区(图 1-2-17,表 S1-6)。

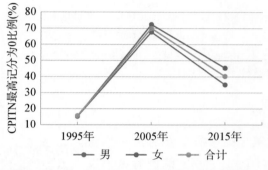

图 1-2-16 1995~2015 年上海 12 岁男性和女性儿童 CPITN 最高记分为 0 的比例

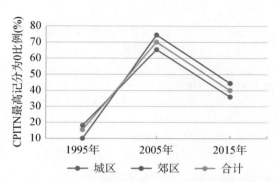

图 1-2-17 1995~2015 年上海城区和郊区12 岁儿童 CPITN 最高记分为 0 的比例

同期牙龈出血检出率也出现类似波动,1995 年、2005 年和 2015 年分别为53.6%、34.3%和62.4%(图 1-2-18,表 S1-6),1983 年、1995 年、2005 年和 2015 年牙石检出率分别为 47.2%、67.6%、18.0% 和 51.8%(图 1-2-19,表 S1-6),1995~2015 年间牙龈出血检出率和牙石检出率女性均稍低于男性(1995 年牙石检出率除外)(图 1-2-18、图 1-2-20,表 S1-6)。1983 年和 1995 年郊区 12 岁儿童牙石检出率明显高于城区,而在2015 年则略低于城区(图 1-2-21,表 S1-6)。值得注意的是,1995 年只检查了 6 个区段指数牙的牙周状况。

扫码看"S"系列表格

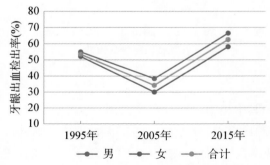

图 1-2-18 1995~2015 年上海 12 岁男性和女性儿童牙龈出血检出率

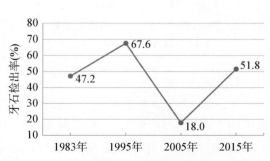

图 1-2-19 1983~2015 年上海 12 岁儿童牙石检出率

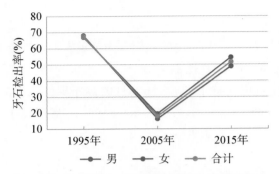

图 1-2-20　1995～2015 年上海 12 岁男性和女性儿童牙石检出率

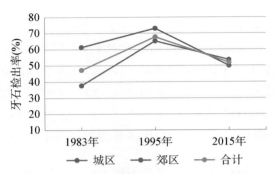

图 1-2-21　1983～2015 年上海城区和郊区 12 岁儿童牙石检出率

说明：① 1983 年进行了第 1 次口腔健康调查，本书参考了 1983 年调查报告，该报告仅有城区、郊区及全市牙石数据，缺男孩、女孩牙石数据，故图 1-2-18 与图 1-2-20 无 1983 年数据。

② 缺 2005 年城区、郊区的牙石数据，详见表 S1-6。

3. 氟牙症

1995 年、2005 年和 2015 年上海 12 岁儿童氟牙症患病率分别为 3.3%、1.0% 和 7.3%，其中症状很轻（DI=0.5）或轻度（DI=1）占所有病例的 80% 以上（图 1-2-22，表 S1-7）。社区氟牙症指数（CFI）1995 年为 0.15，2005 年为 0.04，2015 年为 0.15（图 1-2-23，表 S1-7）。值得注意的是，1995 年以来郊区 12 岁儿童发氟牙症患病率和 CFI 均呈升上趋势（图 1-2-22、图 1-2-23，表 S1-7）。1983 年调查显示上海儿童少年（含 7 岁、9 岁、12 岁、15 岁和 17 岁）氟牙症患病率是 6.8%，CFI 为 0.17。

扫码看"S"系列表格

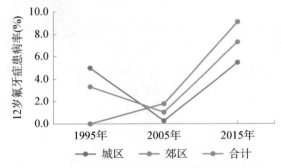

图 1-2-22　1995～2015 年上海城区和郊区 12 岁儿童氟牙症患病率

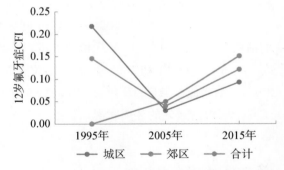

图 1-2-23　1995～2015 年上海城区和郊区 12 岁儿童社区氟牙症指数

4. 口腔健康行为

90% 以上 12 岁儿童养成了每天刷牙习惯，但其中相当一部分每天只刷一次牙。1995 年每天两次刷牙率为 48.3%，2005 年为 47.2%，2015 年为 61.5%，1995 年和 2005 年城区高于郊区，而在 2015 年城郊无差别，女性两次刷牙率高于男性（图 1-2-24、图 1-2-25，表 S1-8）。含氟牙膏使用率 1995 年为 27.8%，2005 上升到 74.2%，2015 年持平，为 73.3%。牙线使用率仍非常低，经常用（每周≥1 次）牙线者的比例仅为 3% 左右（表 S1-8）。

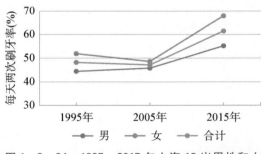

图 1-2-24 1995~2015 年上海 12 岁男性和女性儿童每天两次刷牙率

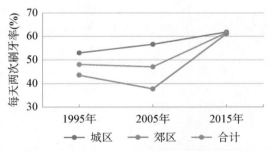

图 1-2-25 1995~2015 年上海城区和郊区 12 岁儿童每天两次刷牙率

5. 含糖食品摄入情况

2005 年上海 12 岁儿童每天食用甜点心的比例是 36.7%,每天食用糖果或巧克力的比例是 17.2%,2015 年每天食用甜食(包括甜点心、糖果和巧克力)的比例为 30.6%,比 2005 年略有下降。城乡甜食摄入情况较为一致,2005 年和 2015 年女性每天甜食摄入率均高于男性(表 1-2-3)。

表 1-2-3 2005 年和 2015 年上海市 12 岁年龄组含糖食品摄入状况

| 类别 | 2005 年 | | | | | | | 2015 年 | | | |
| | | 甜点(%) | | | 糖果、巧克力(%) | | | | 甜点及糖果、巧克力(%) | | |
	人数	每天 1 次或数次	每周 1 次或数次	很少	每天 1 次或数次	每周 1 次或数次	很少	人数	每天 1 次或数次	每周 1 次或数次	很少
男	179	30.2	50.8	19.0	11.7	45.3	43.0	488	24.6	46.1	29.3
女	181	43.1	45.3	11.6	22.7	40.3	37.0	480	36.6	43.8	19.6
城区	180	36.7	47.8	15.6	18.3	41.1	40.6	498	30.7	44.0	25.3
郊区	180	36.7	48.3	15.0	16.1	44.4	39.4	470	30.5	46.0	23.6
合	360	36.7	48.1	15.3	17.2	42.8	40.0	968	30.6	44.9	24.5

6. 口腔健康知识和态度

上海 12 岁儿童口腔健康知识知晓率变化不显著。1995 年"刷牙牙龈出血不正常"知晓率为 68.0%,2005 年 78.9%,2015 年为 68.5%。2015 年"细菌可引起牙龈炎"知晓率为 79.5%,"清洁牙齿可预防牙龈出血"知晓率为 73.7%,"细菌可引起龋齿"知晓率为 58.5%,"吃糖能导致龋齿"知晓率为 68.8%,与 2005 年相比各项知晓率持平,个别项目有所下降(表 1-2-4)。

表1-2-4 2005年和2015年上海市12岁年龄组口腔健康知识

年份	类别	人数	刷牙牙龈出血不正常（%）	细菌可引起牙龈炎（%）	清洁牙齿可预防牙龈出血（%）	细菌可引起龋齿（%）	吃糖能导致龋齿（%）
2005年	男	179	78.2	78.2	72.6	69.8	79.9
	女	181	79.6	79.6	70.2	68.0	81.8
	城区	180	80.0	77.8	75.6	62.2	72.8
	郊区	180	77.8	80.0	67.2	75.6	88.9
	合计	360	78.9	78.9	71.4	68.9	80.8
2015年	男	488	67.4	77.9	70.7	57.0	65.4
	女	480	69.6	81.3	76.7	60.0	72.3
	城区	498	72.5	80.7	74.7	59.0	70.3
	郊区	470	64.3	78.3	72.6	57.9	67.2
	合计	968	68.5	79.5	73.7	58.5	68.8

大部分12岁儿童对口腔健康持积极态度。2015年96.1%的人认可"口腔健康对生活很重要"，81.0%的人认可"定期口腔检查非常必要"，89.8%的人认可"牙齿好坏不是天生的"，94.0%的人认可"预防牙病首先要靠自己"，与2005年相比各项知晓率持平，个别项目有所下降（表1-2-5）。

表1-2-5 2005年和2015年上海市12岁年龄组口腔健康态度

年份	类别	人数	口腔健康对生活很重要（%）	定期口腔检查非常必要（%）	牙齿好坏不是天生的（%）	预防牙病首先要靠自己（%）
2005年	男	179	98.9	92.2	97.8	98.3
	女	181	98.9	94.5	97.8	93.9
	城区	180	98.3	92.2	98.3	98.9
	郊区	180	99.4	94.4	97.2	93.3
	合计	360	98.9	93.3	97.8	96.1
2015年	男	488	95.7	82.6	86.9	94.1
	女	480	96.5	79.4	92.7	94.0
	城区	498	96.2	79.5	89.6	94.8
	郊区	470	96.0	82.6	90.0	93.2
	合计	968	96.1	81.0	89.8	94.0

12岁儿童口腔健康知识知晓率和口腔健康态度的性别差异和地域差异较小。

7. 口腔卫生服务利用情况

1995年上海12岁儿童1年之内有看牙经历的为34.0%，2005年为38.1%，2015年为40.7%，稳步上升，性别分布和地域分布差异均不明显。但从未看过牙的比例也有所上升，1995年为7.2%，2005年为17.8%，2015年为27.4%（图1-2-26，表S1-9）。

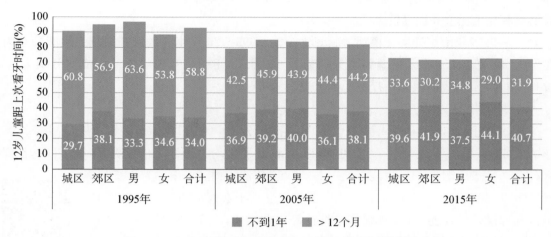

图 1-2-26 1995~2015 年上海 12 岁儿童末次看牙时间

末次看牙的原因,2005 年咨询检查占 67.2%,治疗占 25.4%,预防占 7.5%;2015 年咨询检查占 33.2%,治疗占 32.7%,预防占 19.3%;其中预防占比上升最为明显(图 1-2-27,表 S1-9)。

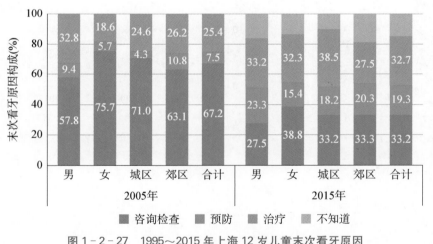

图 1-2-27 1995~2015 年上海 12 岁儿童末次看牙原因

扫码看"S"系列表格

(三) 35~44 岁年龄组

1. 牙列状况

1995 年上海市 35~44 岁年龄组的恒牙患龋率(不计第三恒磨牙)为 67.1%,2005 年为 72.8%,2015 年为 60.3%。恒牙龋均 1995 年为 2.24,2005 年为 2.93,2015 年为 2.02;平均龋坏牙数(DT)分别为 1.05、1.00 和 0.34。女性患龋率和龋均都高于男性,城区与郊区患龋率无明显差别。1995 年和 2005 年城区龋均高于郊区,2015 年则郊区略高于城区。1995

年和 2005 年龋补充填比分别为 43.8％和 44.5％，2015 年显著上升至 74.4％。1995 年以来郊区龋补充填比上升幅度较大（表 S1-10）。

35～44 岁年龄组的恒牙根龋情况变化较大，1995～2015 年 3 次调查根龋患龋率分别为 1.7％、30.4％和 9.9％，根龋龋均分别为 0.03、0.68 和 0.20，根龋龋补构成比分别为 0、1.1％和 54.2％，表明根龋治疗也受到重视（表 S1-11）。

2. 牙周状况

1995 年上海 35～44 岁人群中 CPITN 最高记分为 0（CPITNmax0）比例为 1.0％，2005 年为 8.5％，2015 年为 5.0％。女性 CPITNmax0 比例均为男性 2 倍或更高，城区稍高于郊区（图 1-2-28、图 1-2-29，表 S1-12）。1995 年浅牙周袋检出率为 26.5％，2005 年为 36.8％，2015 年为 26.4％。男性明显高于女性；1995 年和 2005 年城区和郊区较为接近，2015 年则郊区明显高于城区（图 1-2-30、图 1-2-31，表 S1-13）。深牙周袋检出率 1995 年为 3.8％，2005 年为 6.1％，2015 年在受检人群里未发现深牙周袋。1995 年和 2005 年男性深牙周袋检出率高于女性，城区与郊区无明显差别（图 1-2-32、图 1-2-33，表 S1-13）。

扫码看"S"系列表格

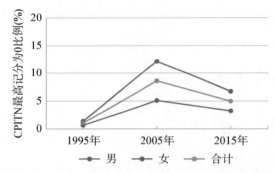

图 1-2-28 1995～2015 年上海 35～44 岁男性和女性人群 CPITN 最高记分为 0 的比例

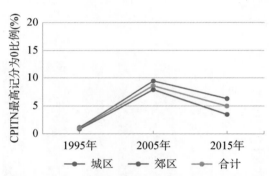

图 1-2-29 1995～2015 年上海城区和郊区 35～44 岁人群 CPITN 最高记分为 0 的比例

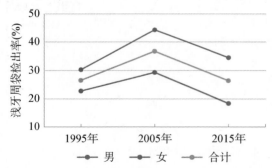

图 1-2-30 1995～2015 年上海 35～44 岁男性和女性人群浅牙周袋检出率

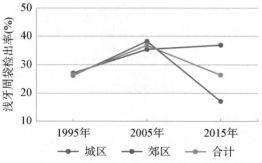

图 1-2-31 1995～2015 年上海城区和郊区 35～44 岁人群浅牙周袋检出率

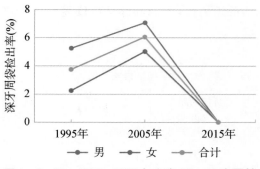

图 1-2-32 1995～2015 年上海 35～44 岁男性和女性人群深牙周袋检出率

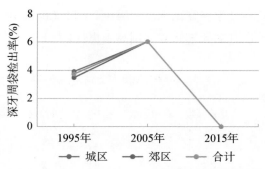

图 1-2-33 1995～2015 年上海城区和郊区 35～44 岁人群深牙周袋检出率

3. 口腔黏膜状况

2005 年上海市 35～44 岁年龄组口腔黏膜异常检出率为 3.9%，2015 年检出率为 1.65%，有所下降。郊区高于城区，2005 年男性高于女性，2015 年男女检出率相近。口腔黏膜溃疡和脓肿检出率下降明显，其他未分类黏膜异常检出率有所上升。口腔恶性肿瘤、白斑和念珠菌病在两次调查均未检出（表 S1-14）。

4. 义齿修复

1995 年上海市 35～44 岁年龄组中，0.1% 佩戴总义齿，6.8% 戴局部义齿，戴固定及活动桥的有 3.8%；2005 年 0.4% 有总义齿，8.7% 局部义齿，戴固定及活动桥的有 6.3%。以局部义齿和固定及活动桥为主，义齿修复率总体上升，女性义齿修复率高于男性（表 1-2-6）。

表 1-2-6 1995 年和 2005 年上海 35～44 岁年龄组存留牙数、无牙颌率和义齿修复情况（%）

年份	类别	受检人数（n）	存留牙数（$\bar{X}$）	无牙颌率（%）	总义齿（%）	局部义齿（%）	戴上总下局或下总上局义齿（%）*	戴固定及活动桥（%）
	男	1 066	27.3	0.0	0.0	6.5	0.0	2.9
	女	1 066	27.1	0.1	0.3	7.2	0.1	4.6
1995 年	城区	1 420	27.3	0.0	0.1	7.8	0.0	2.0
	郊区	712	26.9	0.1	0.3	4.9	0.1	8.7
	合计	2 132	27.2	0.1	0.1	6.8	0.0	3.8
	男	395	29.2	0.3	0.8	5.3	0.0	4.1
	女	396	28.6	0.0	0.0	12.1	0.0	8.6
2005 年	城区	395	28.8	0.3	0.8	8.4	0.0	6.1
	郊区	396	29.0	0.0	0.0	9.1	0.0	6.6
	合计	791	28.9	0.1	0.4	8.7	0.0	6.3

*注：上总下局指上颌总义齿下颌局部义齿，下总上局指下颌总义齿上颌局部义齿。

2015 年上海市 35～44 岁年龄组中，12.4% 有固定义齿，1.7% 有可摘局部义齿，0.8% 有全口义齿，0.8% 有非正规义齿，3.3% 有未修复缺牙，未发现种植义齿。各类型义齿修复比例均是城区高于郊区，有未修复缺乏的比例亦是城区高于郊区。此外，女性的固定义齿、非正规义齿修复比例高于男性,全口义齿修复比例则低于男性,可摘局部义齿修复比例一致。女性有缺牙未修复比例高于男性(表1-2-7)。

表1-2-7 2015年上海市35~44岁年龄组存留牙数、无牙颌率和义齿修复情况(%)

类别	受检人数 (n)	存留牙数 ($\bar{X}$)	无牙颌率 (%)	种植义齿 (%)	固定义齿 (%)	可摘局部 义齿 (%)	全口义齿 (%)	非正规义齿 (%)	有缺牙未 修复 (%)
男	61	27.2	0.0	0.0	8.2	1.6	1.6	0.0	1.6
女	60	27.4	0.0	0.0	16.7	1.7	0.0	1.7	5.0
城区	64	27.4	0.0	0.0	17.2	3.1	1.6	1.6	6.3
郊区	57	27.2	0.0	0.0	7.0	0.0	0.0	0.0	0.0
合计	121	27.3	0.0	0.0	12.4	1.7	0.8	0.8	3.3

5. 口腔健康行为

上海市35~44岁年龄组绝大多数人养成刷牙习惯,每天两次刷牙习惯的比例也稳步增加。1995年31.5%的人每天刷两次牙,2005年为54.0%,2015年为71.9%。历次调查女性每天刷两次牙率高于男性,1995年和2005年城区居民每天两次刷牙率高于郊区,而在2015年则郊区则超过城区。含氟牙膏使用率也逐步增长,1995年为6.8%,2005上升到64.4%,2015年为80.5%,男性略高于女性(表1-2-8);牙线使用率较低,2015年每天使用牙线的比例仅为5.8%(表1-2-9)。

表1-2-8 1995~2015年上海市35~44岁年龄组刷牙情况

年份	类别	人数	刷牙率 (%)	每天刷牙次数(%)			含氟牙膏使用 率(%)
				2次及以上	1次	少于1次 或不刷	
1995年	男	200	96.0	25.5	70.5	4.0	9.0
	女	200	97.0	37.5	59.5	3.0	4.5
	城区	200	95.5	44.5	51.0	4.5	5.0
	郊区	200	97.5	18.5	79.0	2.5	8.5
	合计	400	96.5	31.5	65.0	3.5	6.8
2005年	男	395	98.7	43.3	55.4	1.3	66.1
	女	396	100.0	64.6	35.4	0.0	62.6
	城区	395	99.2	58.7	40.5	0.8	66.3
	郊区	396	99.5	49.2	50.3	0.5	62.4
	合计	791	99.4	54.0	45.4	0.6	64.4
2015年	男	61	100.0	68.9	31.1	0.0	82.5
	女	60	98.3	75.0	23.3	1.7	78.6
	城区	64	100.0	65.6	34.4	0.0	74.4
	郊区	57	98.2	78.9	19.3	1.8	87.2
	合计	121	99.2	71.9	27.3	0.8	80.5

表 1-2-9 2005～2015 年上海市 35～44 岁年龄组牙线使用情况

年份	类别	人数	每天用(%)	经常(%)	很少/从不(%)
2005 年	男	395	1.0	0.0	99.0
	女	396	0.5	0.0	99.5
	城区	395	1.3	0.0	98.7
	郊区	396	0.3	0.0	99.7
	合计	791	0.8	0.0	99.2
2015 年	男	61	1.6	4.9	93.4
	女	60	10.0	8.3	81.7
	城区	64	4.7	9.4	85.9
	郊区	57	7.0	3.6	89.5
	合计	121	5.8	6.7	87.7

6. 含糖食品摄入情况

2005 年上海市 35～44 岁年龄组每天摄入 1 次或数次甜点心的比例为 20.7%,每天摄入糖果或巧克力的比例为 4.9%,2015 年该年龄组每天摄入甜食(含甜点心、糖果及巧克力)比例为 17.4%,总体上高频甜食摄入有所减少。2005 年女性高频甜食摄入比例高于男性,而在2015 年则略低于男性。2005 年城区高频甜食摄入比例高于郊区,而在 2015 年两者无明显差异(表 1-2-10)。

表 1-2-10 2005 年和 2015 年上海市 35～44 岁年龄组甜食摄入情况

类别	人数	2005 年 甜点(%)			糖果、巧克力(%)			人数	2015 年 甜点及糖果、巧克力(%)		
		每天吃	每周吃	<1 次/周	每天吃	每周吃	<1 次/周		每天吃	每周吃	<1 次/周
男	395	11.6	29.4	59.0	2.0	13.2	84.8	61	19.6	39.4	41.0
女	396	29.8	29.5	40.7	7.8	18.7	73.5	60	15.0	53.4	31.7
城区	395	25.1	29.1	45.8	7.1	19.2	73.7	64	17.2	48.4	34.4
郊区	396	16.4	29.8	53.8	2.8	12.7	84.6	57	17.5	43.9	38.6
合计	791	20.7	29.5	49.8	4.9	15.9	79.1	121	17.4	46.3	36.4

7. 口腔健康知识和态度

2015 年上海市 35～44 岁年龄组多数人对龋病和牙龈炎发生原因及口腔疾病与全身健康关系掌握较好,但对窝沟封闭和氟化物等预防龋病措施的认知水平较低。65.3%的人知道"刷牙出血不正常",82.6%的人知道"细菌可引起牙龈发炎",64.5%的人知道"刷牙对预防牙龈出血有作用",90.9%的人知道"细菌可引起龋齿",91.7%的人知道"吃糖可以导致龋齿",89.3%的人知道"口腔疾病会影响全身健康",仅有 27.3%的人知道"窝沟封闭能够预防儿童龋齿",56.2%的人知道"氟化物对保护牙齿的作用"。总体而言,郊区人群对口腔健康的知晓率略高于城区,女性高于男性(表 1-2-11)。

表 1 - 2 - 11 2015 年上海市 35～44 岁年龄组口腔健康知识知晓情况

类别	人数	刷牙出血是否正常（%）	细菌可引起牙龈发炎（%）	刷牙对预防牙龈出血的作用（%）	细菌可引起龋齿（%）	吃糖可导致龋齿（%）	氟化物对保护牙齿的作用（%）	窝沟封闭可预防儿童龋齿（%）	口腔疾病可影响全身健康（%）
男	61	57.4	80.3	59.0	88.5	91.8	55.7	24.6	83.6
女	60	73.3	85.0	70.0	93.3	91.7	56.7	30.0	95.0
城区	64	54.7	75.0	65.6	92.2	100.0	53.1	20.3	89.1
郊区	57	77.2	91.2	63.2	89.5	82.5	59.6	35.1	89.5
合计	121	65.3	82.6	64.5	90.9	91.7	56.2	27.3	89.3

　　上海市 35～44 岁年龄组绝大部分人对口腔健康持积极态度。2015 年 94.2% 的人认可"口腔健康对自己的生活很重要"，90.1% 的人认可"定期口腔检查十分必要"，81.0% 的人认为"牙齿好坏不是天生的"，96.7% 的人认同"预防牙病首先要靠自己"。总体上看，2015 年与 2005 年口腔健康态度无明显变化，男性与女性、城区和郊区人群的口腔健康态度的态度差异不明显（表 1 - 2 - 12）。

表 1 - 2 - 12 2005 年和 2015 年上海市 35～44 岁年龄组口腔健康态度

年份	类别	受检人数	定期口腔检查非常必要（%）	牙齿好坏不是天生的（%）	口腔健康对自己的生活很重要（%）	预防牙病首先要靠自己（%）
2005 年	男	395	92.9	83.0	98.2	97.2
	女	396	95.5	75.8	98.0	97.2
	城区	395	93.9	75.9	98.0	97.7
	郊区	396	94.4	82.8	98.2	96.7
	合计	791	94.2	79.4	98.1	97.2
2015 年	男	61	86.9	78.7	90.2	96.7
	女	60	93.3	83.3	98.3	96.7
	城区	64	93.8	81.3	92.2	100.0
	郊区	57	86.0	80.7	96.5	93.0
	合计	121	90.1	81.0	94.2	96.7

8. 口腔卫生服务利用情况

　　1995 年上海 35～44 岁年龄组 1 年之内有看牙经历的为 28.3%，2005 年为 20.4%，2015 年为 28.9%，女性稍高于男性，1995 年和 2005 年城区高于郊区，2015 年城郊差别不显著。末次看牙的原因以治疗为主，2005 年治疗占 88.1%，咨询检查占 10.0%，预防仅为 1.9%；2015 年治疗占 83.3%，咨询检查占 5.6%，预防为 11.1%（表 1 - 2 - 13）。

表 1-2-13　1995~2015 年上海市 35~44 岁年龄组口腔卫生服务利用情况

年份	类别	上次看牙距现在的时间（%）		从没有看过牙（%）	末次看牙原因构成（%）		
		一年之内	>12 个月		咨询检查	预防	治疗
1995 年	男	27.3	69.5	3.1	/	/	/
	女	29.2	68.8	2.1	/	/	/
	城区	31.5	64.4	4.0	/	/	/
	郊区	24.4	74.8	0.8	/	/	/
	合计	28.3	69.1	2.6	/	/	/
2005 年	男	18.5	43.5	38.0	12.3	1.4	86.3
	女	22.2	47.7	30.1	8.0	2.3	89.7
	城区	24.8	47.1	28.1	9.3	2.1	88.7
	郊区	15.9	44.2	39.9	11.1	1.6	87.3
	合计	20.4	45.6	34.0	10.0	1.9	88.1
2015 年	男	26.2	37.7	36.1	5.9	17.6	76.5
	女	31.7	51.7	16.7	5.3	5.3	89.5
	城区	28.1	42.2	29.7	0	11.1	88.9
	郊区	29.8	47.4	22.8	11.1	11.1	77.8
	合计	28.9	44.7	26.4	5.6	11.1	83.3

（四）65~74 岁年龄组

1. 牙列状况

2005 年上海市 65~74 岁年龄组的恒牙患龋率（不计第三恒磨牙）为 97.5%，2015 年为 94.3%。1995 年 DFT≥1 比例为 68.4%，2005 年为 71.7%，2015 年为 69.7%。2005 年恒牙龋均（DMFT）为 12.50，2015 年为 8.37；1995 年平均龋坏牙数（DT）为 2.41，2005 年为 2.53，2015 年为 1.48。患龋率和龋均的性别、地域分布差异不显著。1995 年龋补充填比为 18.6%，2005 年为 16.4%，2015 年为 38.4%，近十年改善明显。女性充填率高于男性，差异有扩大趋势；1995 年和 2005 年城区明显高于郊区，2015 年城区和郊区充填率无明显差异（表 S1-15）。

65~74 岁年龄组的恒牙根龋情况变化较大，1995~2015 年 3 次调查根龋患龋率分别为 10.9%、59.5% 和 35.8%，根龋龋均分别为 0.18、2.33 和 0.80。根龋龋补构成比分别为 0、1.5% 和 41.1%，上升趋势明显（表 S1-16）。

2. 牙周状况

1995 年上海 65~74 岁人群中 CPITN 最高记分为 0（CPITNmax0）比例为 0.1%，2005 年为 1.9%，2015 年为 1.2%。近年来，男性 CPITNmax0 比例低于女性，城区与郊区差别不显著（图 1-2-34、图 1-2-35，表 S1-17）。

1995 年浅牙周袋检出率为 27.2%，2005 年为 53.8%，2015 年为 41.7%。2005 年和 2015 年男性高于女性（图 1-2-36，表 S1-18）。

深牙周袋检出率 1995 年为 5.3%，2005 年为 8.5%，2015 年为 6.6%。男性检出率高于女性（图 1-2-37，表 S1-18）。

扫码看"S"系列表格

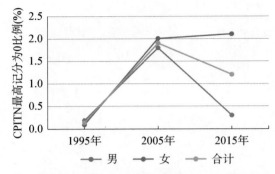

图 1-2-34 1995～2015 年上海 65～74 岁男性和女性人群 CPITN 最高记分为 0 的比例

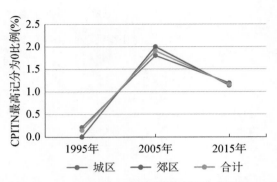

图 1-2-35 1995～2015 年上海城区和郊区 65～74 岁人群 CPITN 最高记分为 0 的比例

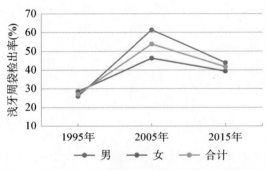

图 1-2-36 1995～2015 年上海 65～74 岁男性和女性人群浅牙周袋检出率

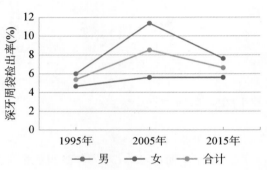

图 1-2-37 1995～2015 年上海 65～74 岁男性和女性人群深牙周袋检出率

3. 口腔黏膜状况

2005 年上海市 65～74 岁年龄组口腔黏膜异常检出率为 5.7%，2015 年检出率为 6.5%，检出率小幅上升，其中男性和郊区人群上升较为明显。从黏膜异常种类看，溃疡和脓肿下降明显，其他未分类黏膜异常上升明显。口腔恶性肿瘤和念珠菌病在两次调查均未检出（表 1-2-14）。

表 1-2-14　2005 年和 2015 年上海市 65～74 岁年龄组口腔黏膜异常检出率

年份	类别	受检人数	口腔黏膜异常（%）	口腔恶性肿瘤（%）	白斑（%）	扁平苔藓（%）	溃疡（%）	念珠菌病（%）	脓肿（%）	其他黏膜异常（%）
2005 年	男	396	4.8	0.0	0.0	0.0	1.0	0.0	3.3	0.5
	女	392	6.6	0.0	0.0	0.0	2.8	0.0	3.8	0.0
	城区	394	5.8	0.0	0.0	0.0	2.0	0.0	3.3	0.5
	郊区	394	5.6	0.0	0.0	0.0	1.8	0.0	3.8	0.0
	合计	788	5.7	0.0	0.0	0.0	1.9	0.0	3.6	0.3

年份	类别	受检人数	口腔黏膜异常（%）	口腔恶性肿瘤（%）	白斑（%）	扁平苔藓（%）	溃疡（%）	念珠菌病（%）	脓肿（%）	其他黏膜异常（%）
	男	395	6.6	0.0	0.5	0.3	1.0	0.0	2.0	1.8
	女	378	6.4	0.0	0.5	0.3	0.5	0.0	2.1	2.4
2015年	城区	420	6.0	0.0	0.2	0.2	1.0	0.0	2.4	1.0
	郊区	353	7.1	0.0	0.9	0.3	0.6	0.0	1.7	3.4
	合计	773	6.5	0.0	0.5	0.3	0.8	0.0	2.1	2.1

4. 义齿修复状况

上海市 65～74 岁年龄组平均存留牙数（不计第三磨牙）1995 年为 17.1，2005 年为 19.5，2015 年为 22.0，增长明显。1995 年无牙颌率为 14.1%，2005 年为 10.8%，2015 年为 3.8%，呈显著下降趋势（表 1-2-15、表 1-2-16）。

1995 年上海市 65～74 岁年龄组中，12.8% 有全口义齿，17.5% 有总义齿，12.8% 有局部义齿，戴固定及活动桥的有 10.6%，上总下局或下总上局义齿的有 2.2%；2005 年 10.4% 有全口义齿，36.8% 有总义齿，33.0% 有局部义齿，戴固定及活动桥的有 18.7%，上总下局或下总上局义齿的有 4.1%。义齿修复率总体有所上升，女性义齿修复率高于男性，郊区全口义齿、总义齿和固定及活动桥高于城区，而局部义齿则明显低于城区（表 1-2-15）。

表 1-2-15　1995 和 2005 年上海市 65～74 岁年龄组存留牙数、无牙颌率和义齿修复情况

年份	类别	受检人数（n）	存留牙数（X̄）	无牙颌率（%）	全口义齿（%）	总义齿（%）	局部义齿（%）	戴上总下局或下总上局义齿（%）*	戴固定及活动桥（%）
	男	1066	17.1	11.4	10.3	15.9	12.6	2.7	7.8
	女	1066	17.1	16.8	15.2	19.0	12.9	1.6	13.4
1995年	城区	1420	18.1	12.4	11.4	16.1	16.8	2.5	8.7
	郊区	712	15.1	17.4	15.4	20.2	4.8	1.4	14.5
	合计	2132	17.1	14.1	12.8	17.5	12.8	2.2	10.6
	男	396	19.9	9.8	9.3	33.8	31.6	4.3	14.1
	女	392	19.1	11.7	11.5	39.8	34.4	3.8	23.2
2005年	城区	394	20.5	7.1	6.9	26.6	42.4	5.3	10.7
	郊区	394	18.5	14.5	14.0	47.0	23.6	2.8	26.6
	合计	788	19.5	10.8	10.4	36.8	33.0	4.1	18.7

*注：上总下局指上颌总义齿下颌局部义齿，下总上局指下颌总义齿上颌局部义齿。

2015 年上海市 65～74 岁年龄组中，21.2% 有固定义齿，14.1% 有可摘局部义齿，4.0% 有全口义齿，1.9% 有非正规义齿，0.1% 有种植义齿，18.2% 有未修复缺牙。各类型义齿修复比例均是郊区高于城区，城区有未修复缺乏的比率高于郊区。男性可摘局部义齿、全口义

齿、非正规义齿比例和有缺牙未修复比例高于女性，固定义齿和种植义齿低于女性（表 1 - 2 - 16）。

表 1 - 2 - 16 2015 年上海市 65～74 岁年龄组存留牙数、无牙颌率和义齿修复情况

类别	受检人数（n）	存留牙数（$\bar{X}$）	无牙颌率（%）	种植义齿（%）	固定义齿（%）	可摘局部义齿（%）	全口义齿（%）	非正规义齿（%）	有缺牙未修复（%）
男	395	21.1	4.8	0.0	17.7	17.5	5.1	2.5	19.0
女	378	23.0	2.6	0.3	24.9	10.6	2.9	1.3	17.5
城区	420	22.4	2.9	0.0	18.6	13.8	3.8	1.0	25.5
郊区	353	21.6	4.8	0.3	24.4	14.4	4.2	3.1	9.6
合计	773	22.0	3.8	0.1	21.2	14.1	4.0	1.9	18.2

5. 口腔健康行为

上海市 65～74 岁年龄组多数人养成刷牙习惯，每天刷牙的比例在 1995 年为 78.8%，2005 年为 95.6%，2015 年为 98.9%。每天两次刷牙习惯的比例逐步增长，1995 年 22.0% 的人每天刷两次牙，2005 年为 45.3%，2015 年为 64.0%。女性每天刷两次牙率高于男性，城区高于郊区，但两者差距在缩小。含氟牙膏使用率也逐步增长，1995 年为 4.0%，2005 上升到 48.3%，2015 年为 52.0%，女性略高于男性（表 1 - 2 - 17）。牙线使用率较低，2015 年每天使用牙线的比例仅为 3.5%（表 1 - 2 - 18）。

表 1 - 2 - 17 1995～2015 年上海市 65～74 岁年龄组刷牙情况

年份	类别	人数（n）	刷牙率（%）	每天刷牙次数（%） 2次及以上	每天刷牙次数（%） 1次	每天刷牙次数（%） 少于1次或不刷	含氟牙膏使用率（%）
1995 年	男	200	70.5	19.5	51.0	17.5	1.0
	女	200	87.0	24.5	62.5	7.0	7.0
	城区	200	97.0	39.5	57.5	3.0	6.0
	郊区	200	78.5	4.5	74.0	21.5	2.0
	合计	400	78.8	22.0	56.8	12.3	4.0
2005 年	男	180	93.3	38.3	55.0	6.7	45.6
	女	180	97.8	52.2	45.6	2.2	51.1
	城区	180	98.3	57.2	41.1	1.7	47.8
	郊区	180	92.8	33.3	59.4	7.2	48.9
	合计	360	95.6	45.3	50.3	4.4	48.3
2015 年	男	395	98.7	56.2	42.5	1.3	50.6
	女	378	99.0	72.1	26.9	1.1	53.5
	城区	420	98.8	65.7	33.1	1.2	43.2
	郊区	353	98.9	61.9	37.0	1.2	62.4
	合计	773	98.9	64.0	34.9	1.1	52.0

表 1-2-18 2005～2015 年上海市 65～74 岁年龄组牙线使用情况

年份	类别	人数(n)	每天用(%)	经常(%)	很少/从不(%)
2005 年	男	180	0.6	1.1	98.3
	女	180	0.0	0.0	100.0
	城区	180	0.0	0.0	100.0
	郊区	180	0.6	1.1	98.3
	合计	360	0.3	0.6	99.2
2015 年	男	395	2.5	3.4	94.1
	女	378	4.5	3.3	92.2
	城区	420	2.4	2.7	94.9
	郊区	353	4.8	4.1	91.0
	合计	773	3.5	3.3	93.2

6. 含糖食品摄入情况

2005 年上海市 65～74 岁年龄组每天摄入 1 次或数次甜点心的比例为 23.1%，每天摄入糖果或巧克力的比例为 1.9%，2015 年该年龄组每天摄入甜食（含甜点心、糖果及巧克力）比例为 16.1%，总体上高频甜食摄入有所减少。2005 年女性每天糖果或巧克力摄入比例高于男性，而每天甜点心摄入比例相近，2015 年男性与女性每天甜食摄入也无明显差异。2005 年城区高频甜食摄入比例高于郊区，而在 2015 年则为郊区略高于城区（表 1-2-19）。

表 1-2-19 2005 年和 2015 年上海市 65～74 岁年龄组甜食摄入情况

| 类别 | 人数(n) | 2005 年 | | | | | | 2015 年 | | | |
| | | 甜点(%) | | | 糖果、巧克力(%) | | | 人数(n) | 甜点及糖果、巧克力(%) | | |
		每天吃	每周吃	<1 次/周	每天吃	每周吃	<1 次/周		每天吃	每周吃	<1 次/周
男	180	22.2	28.9	48.9	1.1	4.4	94.4	395	16.2	25.5	58.2
女	180	23.9	18.9	57.2	2.8	3.9	93.3	378	15.9	29.7	54.4
城区	180	26.7	25.0	48.3	3.3	3.3	93.3	420	14.7	27.2	58.1
郊区	180	19.4	22.8	57.8	0.6	5.0	94.4	353	17.6	28.1	54.3
合	360	23.1	23.9	53.1	1.9	4.2	93.9	773	16.1	27.6	56.4

7. 口腔健康知识和态度

2015 年上海市 65～74 岁年龄组多数人对龋病发生原因及口腔疾病与全身健康关系掌握较好，但对窝沟封闭和氟化物等预防龋病措施的认知水平较低。58.4% 的人知道"刷牙出血不正常"，67.6% 的人知道"细菌可引起牙龈发炎"，37.7% 的人知道"刷牙对预防牙龈出血有作用"，90.4% 的人知道"细菌可引起龋齿"，92.1% 的人知道"吃糖可以导致龋齿"，87.3% 的人知道"口腔疾病会影响全身健康"，仅有 4.0% 的人知道"窝沟封闭能够预防儿童龋齿"，19.6% 的人知道"氟化物对保护牙齿的作用"。总体而言，郊区人群对口腔健康的知晓率略高于城区，男女之间差别不明显（表 1-2-20）。

表 1-2-20 2015 年上海市 65～74 岁年龄组口腔健康知识知晓情况

类别	人数 (n)	刷牙出血是否正常 (%)	细菌可引起牙龈发炎 (%)	刷牙对预防牙龈出血的作用 (%)	细菌可引起龋齿 (%)	吃糖可导致龋齿 (%)	氟化物对保护牙齿的作用 (%)	窝沟封闭可预防儿童龋齿 (%)	口腔疾病可影响全身健康 (%)
男	395	61.2	68.0	39.3	90.3	91.4	21.8	3.3	85.5
女	378	55.4	67.2	35.9	90.5	92.8	17.2	4.8	89.1
城区	420	53.3	63.8	37.0	93.3	89.5	18.6	4.8	83.8
郊区	353	64.4	72.2	38.5	86.9	95.2	20.7	3.1	91.5
合计	773	58.4	67.6	37.7	90.4	92.1	19.6	4.0	87.3

绝大部分 65～74 岁年龄组对口腔健康持较为积极态度。94.5%的人认可"口腔健康对自己的生活很重要",91.0%的人认可"定期口腔检查十分必要",74.4%的人认为"牙齿好坏不是天生的",95.6%的人认同"预防牙病首先要靠自己"。口腔健康态度的态度差异城郊之间大致相当(表 1-2-21)。

表 1-2-21 2015 年上海市 65～74 岁年龄组口腔健康态度

类别	受检人数 (n)	定期口腔检查非常必要 (%)	牙齿好坏不是天生的 (%)	口腔健康对自己的生活很重要 (%)	预防牙病首先要靠自己 (%)
男	395	90.3	73.0	93.4	95.2
女	378	91.8	75.9	95.8	96.0
城区	420	90.7	76.9	91.9	93.3
郊区	353	91.4	71.3	97.7	98.3
合计	773	91.0	74.4	94.5	95.6

8. 口腔卫生服务利用情况

1995 年上海 65～74 岁年龄组 1 年之内有看牙经历的为 24.9%,2005 年为 25.3%,2015 年为 31.3%,呈上升趋势。女性高于男性,城区略高于郊区。末次看牙的原因以治疗为主,2005 年治疗占 94.5%,咨询检查占 5.5%,预防为 0;2015 年治疗占 94.3%,咨询检查占 4.9%,预防仅为 0.4%(表 1-2-22)。

表 1-2-22 1995～2015 年上海市 65～74 岁年龄组口腔卫生服务利用情况

年份	类别	受检人数 (n)	上次看牙距现在的时间(%) 一年之内	>12 个月	从没有看过牙(%)	末次看牙原因构成(%) 咨询检查	预防	治疗	不知道
	男	200	23.4	76.6	0.0	/	/	/	/
	女	200	26.1	73.9	0.0	/	/	/	/
1995 年	城区	200	25.3	74.7	0.0	/	/	/	/
	郊区	200	24.4	75.6	0.0	/	/	/	/
	总计	400	24.9	75.1	0.0	/	/	/	/

（续表）

年份	类别	受检人数(n)	上次看牙距现在的时间(%)		从没有看过牙(%)	末次看牙原因构成(%)			
			一年之内	>12个月		咨询检查	预防	治疗	不知道
2005 年	男	180	20.0	56.7	23.3	8.3	0.0	91.7	/
	女	180	30.6	48.9	20.6	3.6	0.0	96.4	/
	城区	180	27.2	57.2	15.6	6.1	0.0	93.9	/
	郊区	180	23.3	48.3	28.3	4.8	0.0	95.2	/
	总计	360	25.3	52.8	21.9	5.5	0.0	94.5	/
2015 年	男	395	29.6	54.7	15.7	4.7	0	95.3	0
	女	378	33.1	52.2	14.8	5.1	0.7	93.4	0.7
	城区	420	32.4	51.6	16.2	7.6	0	92.4	0
	郊区	353	30.0	55.7	14.2	1.7	0.8	96.7	0.8
	总计	773	31.3	53.5	15.3	4.9	0.4	94.3	0.4

（上海市口腔医院　张皓）

■ 三、影响各年龄组口腔健康状况的相关因素

本结果根据 2015 年第四次全国口腔健康流行病学调查上海市数据进行分析。

(一) 3~5 岁年龄组

对影响儿童龋病的饮食习惯、口腔卫生习惯及家长的意识和受教育程度的相关因素进行统计分析,结果显示:男生的患龋率和龋均高于女生,饮用甜饮料频率及睡前吃甜食的频率越高,患龋风险越高且患龋程度越严重,不同频率进食甜点心及糖果的儿童,虽然患龋率无明显差异,但龋均有显著性差异,进食甜点心及糖果频率高的儿童,龋均高;开始刷牙时间不同的儿童之间,患龋率及龋均均有统计学差异,且不同刷牙频率的儿童,其患龋风险差异也有统计学意义。家长受教育程度对患龋率有影响,与龋均呈负相关(表 1-2-23)。

表 1-2-23　龋病影响因素的单因素分析

项目	患龋(n, %)	P 值	龋均		P 值
			$\bar{X}$	s	
性别					
男	350(61.24)	0.036	2.96	3.76	0.011
女	314(54.80)		2.36	3.53	
年龄					
3 岁	146(45.74)	<0.001	1.92	3.21	<0.001
4 岁	259(58.34)		2.81	3.79	
5 岁	259(68.28)		3.12	3.77	

（续表）

项目	患龋(n，%)	P 值	龋均		P 值
			$\bar{X}$	s	
饮食习惯					
饮用甜饮料					
每天≥1 次	13(81.25)	0.003	7.00	5.87	<0.001
每周 1~6 次	239(61.76)		3.55	4.35	
每月 1~3 次	188(60.84)		3.02	3.71	
很少/从不	224(51.73)		2.35	3.49	
睡前吃甜食					
经常	53(63.86)	0.018	4.28	4.93	<0.001
偶尔	374(60.91)		3.28	4.08	
从不	237(52.90)		2.39	3.45	
口腔卫生行为					
开始刷牙年龄					
≤2 岁	308(54.51)	0.015	2.59	3.630	0.003
3 岁	226(62.26)		3.51	4.366	
4~5 岁	61(68.54)		3.47	3.659	
不记得	69(53.91)		3.05	4.110	
刷牙频率					
每天 1 次以上	218(40.15)	0.019	3.01	3.824	0.128
每天 1 次	180(40.63)		3.11	4.096	
不是每天刷	83(52.20)		2.66	3.978	
家长意识及教育程度					
受教育年限					
≤9 年	54(77.14)	0.004	4.61	4.75	<0.001
9~12 年	121(61.73)		4.78	5.53	
13~15 年	166(58.45)		2.95	3.65	
16~17 年	261(54.83)		2.22	2.91	
≥18 年	62(52.10)		2.39	3.45	

龋病多因素分析显示饮用甜饮料频率高、有睡前吃甜食习惯、开始刷牙年龄在 2 岁以后的儿童患乳牙龋的风险高，每天至少刷一次牙、家长受教育程度高以及父母的口腔健康知识水平高的儿童患龋风险低（表 1-2-24）。

表 1-2-24　龋病影响因素的多因素分析

变量	P 值	OR 值	95%可信区间
饮食习惯			
饮用甜饮料(很少饮用为参考组)	0.022	1.188	1.025—1.377
睡前吃甜食(经常为参考组)	0.006	0.759	0.623—0.924

（续表）

变量	P 值	OR 值	95%可信区间
口腔卫生行为			
开始刷牙年龄（≤2 岁为参考组）	0.002	1.269	1.091—1.476
刷牙频率（不是每天刷为参考组）	<0.001	0.676	0.547—0.835
意识及教育程度			
家长受教育年限（≤9 年作为参考组）	<0.001	0.817	0.730—0.914
口腔健康知识（知识水平差为参考组）	0.024	0.678	0.484—0.951

（二）12～15 岁年龄组

对影响 12～15 岁学生龋病和牙周情况的饮食习惯、口腔卫生习惯及家长的意识和受教育程度的相关因素进行统计分析,结果显示:男生的患龋率、龋均均高于女生,而女生的牙周健康率高于男生,牙石检出率低于男生,郊区学生的患龋率高于城区,牙周健康率也高于城区,差异有统计学意义。随着年龄增长,学生的患龋率增加,牙周健康率降低,龋均和牙石检出率均有统计学差异。不同频率进食甜点心、糖果、甜饮料及豆浆咖啡的学生,其患龋率及龋均有显著性差异。饮用甜饮料频率高的学生虽然牙周健康率与饮用频率低的学生相比无明显差异,但牙石检出牙数有显著性差异。12～15 岁学生牙周健康率与每天刷牙次数呈正相关,牙石检出牙数与每天刷牙次数呈负相关。使用牙线组的学生牙石检出牙数低于不使用牙线组,差异有统计学意义。口腔健康知识水平不同的学生牙石检出牙数有差异（表 1-2-25、表 1-2-26）。

表 1-2-25 龋病影响因素的单因素分析

项目	患龋(n，%)	P 值	龋均		P 值
			$\bar{X}$	s	
性别					
男	609(32.15)	<0.001	0.66	1.26	<0.001
女	803(42.55)		0.99	1.67	
地区					
城区	592(31.08)	<0.001	0.67	1.37	<0.001
郊区	820(43.71)		0.98	1.61	
年龄			0.65		
12 岁	319(32.95)	0.001	0.82	1.19	<0.001
13 岁	375(39.31)		0.83	1.39	
14 岁	254(36.29)		1.02	1.67	
15 岁	354(41.36)			1.69e	
饮食习惯					
进食甜点心及糖果					
每天≥1 次	592(41.25)	<0.001	0.96	1.72	<0.001
每周 1～6 次	614(36.83)		0.79	1.37	
每月 1～3 次	127(33.96)		0.72	1.45	
很少/从不	79(25.99)		0.47	0.96	

（续表）

项目	患龋(n，%)	P 值	龋均		P 值
			$\bar{X}$	s	
饮用甜饮料					
每天≥1 次	284(39.83)	0.048	0.93	1.58	0.089
每周 1～6 次	673(38.52)		0.82	1.4	
每周 1～3 次	251(35.15)		0.81	1.79	
很少/从不	204(33.66)		0.73	1.31	
饮用加糖豆浆咖啡					
每天≥1 次	547(39.55)	0.013	0.93	1.58	0.007
每周 1～6 次	538(38.16)		0.82	1.4	
每周 1～3 次	143(32.57)		0.81	1.79	
很少/从不	184(33.58)		0.73	1.31	

表 1-2-26　牙周病影响因素的单因素分析

项目	牙周健康率 (n，%)	P 值	牙石检出牙数		P 值
			$\bar{X}$	s	
性别					
男	508(26.82)	<0.001	7.06	8.42	<0.001
女	682(36.14)		5.53	7.69	
地区					
城区	483(25.35)	<0.001	6.40	8.01	0.446
郊区	707(37.69)		6.20	8.19	
年龄					
12 岁	338(34.92)	0.002	4.44	6.46	<0.001
13 岁	319(33.44)		5.17	7.16	
14 岁	280(27.92)		6.91	8.39	
15 岁	253(29.56)		8.94	9.51	
口腔卫生行为					
刷牙频率					
每天≤1 次	402(27.72)	<0.001	7.05	8.49	<0.001
每天>1 次	788(33.81)		5.82	7.81	
使用牙线					
不用	892(31.24)	0.596	6.48	8.16	0.015
用	298(32.22)		5.74	7.90	
意识及教育程度					
本人口腔健康知识					
高	351(30.95)	0.128	6.29	8.062	0.037
中等	491(33.29)		5.94	7.995	
低	348(29.69)		6.75	8.247	

　　龋病多因素分析结果显示：12～15 岁学生的患龋状况与进食甜点心及糖果的行为有关。女性、年龄大、居住在郊区、进食甜点心及糖果频率高是 12～15 岁学生患龋的危险因素

（表 1－2－27）。

表 1－2－27　龋病影响因素的多因素分析

变量	P 值	OR	95％可信区间
基本信息			
性别（男生为参考组）	＜0.001	1.517	1.318—1.746
年龄（12 岁为参考组）	0.026	1.074	1.009—1.144
地区（城区为参考组）	＜0.001	1.783	1.551—2.049
饮食习惯			
吃甜点心及糖果（很少吃为参考组）	0.002	1.155	1.056—1.263

牙周状况多因素分析结果显示：女生、年龄小，居住在郊区、每天至少刷牙 2 次是 12～15 岁学生牙周健康的保护因素（表 1－2－28）。

表 1－2－28　牙周病影响因素的多因素分析

变量	P 值	OR	95％可信区间
基本信息			
性别（男生为参考组）	＜0.001	0.685	0.590—0.795
年龄（12 岁为参考组）	＜0.001	1.134	1.060—1.212
地区（城区为参考组）	＜0.001	0.547	0.472—0.634
口腔卫生行为			
刷牙频率（每天≤1 次为参考组）	0.001	0.785	0.678—0.910

（三）35～64 岁年龄组

对影响 35～64 岁年龄组龋病和牙周情况的饮食习惯、口腔卫生习惯、意识态度和受教育程度的相关因素进行统计分析结果显示：男性的非失患龋率、龋均均高于女性，而女性的牙周健康率高于男性，深牙周袋检出率，深牙周袋、牙石及附着丧失检出牙数均低于男性，郊区人群的根面龋龋均高于城区，深牙周袋检出率、深牙周袋检出牙数也高于城区，差异有统计学意义。随着年龄增长，非失患龋率及龋均，根面患龋率及龋均，深牙周袋检出率，深牙周袋、牙石及附着丧失检出牙数均增加，牙周健康率降低，且有统计学差异。吸烟组的非失患龋率及龋均低于其他组，而从不吸烟组的深牙周袋及附着丧失检出牙数低于其他组；从不喝酒组的深牙周袋检出率，深牙周袋、牙石检出牙数低于其他组，差异有统计学意义。使用含氟牙膏刷牙组的附着丧失检出牙数低于其他组，受教育程度高的人群根面龋患龋率低，附着丧失检出牙数低，有统计学差异（表 1－2－29、表 1－2－30）。

表1-2-29 龋病影响因素的单因素分析

项目	患龋 (n, %)	P值	龋均 X̄	s	P值	非失患龋 (n, %)	P值	龋均 X̄	s	P值	根面患龋 (n, %)	P值	根面龋均 X̄	s	P值
性别															
男	182(94.30)	0.060	7.64	7.03	0.337	112(58.03)	0.001	1.62	2.17	0.001	47(24.35)	0.133	0.54	1.45	0.372
女	254(97.69)		8.23	6.04		189(72.69)		2.48	2.93		80(30.77)		0.66	1.35	
地区															
城区	221(96.09)	0.855	7.87	6.46	0.707	155(67.39)	0.665	2.27	2.71	0.203	56(24.35)	0.076	0.45	1.02	0.014
郊区	215(96.41)		8.10	6.52		146(65.47)		1.95	2.61		71(31.84)		0.77	1.69	
年龄															
35~44岁	114(94.21)	0.169	4.55	3.40	<0.001	71(58.68)	0.035	1.58	2.08	0.010	12(9.92)	<0.001	0.20	0.70	<0.001
55~64岁	322(96.99)		9.23	6.88		230(69.28)		2.31	2.83		115(34.64)		0.76	1.55	
生活饮食习惯															
吸烟情况															
吸烟	103(91.96)	0.022	7.36	7.35	0.129	61(54.46)	0.009	1.43	2.00	0.007	28(25.00)	0.393	0.53	1.57	0.740
从不吸	307(97.77)		8.05	6.08		220(70.06)		2.34	2.83		94(29.94)		0.64	1.34	
已戒烟	24(96.00)		10.24	7.16		18(72.00)		2.12	2.67		127(28.16)		0.56	1.42	
意识及教育程度															
受教育年限															
≤6年	44(97.78)	0.691	9.51	8.12	<0.001	29(64.44)	0.874	2.51	3.85	0.350	16(35.56)	0.023	0.73	1.39	0.200
7~9年	178(97.74)		8.79	6.66		124(67.39)		2.02	2.59		59(32.07)		0.68	1.43	
9~13年	112(96.55)		8.36	6.45		79(68.10)		2.36	2.55		34(29.31)		0.68	1.65	
≥15年	101(94.39)		5.58	4.68		68(63.55)		1.85	2.29		18(16.82)		0.36	0.98	

表 1-2-30 牙周状况影响因素的单因素分析

项目	牙周健康率(n, %)	P值	牙周袋≥4 mm检出率(n, %)	P值	牙周袋≥4 mm 检出牙数 X̄	s	P值	牙石 检出牙数 X̄	s	P值	附着丧失 检出牙数 X̄	s	P值
性别													
男	22(11.4)	0.055	92(47.67)	0.041	3.24	5.61	<0.001	23.70	7.88	0.003	8.07	7.46	<0.001
女	46(18.0)		99(38.08)		1.56	2.99		21.24	9.26		5.15	6.01	
地区													
城区	40(17.5)	0.153	72(31.30)	<0.001	1.56	3.71	<0.001	22.89	8.89	0.140	6.17	6.87	0.488
郊区	28(12.7)		119(53.36)		3.13	5.01		21.67	8.64		6.62	6.77	
年龄													
35~44 岁	38(31.4)	<0.001	32(26.45)	<0.001	1.26	3.25	<0.001	25.03	8.27	<0.001	2.62	4.86	<0.001
55~64 岁	30(9.1)		159(47.89)		2.73	4.77		21.29	8.75		7.77	6.91	
生活饮食习惯													
吸烟情况													
吸烟	12(10.7)	0.060	55(49.11)	0.114	3.73	6.22	<0.001	23.38	8.88	0.276	8.28	7.95	<0.001
从不吸	55(17.6)		123(39.17)		1.70	3.23		21.84	8.86		5.55	6.15	
已戒烟	1(4.0)		13(52.00)		4.20	6.44		22.64	7.04		9.00	7.40	
喝酒情况													
喝酒	16(15.7)	0.302	52(49.52)	0.017	3.10	5.18	0.007	24.35	7.83	0.019	7.35	7.10	0.121
从不喝	52(15.6)		132(39.40)		1.99	3.94		21.61	8.95		6.01	6.49	
已戒酒	0(0)		7(53.85)		5.00	8.25		23.15	9.50		8.38	11.24	
口腔卫生行为													
使用含氟牙膏													
是	35(20.2)	0.022	70(40.46)	0.035	2.12	4.19	0.198	23.24	7.95	0.087	5.47	6.47	0.009
否	13(17.3)		24(31.58)		1.83	4.03		22.95	9.14		5.86	6.77	
不知道	20(10.1)		96(48.24)		2.77	4.86		21.34	9.09		7.55	6.46	
意识及教育程度													
受教育年限													
≤6 年	5(11.4)	<0.001	44(39.29)	0.349	2.11	4.06	0.205	21.27	9.58	0.011	6.58	6.08	<0.001
7~9 年	19(10.4)		126(43.75)		2.80	5.03		21.25	8.83		7.85	7.26	
10~12 年	14(12.1)		100(40.82)		2.33	4.34		22.10	8.76		6.60	6.44	
≥13 年	30(28.0)		50(39.37)		1.65	3.62		24.65	7.99		3.64	5.93	

龋病和牙周病的多因素分析结果显示：上海市 35～64 岁年龄组的龋病和牙周病患病状况与性别和年龄有关。女性患龋率高于男性，牙周健康水平高于男性。随着年龄增长患根面龋和牙周疾病的风险也增加（表 1-2-31、表 1-2-32）。

表 1-2-31　龋病影响因素的多因素分析

变量	患龋			非失患龋			根面龋		
	P 值	OR	95％可信区间	P 值	OR	95％可信区间	P 值	OR	95％可信区间
基本信息									
性别（男性为参考组）	0.590	1.412	0.403—4.949	0.042	1.622	1.018—2.583	0.335	1.277	0.777—2.099
年龄（35～44 岁为参考组）	0.480	1.606	0.431—5.981	0.106	1.589	0.906—2.785	<0.001	5.128	2.423—10.853

表 1-2-32　牙周病影响因素的多因素分析

变量	牙周健康			牙周袋≥4 mm 检出		
	P 值	OR	95％可信区间	P 值	OR	95％可信区间
基本信息						
性别（男性为参考组）	0.012	2.100	0.176—3.749	0.006	0.163	0.045—0.591
年龄（35～44 岁年龄组为参考组）	<0.001	0.199	0.115—0.346	<0.001	1.943	1.543—2.448
地区（城区为参考组）	0.19	0.693	0.400—1.200	0.705	0.819	0.292—2.302

（四）65～74 岁年龄组

对影响 65～74 岁年龄组龋病和牙周情况的饮食习惯、口腔卫生习惯、意识态度和受教育程度的相关因素进行统计分析结果显示：男性的非失患龋率，龋均均高于女性，而女性深牙周袋检出率、深牙周袋及附着丧失检出牙数均低于男性，郊区人群的根面龋龋均高于城区，深牙周袋检出率和检出牙数也高于城区，牙周健康率低于城区，差异有统计学意义。吸烟组的非失患龋率及龋均，根面患龋率低于其他组，而深牙周袋及附着丧失检出牙数高于其他组；从不喝酒组的非失患龋率和根面患龋率高于其他组，而喝酒组的深牙周袋检出率高于其他组，有统计学差异。每天进食超过一次甜点心和糖果的人群根面龋及龋均高于其他组。使用牙签组的非失患龋率高于不使用组，牙周健康率低于不使用组，牙石及附着丧失检出牙数均高于不使用组，差异有统计学意义。使用含氟牙膏组的根面患龋率低于其他组，有统计学差异。口腔健康知识水平低的人群龋均及根面患龋率高于其他组，差异有统计学意义（表 1-2-33、表 1-2-34）。

表 1-2-33 龋病影响因素的单因素分析

项目	患龋(n,%)	P值	龋均 X̄	s	P值	非龋患龋(n,%)	P值	龋均 X̄	s	P值	根面患龋(n,%)	P值	根面龋均 X̄	s	P值
性别															
男	388(98.73)	0.060	11.76	8.87	0.099	266(67.68)	0.001	2.31	3.18	0.003	129(32.82)	0.133	0.75	1.65	0.328
女	373(98.42)		10.80	7.13		297(78.36)		3.00	3.21		148(39.05)		0.86	1.68	
地区															
城区	415(98.81)	0.548	11.19	7.92	0.694	307(73.10)	0.909	2.85	3.51	0.056	132(31.43)	0.005	0.69	1.53	0.050
郊区	346(98.30)		11.18	8.26		256(72.73)		2.41	2.81		145(41.19)		0.94	1.81	
生活饮食习惯															
吸烟情况															
吸烟	153(98.71)	0.547	11.90	8.75	0.358	93(60.00)	<0.001	1.85	2.54	0.002	39(25.16)	0.005	0.56	1.33	0.116
从不吸	537(98.35)		11.04	7.74		418(76.56)		2.87	3.17		214(39.19)		0.88	1.74	
已戒烟	69(100.00)		12.07	9.09		50(72.46)		2.72	4.49		23(33.33)		0.78	1.69	
喝酒情况															
喝酒	142(100.00)	0.209	10.12	7.75	0.156	102(71.83)	0.037	2.10	2.91	0.015	50(35.21)	0.526	0.65	1.23	0.154
从不喝	592(98.18)		11.54	8.13		447(74.13)		2.82	3.28		220(36.48)		0.86	1.78	
已戒酒	27(100.00)		11.89	8.03		14(51.85)		1.67	2.97		7(25.93)		0.37	0.69	
进食甜点心及糖果															
每天≥1次	122(97.60)	0.674	11.77	8.53	0.516	90(72.00)	0.139	2.57	3.13	0.100	53(42.40)	0.035	1.11	2.01	0.034
每周1~6次	209(98.58)		11.75	8.16		163(76.89)		3.06	3.44		83(39.15)		0.86	1.64	
每月1~3次	156(99.36)		10.64	7.20		120(76.43)		2.73	3.26		59(37.58)		0.83	1.83	
很少/从不	272(98.55)		11.10	8.29		189(68.48)		2.33	3.03		81(29.35)		0.60	1.38	
口腔卫生行为															
刷牙频率															
每天>1次	482(98.57)	0.900	10.38	7.12	<0.001	376(76.89)	0.001	2.70	2.77	0.471	192(39.26)	0.029	0.91	1.73	0.041
每天≤1次	265(98.51)		12.18	8.84		181(67.29)		2.61	3.92		82(30.48)		0.64	1.56	
很少/从不	14(100.00)		26.07	8.16		6(42.96)		1.64	2.68		3(21.43)		0.21	0.43	
使用牙签															
用	391(98.74)	0.768	9.75	6.28	<0.001	302(76.26)	0.035	2.69	2.88	0.678	149(37.63)	0.329	0.88	1.90	0.211
不用	370(98.40)		12.92	9.34		261(69.41)		2.60	3.54		128(34.04)		0.73	1.38	

（续表）

项目	患龋(n,%)	P值	龋均 X̄	s	P值	非失患龋(n,%)	P值	龋均 X̄	s	P值	根面患龋(n,%)	P值	根面龋均 X̄	s	P值
使用含氟牙膏															
是	177(99.44)	0.125	10.41	6.65	0.212	135(75.84)	0.061	3.07	3.54	0.137	78(43.82)	0.042	0.91	1.51	0.429
否	158(96.93)		12.35	8.80		111(68.10)		2.67	3.71		58(35.58)		0.89	1.96	
不知道	413(98.80)		10.95	7.97		311(74.40)		2.49	2.85		138(33.01)		0.74	1.63	

表 1-2-34　牙周状况影响因素的单因素分析

项目	牙周健康率(n,%)	P值	牙周袋≥4 mm检出率(n,%)	P值	牙周袋≥4 mm检出牙数 X̄	s	P值	牙石检出牙数 X̄	s	P值	附着丧失检出牙数 X̄	s	P值
性别													
男	27(6.8)	0.266	171(43.51)	0.237	2.07	3.80	0.018	20.19	9.56	0.570	8.59	6.91	<0.001
女	34(9.0)		149(39.31)		1.49	2.83		20.57	8.95		6.91	6.13	
地区													
城区	43(10.2)	0.008	150(35.71)	<0.001	1.31	2.75	<0.001	20.97	8.98	0.052	7.87	6.86	0.646
郊区	18(5.1)		170(48.30)		2.35	3.91		19.67	9.55		7.65	6.26	
生活饮食习惯													
吸烟情况													
吸烟	13(8.4)	0.942	70(45.16)	0.444	2.47	4.63	0.017	19.87	9.76	0.612	8.59	6.63	0.048
从不吸烟	43(7.8)		219(40.11)		1.60	2.93		20.57	9.11		7.39	6.49	
已戒烟	5(7.1)		31(44.93)		1.75	3.10		19.78	9.49		8.87	7.13	
喝酒情况													
喝酒	4(2.9)	0.050	71(50.00)	0.058	2.54	4.18	0.007	21.17	8.95	0.526	8.89	6.52	0.068
从不喝酒	55(9.1)		240(39.80)		1.64	3.16		20.19	9.37		7.54	6.58	
已戒酒	2(7.4)		9(33.33)		0.96	2.42		20.33	8.60		6.85	6.67	
使用牙签													
用	24(6.2)	0.089	174(43.94)	0.150	1.92	3.34	0.243	22.34	7.62	<0.001	7.89	6.57	0.004
不用	36(9.5)		146(38.83)		1.64	3.39		18.30	10.34		6.64	6.79	

　　龋病和牙周病的多因素分析结果显示：上海市 65～74 岁年龄组的龋病和牙周病患病状况与性别和年龄有关。女性是非失患龋的危险因素；居住在郊区是患根面龋及牙周疾病的危险因素；使用牙签和牙线是非失患龋的危险因素，使用牙签也是牙周疾病的危险因素；受教育年限长是牙周疾病的保护因素，有良好口腔健康态度是非失患龋和患根面龋的保护因素（表 1 - 2 - 35、表 1 - 2 - 36）。

表 1 - 2 - 35　龋病影响因素的多因素分析

变量	患龋			非失患龋			根面龋		
	P 值	OR	95%可信区间	P 值	OR	95%可信区间	P 值	OR	95%可信区间
基本信息									
性别（男性为参考组）	0.768	0.816	0.211—3.155	0.004	1.721	1.195—2.479	0.165	1.262	0.909—1.753
地区（城区为参考组）	0.350	0.550	0.157—1.928	0.975	1.006	0.708—1.428	0.003	1.611	1.171—2.217
口腔卫生行为									
使用牙签（不用为参考组）	0.671	1.302	0.386—4.392	0.049	1.404	1.002—1.967	0.690	1.065	0.782—1.451
使用牙线频率（不用为参考组）	0.997	—	0.000	0.035	2.428	1.062—5.549	0.722	0.906	0.527—1.558
意识及教育程度									
口腔健康态度（差为参考组）	0.687	1.202	0.491—2.940	0.034	0.738	0.558—0.977	0.007	0.716	0.561—0.913

表 1 - 2 - 36　牙周病影响因素的多因素分析

变量	牙周健康			牙周袋≥4 mm 检出		
	P 值	OR	95%可信区间	P 值	OR	95%可信区间
基本信息						
地区（城区为参考组）	0.02	0.492	0.270—0.896	0.032	1.987	1.060—3.724
饮食习惯						
吸烟情况（吸烟为参考组）	0.486	0.832	0.497—1.394	0.396	0.780	0.440—1.385
喝酒情况（喝酒为参考组）	0.039	2.023	1.038—3.943	0.173	0.630	0.324—1.225
吃甜点心及糖果（很少吃为参考组）	0.809	1.023	0.850—1.231	0.057	0.746	0.553—1.008
饮用甜饮料（很少饮用为参考组）	0.191	1.281	0.883—1.858	0.495	0.748	0.326—1.719
饮用加糖豆浆咖啡（很少饮用为参考组）	0.863	1.014	0.869—1.182	0.048	1.270	1.002—1.609
口腔卫生行为						
使用牙签频率（不用为参考组）	0.143	0.665	0.385—1.148	0.946	1.021	0.563—1.850
意识及教育程度						
受教育年限（≤9 年作为参考组）	0.102	1.283	0.952—1.730	0.728	0.941	0.668—1.326

■ 四、上海居民口腔健康状况评价

1. 上海居民口腔健康状况的变化趋势

历次全国口腔健康流行病学上海地区调查结果的比较,有助于说明 20 年来上海居民的口腔健康状况的变化。但是,在解释这些变化时应考虑以下因素的影响,谨慎地评价口腔健康状况的实际变化。

① 检查方法及标准不同。

② 检查员之间的差异。

③ 样本来源及抽样方法不同。

④ 抽样调查相对于全国人口普查可产生的统计误差。

第二、第三和第四次调查都是采用 WHO 建议的方法,但方法本身也在发展变化。第二次调查采用的是 WHO《口腔健康调查基本方法(第三版)》,第三次调查采用的是 WHO《口腔健康调查基本方法(第四版)》,第四次调查采用的是 WHO《口腔健康调查基本方法(第五版)》,并作了部分改进。

在过去的 20 年间,上海 5 岁和 12 岁两个年龄组龋病患病水平都呈下降趋势,其中 5 岁儿童患龋率从 78.3% 下降到 65.5%,龋均从 4.76 下降到 3.59,12 岁恒牙患龋率从 45.7% 下降到 33.0%,龋均从 0.96 下降到 0.65。35~44 岁中年人的龋病患病水平在过去的 20 年间呈先增后降趋势,龋均下降不明显。65~74 岁老年人的患龋率变化不显著,近 10 年龋均(DF)有所下降。各年龄组的龋补充填比与过去 10 年相比均呈近一倍增长,可见过去 10 年,上海市对口腔保健的投入较大。5 岁儿童和 65~74 岁老年人的龋补充填比仍较低,提示儿童和老年人的口腔保健工作仍有较大提升空间(表 1-2-37)。

表 1-2-37 1995~2015 年上海各年龄组龋病情况

	患龋率(%)			龋均($\bar{X}$)			龋补充填比(%)		
	1995 年	2005 年	2015 年	1995 年	2005 年	2015 年	1995 年	2005 年	2015 年
5 岁	78.3	71.7	65.5	4.76	4.17	3.59	8.8	7.7	14.2
12 岁	45.7	34.6	33.0	0.96	0.64	0.65	41.3	36.1	59.0
35~44 岁	67.1	72.8	60.3	2.24	2.93	2.02	43.8	44.5	74.4
65~74 岁	68.4	71.7	69.7	2.96	3.03	2.40	18.6	16.4	38.4

注:①35~44 岁和 65~74 岁两个年龄组的龋病计算不包括第三磨牙。②65~74 岁年龄组患龋率和龋均的计算只包括龋坏(D)和充填(F),不包括失牙(M)。③龋补充填比=FT/DFT×100%。

在过去的 20 年中,中老年人无牙颌率也出现下降的趋势,35 岁的中年人无牙颌率从 0.1% 下降到 0,65~74 岁老年人无牙颌率从 14.1% 下降到 3.76%(表 1-2-38)。

表 1-2-38　1995~2015 年中老年人无牙颌率比较（%）

	1995 年	2005 年	2015 年
35~44 岁	0.1	0.1	0.00
65~74 岁	14.1	10.8	3.76

以上情况说明，在过去的 20 年间，我国在儿童口腔保健等方面取得了显著的成绩，然而中老年口腔健康状况没有得到明显改善。今后应在继续保持"爱护牙齿从早做起，从小做起"的原则，进一步降低儿童乳牙龋患病率努力使儿童恒牙龋保持在很低水平的同时，着力加大对中老年人群的口腔病防治工作，控制老年龋病上升的趋势，改善牙周健康状况。各个年龄组都要加强口腔卫生服务，提高龋病充填比率，切实提高人群口腔健康水平。

2. 居民口腔健康现状与 2020 年口腔保健目标的差距

第四次调查结果与国家卫生健康委公布的健康口腔行动方案（2019—2025 年）中 2020 年与 2025 年的口腔保健目标比较，12 岁中学生的充填治疗比、成人每天 2 次刷牙率已达到目标水平，和 65~74 岁年龄组存留牙数均达到 2020 年阶段性目标，但 12 岁学生的患龋率与 2020 年和 2025 年的目标存在一定差距（表 1-2-39）。

表 1-2-39　2015~2025 年上海口腔健康管理重要指标现况和目标

年份	12 岁学生患龋率（%）	12 岁学生充填治疗比（%）	成人每天 2 次刷牙率（%）	65~74 岁存留牙数
2025	30 以下	24	45	24.0
2020	32 以下	20	40	23.0
2015	33.0	59.0	64.0	23.3

3. 用 WHO 的标准衡量我国居民的龋病状况

从世界范围来看，各国龋病患病率差别很大，为了衡量各国或各地居民患龋情况，WHO 规定龋病的患病水平以 12 岁恒牙龋均作为衡量标准，将龋病患病状况分为 4 个等级，第四次调查显示上海 12 岁年龄组恒牙龋均为 0.65，在世界上属于很低水平。此外，WHO 还将 35~44 岁年龄组的龋病患病情况也分为 4 个等级，第四次调查显示上海 35~44 岁年龄组的龋均为 4.55，在世界仍属于很低水平（表 1-2-40）。

表 1-2-40　WHO 龋病流行程度评价指标

年龄组	很低	低	中	高
12 岁	<1.2	1.2—2.6	2.7—4.4	>4.4
35~44 岁	<5.0	5.0—8.9	9.0—13.9	>13.9

（上海市口腔医院　王沪宁）

第三部分
主要发现和政策建议

■ 一、主要发现

1. 乳牙龋病患病率仍处于较高水平

5 岁是乳牙龋病的高峰期,上海 1995 年、2005 年和 2015 年的流调结果显示,5 岁儿童的乳牙患龋率分别为 78.3%、71.7% 和 65.5%,乳牙龋均分别为 4.76、4.17 和 3.59,虽然患龋率和龋均都呈下降趋势,但是仍处于较高水平。而且 1995 年、2005 年和 2015 年的龋补充填比分别为 8.8%、7.7% 和 14.2%,虽然呈上升趋势,但是仍处于较低水平(表 1-3-1)。

表 1-3-1　1995～2015 年上海市 5 岁年龄组乳牙患龋率、龋均和龋补充填比

年份	受检人数	患龋率(%)	龋失补牙数(DMFT)		龋补充填比(%)
			($\bar{X}$)	s	
1995 年	2 132	78.3	4.76	4.47	8.8
2005 年	789	71.7	4.17	4.35	7.7
2015 年	380	65.5	3.59	4.14	14.2

2. 中老年人的口腔健康状况堪忧

历次流调结果表明:35～44 岁组恒牙的患龋率,1995 年为 67.1%, 2005 年为 72.8%, 2015 年为 60.3%,近年来有所下降。65～74 岁组,恒牙患龋率(以 DF≥1 计)1995 年为 68.4%,2005 年为 71.7%,2015 年为 69.7%,变化不大。

2015 年采用"牙周健康率"作为衡量牙周健康状况的指标,即全口无牙龈出血、无牙周袋以及无附着丧失或者附着丧失不超过 3 mm 的人数占受检人数的百分率。结果显示:35～44 岁组的牙周健康率为 31.4%,65～74 岁组为 7.9%,可见上海老年人的龋病和牙周健康状况都不理想(表 1-3-2、表 1-3-3)。

表 1 - 3 - 2　1995～2015 年上海市 35～44 岁年龄组冠龋患龋率、龋均和牙周健康状况

	患龋率(%)	龋失补牙数(DMFT)		牙周健康率(%)
		($\bar{X}$)	s	
1995 年	67.1	2.24	2.73	1.0
2005 年	72.8	2.93	3.53	12.3
2015 年	60.3	2.02	2.80	31.4

表 1 - 3 - 3　1995～2015 年上海市 65～74 岁年龄组冠龋患龋率、龋补牙数和牙周健康状况

	患龋率(%)	龋补牙数(DFT)		牙周健康率(%)
		($\bar{X}$)	s	
1995 年	68.4	2.96	/	0.1
2005 年	71.7	3.03	3.53	1.1
2015 年	69.7	2.40	3.03	7.9

注:患龋率和龋补牙数的计算不包括第三磨牙;患龋率的计算只包括龋坏(D)和充填(F),不包括失牙(M)。

3. 居民口腔健康知识和行为仍存在薄弱点

虽然上海居民的总体口腔健康知识水平和口腔健康行为有所提升,但是仍存在以下一些薄弱点。

(1) 对"窝沟封闭能预防儿童龋齿"的知晓率较低,其中 5 岁儿童的家长近十年来虽然有较大增长,但 2015 年仍仅有 31.3% 知晓率;35～44 岁组有 27.3% 的人知道"窝沟封闭能够预防儿童龋齿",65～74 岁组则仅有 4.0% 的人知道"窝沟封闭能够预防儿童龋齿"。

(2) 各年龄组的牙线使用率都非常低:调查结果显示,2015 年 12 岁组经常使用(每周≥1次)牙线的比例仅为 3% 左右,35～44 岁组每天使用牙线的比例为 5.8%,65～74 岁组每天使用牙线的比例为 3.5%。

4. 口腔卫生服务的利用中,"预防"占比较低

各年龄组末次看牙的原因中,"预防"所占的比例均较低:5 岁组 2005 年为 2.7%,2015年为 6.5%;12 岁组 2005 年为 7.5%, 2015 年为 19.3%;35～44 岁组,2005 年为 1.9%,2015 年为 11.1%;65～74 岁组 2005 年为 0,2015 年为 0.4%。除老年组外,其他年龄组在近十年来,末次看牙的原因中,"预防"的占比呈较快的上升趋势,这可能与居民的生活水平和口腔健康素养提高有关,但是老年组变化不大,仍处于极低水平。

■ 二、政策建议

1. 持续加大对乳牙龋病的综合防控

乳牙龋病对于儿童口腔健康及全身健康危害严重,仍需作为防控工作重点,一方面要继续关口前移,关注生命早期,建立孕产妇和 0～3 岁婴幼儿口腔健康相关管理规范,将口腔检查纳入孕期检查、婴幼儿常规体检和宣教的范畴,实现孕产妇、婴幼儿口腔健康教育、口腔健康检查、口腔疾病筛查、规范化诊疗与随访、转复诊等全程管理,提高孕产妇对自身和孩子的

口腔保健意识,有助于早期发现和制定个性化的口腔预防和治疗措施。

另一方面,全身和局部使用氟化物是预防龋病的有效措施之一,上海于 2015 年～2017 年开展的作为上海市加强公共卫生体系建设三年行动计划的惠民项目——"3～5 岁儿童免费涂氟防龋"项目取得了积极的效果,希望能够将该项目纳入上海市基本公共卫生服务项目。

2. 加强对中年人群的口腔健康服务

除了"一老一小"重点人群之外,还应该加强对中年人群的口腔健康服务和管理,重点针对龋病和牙周病的预防和治疗,通过口腔健康教育和定期的口腔健康检查,促进中年人掌握正确的口腔保健方法、早期发现疾病、早期治疗、减少功能损害、提升口腔健康素养和行为,维护口腔健康。同时,关注与口腔疾病密切相关的非传染性疾病(NCD),如心血管疾病、呼吸系统疾病、糖尿病、癌症等系统性疾病的关系,将口腔健康充分融入初级卫生保健,做到共同危险因素防治。

3. 加强精准化口腔健康教育

一方面,根据目前流行病学调查发现的问题,针对口腔健康教育的薄弱环节,如"窝沟封闭能够预防儿童龋齿""提倡经常使用牙线""定期口腔检查预防疾病"等方面,制定精准的口腔健康教育材料和方案。

另一方面,利用口腔健康档案、大数据资料、"两微一端"等新媒体平台和"互联网＋"等先进的信息化技术,定制个性化的口腔健康教育方式和实现精准化推送。

4. 加强口腔公共卫生人员队伍建设

对上海口腔公共卫生人力资源情况的回顾显示,20 世纪 90 年代初全市约有 120 人从事口腔公共卫生工作,2005 年增加至 231 人,2009 年发展为 361 人。至 2016 年,上海市口腔公共卫生人员共 887 人,数量比 2014 年增加了 15.34％,但中级职称以上人员减少了 72.58％,本科以上学历人员减少了 66％,专职人员减少了 53.35％。2016 年上海市户籍人口数为 1 439.5 万人,公办幼儿园和中小学人数为 175.95 万人,口腔公共卫生人员与公办幼儿园、中小学学生数比为 1∶1 984,与户籍人口比为 1∶16 229,远远无法满足上海市居民日益增长的口腔公共卫生服务需求。

因此,急需提高各级医院和专业防治机构对口腔公共卫生工作和人员的重视程度,增加口腔公共卫生专业人员的培养途径和职业晋升通道、提高人员待遇、统一准入标准、加大专业培训,努力构建专业、稳定、充足的人员队伍。

（上海市口腔医院　王艳）

参考文献

［1］葛立宏.儿童口腔医学[M].第 4 版.北京:人民卫生出版社,2015:116 - 117.

［2］胡德瑜.口腔预防医学[M].第 6 版.北京:人民卫生出版社,2012:99 - 106.

［3］江一巍,王艳,曾晓莉等.上海市口腔公共卫生人力资源与儿童龋病的相关性分析[J].中国实用口腔科杂志,2019(9):552 - 555.

［4］上海市统计局.2015 年上海统计年鉴[M].北京:中国统计出版社,2017.

下　篇

上海口腔健康管理的回顾与展望

第一部分

上海口腔健康管理模式

当前，口腔疾病影响着全球 35 亿人，即近半数人口的健康，已经成为一项全球性的公共卫生挑战，并且在不同国家和地区间存在着广泛的口腔健康不平等。2016 年，中共中央、国务院印发《"健康中国 2030"规划纲要》，要求开展健康口腔等专项行动；2019 年，国家卫生健康委办公厅印发《健康口腔行动方案（2019—2025 年）》，提出了健康口腔行动的工作指标和具体内容；同年，《"健康上海 2030"规划纲要》及全国首个省级中长期健康行动方案《健康上海行动（2019—2030 年）》发布，要求关注骨骼、视觉和口腔健康，实现全人群全生命周期健康管理与服务。上海的口腔健康管理工作，自二十世纪初至今，经过上百年的传承创新，已经形成了业内称道的"上海模式"，现将上海口腔健康管理模式的体系架构、管理内容和运行流程概述如下。

■ 一、体系架构

上海的口腔健康管理工作是在政府的主导下，自上而下建立了定位清晰、职能明确的口腔公共卫生体系和市、区、社区三级网络架构。

（一）市级层面

由上海市卫生健康委员会（以下简称"市卫健委"）疾病预防控制处领导上海市口腔医院（2021 年挂牌"上海市口腔健康中心"，即全国首个省级口腔健康中心），负责制定全市口腔公共卫生工作规划、计划及实施方案，开展技术培训及指导，质量控制和督导考核，全面承担上海市口腔健康管理的组织和实施。

（二）区级层面

由各区卫生健康委员会（以下简称"区卫健委"）领导黄浦区、徐汇区、静安区、虹口区、普陀区、杨浦区、闵行区、嘉定区、金山区、奉贤区、浦东新区的 11 家牙病防治所，以及长宁区、宝山区、松江区、青浦区、崇明区的 5 家疾病预防控制中心组织开展本区的口腔公共卫生工作，实施社区培训、质量控制与督导考核。业务技术层面接受上海市口腔医院的指导。

（三）社区层面

由社区卫生服务中心作为执行主体，在各区卫健委的领导下，具体实施各项基本口腔公共卫生服务、口腔公共卫生项目、口腔健康促进及健康教育活动。业务技术层面接受各区牙病防治所/疾病预防控制中心和上海市口腔医院的指导（图 2-1-1）。

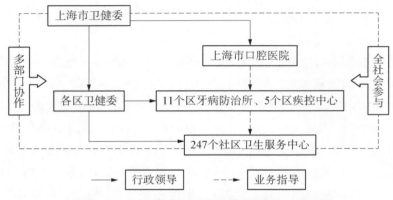

图 2-1-1　上海市口腔健康管理体系组织构架

■ 二、管理内容

（一）人力资源及人才队伍建设

上海的口腔健康管理工作拥有一支"专职＋兼职"的人力资源队伍，上海市口腔医院口腔预防处、各区牙病防治所口腔预防科、各区疾病预防控制中心及社区卫生服务中心口腔科均设有专职口腔公共卫生人员，含口腔预防医学和其他口腔临床医学医生、预防医学医生、护士、卫生士及行政管理人员等，负责常规开展各项口腔健康管理工作。上海市口腔医院、各区牙病防治所其他科（处）的医务人员，以及上海市各级综合或专科医院的口腔医务人员，均可在各类专项项目中作为专家或专业技术人员兼职参加相关工作。

由上海市口腔医院牵头设立人员准入标准，并每年对各区牙病防治所、区疾病预防控制中心和社区卫生服务中心的口腔公共卫生人员进行继续教育、技术培训、质量控制。由各区牙病防治所或区疾病预防控制中心负责每年对社区卫生服务中心的口腔公共卫生人员进行培训和考核。

2015 年,上海市口腔医院成为复旦大学附属口腔医院(筹),2016 年起招录口腔预防医学硕士研究生、博士研究生及规培住院医师,2020 年起招录口腔医学专业(五年制)本科生,2021 年起招录复旦大学博士后(口腔医学方向),并批复设立口腔医学专业学位博士点及口腔预防专科培训基地,2021 年底,复旦大学口腔医学院批复成立,依托上海市口腔医院建设,为拔尖创新口腔预防医学人才培养提供了强大保障。

(二)口腔疾病预防控制

1. 基本口腔公共服务

为 3～18 岁儿童青少年开展口腔健康检查并录入口腔健康电子档案,进行局部氟化物应用、窝沟封闭及早期龋齿充填。

2. 国家重大口腔公共卫生项目

包括历次全国口腔健康流行病学调查上海地区的调查工作、全国儿童口腔疾病综合干预项目、重点人群口腔健康监测项目等。

3. 上海市重大口腔公共卫生项目

主要包括历次上海市政府加强公共卫生体系建设三年行动计划中的口腔惠民项目,包括 2007 年～2009 年的学生龋齿充填减免实事项目(该项目成果推动了将早期龋齿充填纳入市基本公共卫生服务)、2011 年～2013 年的贫困老年人全口义齿免费修复项目、2015 年～2017 年的 3～5 岁儿童免费涂氟防龋项目和儿童乳牙早失干预项目,以及 2020 年～2022 年的"一老一小"口腔健康服务模式优化项目。

4. 特色及试点项目

随着口腔公共卫生工作的系统化推进,通过一些科研课题及自筹经费项目的开展,上海的口腔疾病预防控制工作,正在从以儿童为重点向包括职业人群、老年人、孕妇等在内的全生命周期人群转变,从单纯以龋病防治为主向常见口腔疾病,包括牙周病、错𬌗畸形、阻塞性睡眠呼吸暂停综合征(OSA)、颞下颌关节病等的综合防治转变。并且在三级网络的基础上,成立了上海市口腔病防治联合体及多个专科联盟,开展行政管理及专业技术人员的双向柔性流动、医师带教、课题合作,以及患者双向转诊等工作。

5. 口腔健康教育与口腔健康促进

包括"健康口腔、幸福家庭"等国家项目;每年在市卫健委的领导下,组织开展"9.20 全国爱牙日""6.1 儿童节""世界口腔健康日"等主题日的口腔健康教育活动;在市健康教育促进委员会的领导下,组织开展各项口腔健康专项行动;以及上海市青少年口腔健康科普节等特色活动。此外,上海市健康教育促进委员会发文成立了全市健康科普专家库,由上海市口腔医院作为全市口腔健康科普总召集单位,组织全市开展各类口腔健康科普工作。

2020 年初至今的新型冠状病毒感染(COVID - 19)对我国公共卫生管理体系以及口腔健康管理工作都产生了深刻的影响,上海市口腔医院结合院感防控要求,制定了疫情防控期间进校及进社区开展口腔公共卫生服务的各项制度,尽全力统筹疫情防控和口腔健康管理工作。

三、运行流程

(一) 管理过程

1. 工作规划与计划总结

每年年初,由上海市口腔医院起草,并经市卫健委批准发布上海市口腔公共卫生工作计划及综合考评标准,与市教育、妇幼、民政等多部门召开联席会议或联合发文。年末组织各区口腔公共卫生工作汇报,形成年度工作总结报市卫健委并参加编撰《上海卫生白皮书》。

2021年,经中共上海市委机构编制委员会批复同意,上海市口腔医院加挂上海市口腔健康中心牌子,除了承担口腔颌面部疾病的诊断治疗、科研教学之外,还承担上海市口腔病防治网络建设及口腔健康管理等职能。目前上海市口腔医院正在市卫健委的领导下,起草编制上海市口腔健康中心"十四五"规划。

2. 经费支持

每年由市级财政拨付100万元人民币工作经费至上海市口腔医院,由区级财政根据各区实际,拨付工作经费至各区牙病防治专业机构,用于市区两级开展日常口腔公共卫生管理工作。所有经费使用均须符合财政资金管理规定并进行专项审计。

3. 过程管理和综合考评

会议沟通机制:由上海市口腔医院组织每两个月一次区牙防科长例会,每季度一次院所长书记联席会议(上海市口腔医院及各区牙病防治所院/所长、书记,区疾病预防控制中心牙防分管主任参会),沟通讨论口腔健康管理工作推进情况、困难及解决方案、工作建议及创新思路等。

工作督导考评:由上海市口腔医院于每年年中和年末联合专业技术领域专家及各区牙防机构成立联合督导组,根据年初发布的综合考评标准,在各区巡回开展口腔公共卫生现场感染控制、疾病防治工作效果与质量、项目执行情况、工作创新等方面的督导工作。两次督导的数据结合各区工作汇报,形成对各区口腔公共卫生工作考评意见,上报市卫健委并反馈至各区卫健委及区牙病防治机构。

(二) 信息系统

数字化技术在口腔健康管理中的应用越来越受到重视,由上海市口腔医院牵头构建的上海口腔健康大数据系统既是三级网络的日常工作平台,也是居民数字化口腔健康档案的管理平台,可以开展以下管理工作。

1. 人员管理

记录呈现口腔公共卫生人员的准入、培训台账、工作量报表及考评结论等内容。

2. 项目管理

记录呈现各项口腔公共卫生项目的进度报表、质量监控、设备管理、绩效评价等方面内容。

3. 口腔健康档案管理

通过将日常口腔健康检查的数据和问卷调查数据录入系统，形成居民口腔健康数据库。并设计口腔健康数据分析和高危人群干预等模块，为口腔疾病的早期发现和精细化管理，为制定口腔健康管理政策和策略提供智库支持。

目前，上海口腔健康大数据系统经与上海"健康云"平台对接，实现与学生全身健康数据的互联互通，可以向家长及时反馈学生的口腔健康状况，提供个性化诊疗建议；并通过整合"健康云"APP的就诊预约、检查报告查询、医疗记录查询等功能，集"早发现，早诊断，早预约，早治疗"于一体，建立精细化的口腔健康管理流程（图2-1-2）。

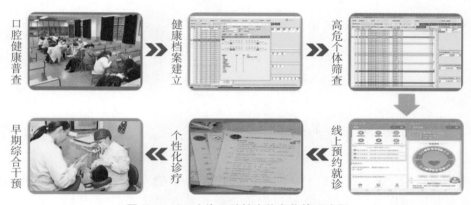

图2-1-2 上海口腔健康信息化管理流程

综上所述，上海口腔健康管理模式是在政府的主导下，由各级口腔专业机构指导、联合多部门合作、以社区卫生服务中心为执行主体，提供专项经费支持，结合上海市基本口腔公共卫生服务和重大口腔公共卫生项目，逐步对标人群全生命周期及口腔全疾病谱，常规进入幼儿园、学校及社区开展工作，建立综合考核评价反馈机制；经专用信息系统全流程支撑，并与"健康云"平台对接。致力于实现更高质量的全人群、全生命周期口腔健康，减轻疾病负担。

（上海市口腔医院　王艳）

第二部分

上海口腔健康管理的回顾

■ 一、上海市口腔健康管理发展历程

上海口腔疾病防治工作起始于20世纪50年代，是中华人民共和国成立后，我国最早开展口腔疾病防治工作的省市之一。经过七十余载的努力和坚守，上海牙防工作一直处于全国前列，居民尤其是学生口腔健康状况位居全国前列，"上海口腔健康管理模式"推广全国。

（一）中华人民共和国成立前上海牙病防治状况（1949年之前）

通过组织专门学会、加强牙科医学教育、研究口腔流行病学调查方法，上海出现了牙防服务管理模式的端倪。1917年成立了我国最早的牙医专业组织中华全国齿科学医学会；1929年司徒博主编了我国第一部《齿科医学全书》；1932年徐少明开办了最早的牙医学专科学校；1936年黄仁德在上海开展了小学生口腔流行病学调查，是我国较早开展口腔流行病学调查人士之一。1946年成立了上海市立牙病中心防治所，这是中国第一家以"牙病防治"命名的口腔医疗卫生保健专业机构。这一阶段主要特征是以个别专家和机构活动为主，尚未形成牙防服务管理体系。

（二）上海牙病防治工作创建与模式形成（1950年～1999年）

上海市口腔医院前身是上海市立牙病中心防治所，创建于1946年，是上海最早的口腔专业医疗机构。中华人民共和国成立后，在市卫生局的领导下，全市推行学校牙病防治工作。

1952年，上海市立牙病中心防治所以龙华路小学等试点，重点开展儿童龋病情况的调查研究；1955年起，首先在徐汇、虹口、黄浦、普陀等地区开展小学生龋齿防治工作。通过调查，掌握了上海市牙病的流行情况，确定以小学生为牙病防治的主要对象，以龋病为防治重点。同时，制定了检查标准、防治范围和防龋措施。这期间的研究成果为逐步形成牙防服务管理

模式奠定了基础。

1957 年,市卫生局批准在上海市立牙病中心防治所成立了预防保健科,具体负责全市牙病防治工作的组织和业务指导,在中国有了第一个直辖市/省级卫生行政部门直属的牙病防治业务专管机构,也基本建立了行政上隶属于市卫生局领导,业务上接受上级口腔医疗卫生保健机构指导的口腔卫生保健服务模式。1957 年市立牙病中心防治所组建牙防小分队,建立了走出医院进入学校现场,在全市 14 个区、4 个县全面开展每 2 年一次全市学校龋齿巡回普查普治防治服务。到 1959 年,全市有 117 万名小学生得到了“第一循环”的牙病防治。防治措施包括:编绘出版口腔卫生宣传资料;深入学校开展宣传教育、举办口腔卫生讲座和开展口腔卫生知识竞赛;拍摄电影、制作录音带;举办口腔卫生展览会,开展“爱牙日”活动;普查普治、采用 7‰氟化钠淀粉糊剂刷牙防龋等。此后,坚持每年作巡回防治。据统计 1960～1965 年为学生普查普治 495 万人次,治疗充填龋齿 160 余万只。在此期间,全市陆续建成 10 个区级牙病防治所(徐汇、普陀、闸北、杨浦、静安、黄浦、南市、卢湾、虹口、长宁)、1 个县级牙病防治所(川沙县)。96 个县以上医院设口腔科,82 个地段医院及 146 个乡镇卫生院设立了牙科门诊,从而初步形成了由市、区与县、街道与乡镇组成的上海市三级牙病防治网。市牙病中心防治所受原市卫生局的委托,负责制定牙防年度工作计划和执行方案,并履行检查督促计划实施的职责。区、县牙病防治所,在行政上属区、县卫生局的领导,业务上受市立牙病中心防治所的指导,主要职能为负责组织本区县有关医疗机构的牙科力量,组成专业牙防小分队,采取分片包干、责任到人等方法,按计划承担辖区内的学校牙病防治工作任务。实践证明,建立市、区(县)、地段(乡)三级牙病防治网是坚持开展学校牙防工作的组织保证,它有利于统一调动人力、物力、财力,有领导、有计划地开展学校牙防工作。除了组建牙防小分队做好学校牙防工作外,市立牙病中心防治所还多渠道、多层次培养初级口腔保健人员,每年进行全市学校牙防工作质量检查、年终评比、表彰先进。此举为促进上海学生口腔健康作出了突出贡献,被同行誉为“上海学校口腔卫生保健模式”。

“文革”期间,中国牙病防治专业机构与其他医疗卫生机构一样遭受严重挫折,牙病防治工作处于停止状态,造成口腔医学专业人才长期青黄不接。1966 年起,由于受“文革”的影响,上海 3 个区和 1 个县牙病防治所被强令撤销,全市学校牙病防治工作被迫停顿,口腔卫生保健事业遭受了严重挫折。

1972 年秋,由于儿童龋病以及其他儿童常见病出现回升现象,各方面反应强烈,市卫生局、市教育局联合发出《关于加强学校卫生保健工作的通知》,把牙病防治纳入了学校教学计划当中,明确提出,“学校牙病防治工作是保护儿童少年身体健康的一项重要措施”,并规定“每两年为中、小学生进行牙病防治”。这样,不仅使原有的小学牙病防治工作得到恢复,而且还把牙病防治工作扩大到了中学生,每年巡回普查普治 3～18 岁儿童和青少年 40 万～50 万人。

与此同时,防治措施的研究方面又有了新的进展,20 世纪 70 年代,上海市口腔医院与兄弟单位合作,研制成功我国第一个紫外光固化的窝沟封闭剂,荣获 1978 年全国科学大会奖。应用窝沟封闭剂防龋,经 2 年观察,龋病下降实际有效率为 12.60%,相对有效率为 94.21%。

"文革"结束后,党的十一届三中全会精神指引中国医疗卫生保健政策的改革,也给中国口腔医疗卫生保健工作恢复和发展带来转机,中国各省市也开始逐渐恢复了牙病防治工作。1981年世界卫生组织任命中国北京大学口腔医学研究所为"世界卫生组织预防牙医学科研与培训合作中心",首次引进了世界卫生组织口腔流行病学调查方法,并于1983年~1984年开展了中国首次"全国学生龋齿和牙周疾病流行病学抽样调查"。上海市作为抽样的十个城市之一参加了调查。1988年12月成立了一个由口腔专业机构和卫生行政部门组成的国家级的《全国牙病防治指导组》,负责组织和指导中国的牙病防治工作,主要任务是协助卫生行政部门制定中国牙病防治工作和有关专业技术人才培养,组织协调中国牙病防治工作,开展国内外口腔预防医学学术交流和国际合作,促进牙病防治重大新成果、新技术的推广应用。"全国牙防指导组"提出了"预防为主、防治结合、以治养防、以防促治"中国口腔卫生保健工作基本方针,以及"两个纳入、两个重点、两个加强、一个争取"(即将牙防工作纳入初级卫生保健范畴,纳入各级卫生行政部门议事日程;重点开展儿童和农村牙防工作;加强口腔健康教育,加强中初级口腔预防专业人员的培训与培养;争取社会各界特别是企业界的参与和支持)2221工作策略。1989年确立了每年9月20日为"全国爱牙日"。

1989年,全国开展首届"爱牙日"活动,得到了上海市、区县各级政府和有关部门的重视和支持,时任上海市副市长谢丽娟及市卫生局王道民局长、林发雄副局长、周剑萍副局长等分别在历次爱牙日活动中到电视台作专题讲话或主持爱牙电视节目;每年的爱牙日活动各级领导都亲临现场,慰问医务人员,增添了医务人员搞好牙防工作的信心和决心。各区县政府都根据工作实际将牙防工作纳入初级卫生保健工作之中。1991年,成立了上海市牙病防治指导组,指导组办公室挂靠在上海市立牙病中心防治所。之后全市20个区县也建立了相应的机构,从而保证了城乡牙防工作健康发展。1992年,WHO提出的"2000年人人享有卫生保健"的目标,结合我国儿童乳牙患病率达70%以上,人群恒牙患龋率达50%左右,老年人群全口无牙达10%以上,牙龈炎、牙石检出率较高,口腔卫生状况普遍较差的形势,根据口腔卫生保健的实际水平和需求,原卫生部制定了口腔卫生保健规划目标。根据全国的规划,上海市卫生局也印发了《2000年上海市口腔卫生保健规划目标》等文件,对牙防工作实行目标管理。1995年,在原卫生部疾病控制司、全国牙病防治指导组的领导下,在中国牙病防治基金会的支持下,我国开展了第二次全国口腔健康流行病学调查,上海又成为参加流调的11个省市之一。

进入20世纪90年代特别是中后期,由于实行与诊疗收费价格挂钩为导向的劳务分配机制,牙防机构出现了减少或撤回牙病防治服务工作人员的新情况。如何应对现实问题的挑战,摆脱牙病防治工作面临的困境,为上海口腔公共卫生保健服务工作争取发展空间和资源,成为当时不可回避的现实问题。1993年,市口腔病防治院在吸取了传统牙防服务管理模式合理内涵的基础上,经过深入思考提出了在社会生态环境下,具有社区特点的牙防服务管理模式,即"C-5M"模式(community-man、money、material、machine、methodology)。这个模式(C-5M)的优点:重视环境支持系统的建设,提出了"行政主导,社会参与,预防为主,防治结合"的理念和主张。"C-5M"模式虽然给牙防服务管理带来了促进作用,但因体制与市场等诸多因素的影响,又面临新的挑战和机遇。经过十年的总结,预防处提出了完善上海牙防服务管理模式(C-5M)的思考和对策,即依法施治,加强环境支持系统的建设;制定具有行政效力的牙防中长期发展规划;尊重牙防"防"与"治"技术紧密结合的学科特点;以优惠的卫生经济政策,确保牙防服务公平健康发展;明确社区牙防服务基本内容与职责;建立定量和定性社区牙防服务评价体系;运用权变管理观,探索多元化服务模式。

此外,上海总结经验,转变观念,大胆探索与实践,给发展上海学校口腔保健工作注入新活力,开展了学校口腔保健的新尝试。

1. 儿童龋病防治保险

上海市金山区卫生防疫站和县教育局、县保险公司等单位合作,1990 年在朱泾镇三所幼儿园率先作了儿童龋病防治保险的研究。参加儿童龋病防治保险的每位儿童一年只需交纳保险服务费 10 元,便可享受口腔健康教育、口腔保健、咨询、风险保险及口腔卫生用品等配套服务,投保率达 98% 以上。通过近两年的研究与观察,不仅儿童口腔保健水平得到提高,刷牙率从原来的 47% 提高到 95.8%;龋齿充填率由 0.024% 提高到 33.71%;新生龋下降60.38%,而且取得较好的经济效益和社会效益,自筹资金 9 580 元,不用国家一分钱开展学校口腔保健工作,也大大减轻家长负担,共补牙 1 728 只,仅用去 2 979.20 元。若按当时门诊收费,平均每补一颗牙需 2.50 元,计 4 320 元;若按每补一颗牙平均误工半天计算(指家长),计误工 864 天,每天 6.60 元;两项相加总计 10 022.40 元。此举受到集体和个人的欢迎。有88.14% 的家长对收取 10 元保险费认为合理,并对该服务方式和内容表示满意。

2. 口腔社区保健

上海市黄浦区广场街道和黄浦区科协、龙门路地段医院合作,1990 年在金陵西路小学开展口腔社区保健教育试点研究。通过家长学校的形式普及爱牙护齿的知识,并设立观察项目,通过干预措施,研究学生口腔卫生行为的变化情况。一年后的对照比较:睡前不吃零食,干预前 19.23%,干预后为 76.92%;用儿童保健牙刷,干预前 0%,干预后为 100%;晚上刷牙,干预前 19.23%,干预后为 65.38%;用上下拂刷刷牙,干预前为 23%,干预后为 69.38%;说明口腔社区保健对促进学生确立正确的口腔卫生行为有着积极的作用。

3. 引进股份管理机制与方法

如何管理口腔预防保健队伍,稳定和提高医务人员的积极性,一直是困扰进一步搞好口腔预防保健工作的因素之一。徐汇区牙防所于 1992 年经市体改委批准,率先在口腔行业中试行医疗事业单位的股份合作制。明确规定:"有对全区中小学、幼儿园学生牙病防治、普查普治和口腔卫生宣教任务的口腔预防保健人员,采取倾斜政策,每位口腔预防保健人员平均认股 230 股,每股 10 元。"在结余分配中规定:"职工积累基金按股分配,且记入股份持有者名下,转为职工个人股,并参与分红。"同时,强调管理措施:预防保健人员须经考核合格方可上岗;效能工资与预防工作质量、数量挂钩;规定每月为预防工作考核一次;重视口腔健康教育工作。提出预防组的职能应加强综合性牙病保健工作建设,实施股份合作制后,有效地调动了职工积极性,形成职工与单位的命运共同体,促进口腔预防保健工作的管理。

4. 口腔保健融入"三优"工程中

由上海长宁区区政府牵头,区牙防所、区儿保所及有关医院在区卫生局的领导下,组织开展儿童保健"三优"工程,即优生、优教、优育。不失时机地将儿童口腔保健的内容结合到"三优"工程中去。这也是区牙防所利用有关部门功能和作用的一个尝试。具体内容有定期普查、氟素防龋;对托儿所,幼儿园及小学的保健员、卫生老师开展口腔保健的业务培训;计划1995年6~12岁无龋率为45%等。

面对上海学校口腔保健积极探索与实践的局面,积极制定新的牙病防治工作标准及考核已成为必要。为此,按照原国家卫生部制定的"全国牙防先进县评选标准",结合上海实际情况,口腔病防治院以文件的方式下发了"牙防先进县标准及考核方法"和"牙防先进区标准及考核方案"。新方案加强了行政干预,组织落实,经费保证;突出了区(县)级牙防专业机构在本区(县)内牙防业务指导地位,发挥地段医院(乡卫生院)的作用,加强三级牙防网的建设;重视口腔健康教育的地位作用;提出要做好学校牙病防治工作。这两个牙防先进区(县)的标准及考核方案对发展上海学校口腔保健产生积极的影响并促进深入发展。

(三) 口腔预防工作的传承和发展(2000年~2014年)

1. 2000年以来,国内外口腔卫生保健服务领域呈现新的发展趋势

2001年世界卫生组织全球口腔卫生项目办公室报告了四大慢性非传染性疾病(心血管疾病、糖尿病、肿瘤和慢性阻塞性肺病)与口腔疾病具有共同三大危险因素,即烟草与吸烟、过量饮酒、不适当摄入含糖食品。呼吁采用共同危险因素对策,不仅能使高危人群受益,而且具有降低不公平性、促进全人口健康优势的理念。2003年WHO、FDI、美国国家牙科研究会联合提出"2020年全球口腔卫生目标",包含总目标2个、10个具体目标和16个目标指标,包括:疼痛、功能紊乱、传染病、口咽癌、艾滋病的口腔表现、坏疽性口炎、创伤、颌面异常、龋齿、牙齿发育异常、牙周疾病、口腔黏膜病、涎腺疾病、牙齿缺失、口腔卫生保健服务、口腔卫生保健信息系统。2007年,第六十届世界卫生大会,确认口腔卫生与生活质量的内在关系,敦促会员国将口腔卫生纳入慢性非传染性综合预防和诊疗政策。面对国内外口腔卫生保健服务发展新情况,需要转变观念,构建以主动把口腔卫生保健发展融入社会发展生态环境中审视、融入影响人类健康最大的慢性病防治中为特征的口腔卫生保健服务模式,成为中国各级卫生行政部门需要积极探索的新形势下口腔卫生保健服务体系建设问题。

这一时期中国政府也加强了对口腔卫生工作的管理,口腔疾病预防被政府纳入到疾控工作管理。2003年,上海市口腔病防治院提出了在社会生态环境下,构建由"政府主导、各级预防保健机构业务指导、社区卫生服务中心执行主体"为特征的开放式"5-2-5"口腔卫生保健服务模式(图2-2-1)。

"5-2-5"口腔卫生保健服务模式包括"五个分系统""两大技术层面""五项基本任务"。"五个分系统"分别为:目标价值分系统、组织机构分系统、社会心理分系统、适宜技术分系统、监督管理分系统。"两大技术层面":口腔病防治技术(临床操作技术)、口腔病防治技术(非临床操作技术)。"五项基本任务":口腔病信息收集与管理、口腔病监测、口腔患者管理、口腔病预防与控制、考核与评价。这一模式体现了"政府主导,社会参与,预防为主,防治结合"的指导原则,强调口腔卫生保健是政府主导的公益事业组成部分,社会参与是实施口腔

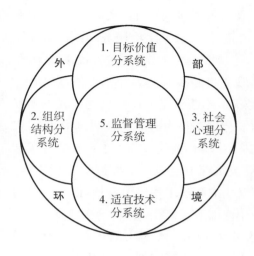

五个分系统

1.	由同级政府机构确定口腔预防专业机构建设的依据和组织目标。
2.	促进卫生行政和业务机构职能建设，推动网络和专业队伍建设。
3.	关注社会热点，培育不同人群口腔健康需求和培养合理利用资源的能力。
4.	制订口腔卫生工作和适宜技术规范、监测方案和绩效考核方法。
5.	设计组织结构，依法与内外环境发生联系，制定战略策略措施，建立监管制度。

两大技术层面

口腔病防治技术（临床操作技术）	主要内容：提供以一级预防为主、二级预防为辅、三级预防为补充的口腔预防适宜技术服务项目。服务方式：主要有社区口腔卫生服务团队常年巡回服务、社区口腔卫生门诊固定点服务和临时服务三种。服务内容：提供常年综合干预项目或单个项目服务。
口腔病防治技术（非临床操作技术）	主要内容：口腔卫生法规和政策保障研究、社区口腔卫生与项目管理、口腔预防专业人员培训、口腔健康流行病学调查和监测、口腔病人管理、口腔健康教育与促进、口腔预防基础与应用研究、口腔卫生信息利用与管理、口腔卫生保健绩效考评等等。工作方式：采用社会医学调查方法、实验室技术等。工作内容：提交分析报告和政策建议。

五项基本任务

2004年上海市卫生局制定的《上海市社区综合防治工作方案（试行）通知》，明确规定口腔卫生保健五项基本任务。	1. 口腔病信息收集与管理
	2. 口腔病监测
	3. 口腔病人管理
	4. 口腔病预防与控制
	5. 考核与评价

图2-2-1 "5-2-5"口腔卫生保健服务模式示意图

　　卫生保健服务的必要条件，预防为主是口腔卫生保健工作的核心思想，防治结合是口腔疾病得以控制的技术要素的基本理念，应用系统理论指导探索口腔卫生保健服务模式的转化。

　　2004年，卫生部疾控局印发了《中国口腔卫生保健工作规划（2004—2010年）》的通知，总体目标是：建立以卫生部门为主导，多部门合作和社会团体共同参与的牙病防治协调机制；建立与完善全国牙病防治指导网络，提高牙防队伍的素质和口腔疾病防治工作的整体水平；加强口腔健康促进与教育工作；建立口腔健康数据库，加强对口腔常见病及其危险因素的监测与控制，2005年，第三次全国口腔健康流行病学调查启动。2007年卫生部在疾控局成立口腔卫生处，同时发布了《卫生部办公厅关于加强口腔卫生工作的通知》（卫办疾发

[2007]196号),明确了口腔卫生工作发展思路,坚持"预防为主、防治结合、政府主导、社会参与"的原则,积极探索符合我国国情的口腔卫生工作道路,依托公共卫生服务和医疗服务体系,加强口腔疾病防治网络建设,实施综合防治策略,把口腔卫生工作重点放到农村地区和儿童及老年人群,提高基层专业队伍服务能力,开展常见口腔疾病监测和基本信息收集工作,加强全民口腔健康教育,预防和减少口腔疾病的发生,不断满足人民群众的口腔卫生服务需求。通知突出今后口腔卫生工作重点,即以龋齿和牙周疾病为防治重点,采取多种方式开展综合防治工作。从此开启了政府主导的口腔公共卫生工作新篇章。为了更好地落实这一通知精神,针对居民口腔健康状况存在的问题,规范医疗卫生机构口腔健康教育工作。2008年中央财政安排专项经费880万元对儿童口腔疾病的防治工作给予支持,设立并启动了中西部地区儿童口腔疾病综合干预试点项目,支持中西部地区22个省(自治区、直辖市)开展人员培训、学龄儿童口腔健康教育、免费口腔检查和对7~9岁儿童第一恒磨牙进行窝沟封闭等综合干预服务。2009年,国家卫生部印发《中国居民口腔健康指南》,该指南共55条,分普通人群篇、孕产妇篇、婴幼儿篇、学龄前儿童篇、学龄儿童篇、老年篇、残疾人篇,帮助我国群众掌握正确的口腔卫生保健知识,养成良好的口腔卫生习惯。2010年中国卫生部制定的《慢性非传染性疾病综合防治示范区指导方案》,将"儿童口腔健康检查、龋齿早期充填、龋齿窝沟封闭"指标项目纳入国家指导方案。2012年中国卫生部制定的《中国慢性病防治工作规划(2012—2015年)》,将"适龄儿童窝沟封闭,12岁儿童患龋率,40%的社区卫生服务中心和20%的乡镇卫生院开展口腔预防保健服务,企事业单位口腔检查,儿童窝沟封闭等项目"纳入国家规划项目内容。在行政管理方面,按照世界卫生组织的要求,口腔疾病预防被政府纳入到疾控工作管理,在原国家卫生部疾病控制局成立了口腔卫生处。2012年开始,政府进一步提高了财政投入,除窝沟封闭外,对试点地区的幼儿园儿童开展了乳牙涂氟防龋项目。2013年口腔卫生处撤销,职能并入卫生计生委疾控局慢病处。2014年项目覆盖到全国所有31个省(自治区、直辖市),并更名为全国儿童口腔疾病综合干预项目。此后,项目投入逐年增加,受益儿童的覆盖面也越来越大。项目10年来对帮助儿童养成良好的口腔卫生习惯,早期发现口腔疾病,早期治疗,控制疾病的发展,改善口腔卫生状况产生了重要影响。各级政府对儿童口腔疾病综合干预项目给予了高度重视,部分地区还落实了配套经费,扩大了项目覆盖面。2019年项目年投入近1亿元。"中国儿童口腔疾病综合干预项目"是中央财政投入的第一个涉及口腔方面的国家重大公共卫生项目,让儿童终身受益。项目通过有组织地开展群体口腔疾病预防干预,帮助儿童养成良好的口腔卫生习惯,促进了项目地区儿童口腔健康,提高了中西部地区儿童口腔卫生服务的公平性,带动了口腔疾病防治队伍建设。

2. 上海口腔预防工作的传承发展

这一时期,上海市口腔预防工作贯彻"政府主导、社会参与、预防为主、防治结合"的工作原则,在卫生局(卫健委)的领导下进入了崭新的历史阶段。口腔病防治院在前期工作的基础上建设了一支160人的专业队伍,设立了20个社区牙防试点街道/镇和57个"三中三小"学校牙防监测点;创建了1个市级社区牙防实验基地,4个区级社区牙防服务点;吸引了国内外企业热心参与牙防事业;引起了新闻、妇联、教育、社区等领域的关注,较好地完成2000年国家口腔卫生保健小康地区及上海市的目标任务。全市有 55％区/县被原卫生部办公厅授予《全国牙病防治先进县(区)》称号;确定牙防适宜技术原则;明确了"定期检查、含氟牙膏、洁牙、窝沟封闭、口腔健康教育与促进、早期治疗"技术服务项目;倡导社会人群树立良好的口腔卫生保健心理与行为动机。提出了牙防工作新策略和新任务,即"社区为范围,家庭为单位,口腔健康为中心,儿童和老人为重点对象,一生服务为宗旨""口腔流调与监测,牙病普查普治,口腔健康教育,培训与质控,牙防管理"。面临国内外发展的新情况和新要求,需要转变观念把口腔卫生发展融入社会发展生态环境中审视,融入影响人类健康最大的慢性病防治政策体系建设中去考虑,以维护"一老一小"口腔健康权益为突破口,加大上海口腔卫生政策建设力度。

（1）政府项目引领,促进基本口腔公共卫生服务不断完善

① 积极加入国家项目试点,学习国家项目管理经验

2011 年,卫生部疾控局发出《关于开展"健康口腔,幸福家庭"项目的通知》,上海青浦区香花桥镇被列入试点街道,市卫生局十分重视这项工作,要求上海除了青浦区香花桥镇列为国家试点社区之外,作为国家项目的拓展延伸,各区县均开展试点社区活动。每个区县选择1 个街道/乡镇,试点开展 1 个"健康口腔,幸福家庭"示范街道建设项目,探索集口腔健康教育、口腔健康筛查建档、口腔疾病干预、口腔病防治绩效评估和口腔卫生服务监管的工作运行机制。市卫健委拨付了 20 万工作经费,各区县配套 132 万工作经费。

2014 年,国家卫健委启动了《中国儿童口腔疾病综合防治干预项目》,上海作为东部地区省市参与其中,任务是一年的周期中完成 1.5 万颗适龄儿童第一恒磨牙的窝沟封闭。按照国家项目的要求,选定了 8 个区作为项目目标区,对参加项目的 72 名口腔专业医生作了窝沟封闭技术规范的理论培训和现场操作培训,在一个项目周期里,保质保量地完成了工作任务。此外,上海市口腔病防治院还组织各区县全面完成《全国孤残儿童口腔疾病综合干预项目》,项目覆盖 17 个区县,为儿童福利院、辅读学校的 3—15 岁孤儿、智障、残障、听障、失明儿童提供龋齿充填、窝沟封闭、口腔健康讲座等服务。

② 纳入上海市政府公共卫生项目,提高上海市民的口腔健康水平

早在 2003 年,上海市政府为建立与上海现代化国际大都市地位相适应的政府主导、社会参与的公共卫生体系,切实保障广大市民身体健康和生命安全,制定了《上海市加强公共卫生体系建设三年行动计划》。2005 年,口腔病防治院组织参加了第三次全国口腔健康流行病学调查上海地区调查工作,调查结果发现:上海 5 岁儿童乳牙、12 岁恒牙的龋病患病率分别高达 71.7％、34.6％,一年内的口腔就诊率只有 31.8％和 36.3％,龋齿治疗率只有 7.7％、36.1％。儿童口腔健康堪忧,预防处根据这种情况,在 2007 年开始的第二轮三年行动计划中,申报了"上海学生龋齿充填减免实事项目"并被纳入其中,财政共拨付 720 万,计划用三年时间为上海市 150 万 4～15 岁中小学幼儿园的儿童和学生,提供免费口腔健康检查建档、72 万颗中龋以内龋齿充填减免服务。

2010 年,上海人口普查数据显示:全市户籍人口中,60 岁以上人口占总人口的比例为23.4％,65 岁以上人口占总人口的比例为 16.0％,上海地区已经成为老龄化程度比较高的

地区。口腔健康流行病学调查结果显示,65～74岁老年人群中全口无牙颌率为10.8%,全口牙缺失修复率为96.47%,约3.6%全口牙缺失老人未进行修复。预防处牵头申报了"上海贫困老年人全口义齿免费修复项目"纳入第三轮《上海市加强公共卫生体系建设三年行动计划(2011—2013年)》的建设项目之一,执行时间为2011年1月～2013年12月。该项目在全市18个区县指定56个一、二级口腔病防治机构作为定点医疗机构,为年龄60～80周岁的上海市贫困(低保、低收入)老年人提供全口义齿免费修复。

(2)政策导向,推动上海口腔公共卫生蓬勃发展

上海市口腔预防工作始终遵循坚持"政府主导,社会参与,预防为主,防治结合"指导原则,按照能起到引领作用和可执行的要求,强调政府主导是推动口腔卫生服务的重要保障,社会参与是实施口腔卫生服务的必要条件,预防为主是口腔卫生服务的核心思想,防治结合是口腔疾病控制的技术要素的基本理念,构建由"政府主导、各级预防保健机构业务指导、社区卫生服务中心执行主体"为特征的口腔卫生保健服务模式或体系。

① 多部门合作,出台政策指导口腔公共卫生工作开展

市卫生局一直强调把口腔卫生保健纳入各级政府和卫生行政部门的年度工作规划中,明确社区牙防工作的目标管理要求。2004年,上海市卫生局下发的《上海社区综合防治工作方案》将"口腔病信息收集与管理、口腔病监测、口腔病人管理、口腔病预防与控制、考核与评价"综合防治项目纳入政策监管,迈出了口腔公共卫生保健工作政策建设的新步伐。从2006年开始,"加大儿童龋齿干预力度,儿童龋齿充填构成比达到40%以上"口腔卫生保健指标纳入了上海市政府出台的《上海儿童发展"十一五"规划》当中,要求市教委、市卫生局、市妇联、各区县政府配合实施,之后在"十二五""十三五"的规划当中都有明确的指标要求。2011年,上海市政府印发了《关于组织实施本市基本公共卫生服务项目和重大公共卫生服务项目意见的通知》政策文件,将"学生龋齿检查、口腔健康状况监测、适龄儿童窝沟封闭、重点人群健康档案、家庭主要健康问题和社区诊断"项目纳入其中。同年,市卫健委、市教委印发的《关于印发在本市中小学和幼托机构开展"医教结合"工作的指导意见》政策文件,将口腔卫生工作纳入其中,明确教育和卫生各自职责,明确医疗卫生保健机构负责组织医师入校开展学校卫生服务工作要求。2014年协助市卫健委开展《上海市区域卫生规划(2015—2020年)》"口腔医疗卫生保健能力调查"项目。2015年,由上海市口腔病防治院印发《关于加强学校口腔卫生保健规范管理的通知》,要求各区县参照执行《学生口腔卫生保健规范(试行版)》,也为今后探索上海口腔预防工作规范化管理打下良好基础。

② 信息化建设,推进学生口腔健康管理现代化

口腔健康信息平台建设是实现三级口腔疾病防治网络建设现代化管理的核心。上海市口腔健康数据信息化起步于2010年,当时国内这个领域仍属空白,作为上海市口腔公共卫生执行主体单位,医院先试先行,率先在该领域进行探索,开发学生口腔健康数据数字化采集系统。从2011年起,市口腔病防治院的预防处即开始将每年全市学生口腔健康检查和干预的数据进行信息化管理,为学生建立健康档案。每年年底对各区县考核评估时,将数据信息和现场检查的结果核对,严把龋病防治的质量关。到2014年底,数据库中已存有两百多万学

生口腔信息数据。这些数据为每年度综合评价上海市学生口腔健康状况,衡量各区口腔预防工作的开展情况起到了重要的作用,也为每年市卫健委白皮书的编撰提供了基础数据。

③ 院所长联席会议制度助推牙防网络建设

为了加强对各级牙防业务工作的管理,上海市卫生局把行政管理的职能下放到市口腔病防治院。由医院制定工作目标和考核方案,区县牙防所落实。为了达到目标管理的要求,口腔病防治院采取会议协调机制,各区县牙防科长双月例会、牙防系统院/所长季度联席会议,年度牙防工作会议,加强牙防系统内的信息沟通、交流。各级牙防所从所长的层面即对预防科的工作深入了解,从经费和人员上保障口腔预防年度计划的顺利实施。

④ 培训交流,促进牙防队伍业务水平不断提高

从 80 年代开始,上海市口腔病防治院先后举办了"牙病防治员培训班"和"市级牙防骨干培训班",不断提高各区县牙防骨干的能力和素质,为更好地落实年度工作计划起到了决定性作用。到 2014 年,"暑期区县牙防骨干业务培训活动"已经连续举办了 18 次,每年还固定举办口腔公共卫生国家级继续教育培训班,主要覆盖基层参加口腔预防工作的医护人员。为了培养口腔专业学生口腔预防的知识与技能,口腔病防治院还与大学合作成立"口腔预防医学联合教研室",承担了上海交通大学口腔医学院、同济大学口腔医学院、上海职工医学院的专科、本科和七年制的《预防口腔医学》理论教学和带教工作。

(四) 口腔预防工作的探索创新(2015 年～2021 年)

1. 健康中国建设提升至国家战略地位

健康是人民最具普遍意义的美好生活需要,而医疗、食品安全、生态环境污染等则是民生突出的后顾之忧。随着城市化进程的推进及老龄化趋势的加剧,慢性病已经成为影响人类健康的重要因素,同时也给政府带来了沉重经济负担,针对患者日常生活的干预和患者自我健康管理显得尤其重要。党中央、国务院高度重视人民健康。党的十八届五中全会明确提出推进健康中国建设,从统筹推进"五位一体"总体布局和协调推进"四个全面"战略布局出发,对未来一段时期发展卫生与健康事业、更好地维护和增进人民健康作出了制度性安排。在 2016 年 8 月召开的全国卫生与健康大会上,习近平总书记就明确提出要"将健康融入所有政策,人民共建共享",强调"没有全民健康,就没有全面小康。要把人民健康放在优先发展的战略地位"。这是国家把卫生政策从以治病为中心向以健康为中心转变的关键信号。在由国家卫健委和中国疾病预防控制中心举办"三减加三健　十年续新篇"为主题的第五届中国健康生活方式大会上,提出开展"三减三健"行动,提倡"减盐、减油、减糖,健康口腔、健康体重、健康骨骼"等 6 项专项活动,口腔健康在中国第一次纳入了全民健康行动当中。《中华人民共和国国民经济和社会发展第十三个五年规划纲要》对"十三五"时期推进健康中国建设提出了明确要求。10 月 25 日,中共中央、国务院发布了《"健康中国 2030"规划纲要》(以下简称《纲要》),是中华人民共和国成立以来首次在国家层面提出的健康领域中长期战略规划,体现了党中央、国务院对人民健康工作的高度重视。《纲要》在"加强健康教育""提高全民健康素养"中再一次提出"推进全民健康生活方式行动,强化家庭和高危个体健康生活方

式指导及干预,开展健康体重、健康口腔、健康骨骼等专项行动,到 2030 年基本实现以县(市、区)为单位全覆盖"的要求。随后,国务院出台了《关于印发"十三五"卫生与健康规划的通知》(国发〔2016〕77 号),《规划》围绕"十三五"时期发展目标,从健康水平、疾病防控、妇幼健康、医疗服务、计划生育、医疗卫生服务体系、医疗卫生保障等 7 个方面提出了 25 项主要发展指标。通过强化五年规划的实施,落实健康中国建设的各项任务要求。2017 年,国务院办公厅印发了《中国防治慢性病中长期规划(2017—2025 年)》(国办发〔2017〕12 号),《规划》将口腔疾病综合干预纳入到了慢性病筛查干预与健康管理项目中,提出要加大牙周病、龋病等口腔常见病干预力度,实施儿童局部用氟、窝沟封闭等口腔保健措施,12 岁儿童患龋率控制在30% 以内。重视老年人常见慢性病、口腔疾病、心理健康的指导与干预。探索开展集慢性病预防、风险评估、跟踪随访、干预指导于一体的职工健康管理服务。为加强慢性病防治工作,降低疾病负担,提高居民健康期望寿命,努力全方位、全周期保障人民健康。依据《"健康中国 2030"规划纲要》,由国家卫生计生委、体育总局、全国总工会、共青团中央和全国妇联共同制定了《全民健康生活方式行动方案(2017—2025 年)》(国卫办疾控〔2017〕16 号)。2017 年10 月 18 日,习近平总书记在中国共产党第十九次全国代表大会报告中提出,实施健康中国战略。要完善国民健康政策,"为人民群众提供全方位全周期健康服务。"强调坚持预防为主,倡导健康文明生活方式,预防控制重大疾病。这表明健康中国建设进入了全面实施阶段。2019 年,健康中国行动推进委员会公布《健康中国行动(2019—2030 年)》文件,围绕疾病预防和健康促进两大核心,提出将开展 15 个重大专项行动,促进以治病为中心向以人民健康为中心转变,努力使群众不生病、少生病。

　　口腔疾病作为慢性病中的一大类与全身健康有着密切的关系。从 2005 年到 2015 年,随着我国经济的发展,城乡居民的收入以 7%～10% 的速度增长;与口腔健康相关的食糖消费按 6.2% 的增长率持续高速增长,2015 年,我国人均食糖消费已达到 10 公斤;对碳酸饮料的消费年增长率为 10%;社会的老龄化不断加深,老龄人口年均增长速度达到 3.28%。居民口腔健康状况不容乐观,常见疾病如龋病和牙周疾病患病率较高,严重影响居民的身心健康。与发达国家相比,我国目前还没有针对性强的口腔公共卫生政策和口腔疾病防治规划。为掌握我国居民口腔健康状况,分析居民口腔疾病变化规律和影响因素,制定我国口腔卫生政策和策略提供科学依据,2015 年,国家卫生计生委在公益性行业科研专项中批准立项了"第四次全国口腔健康流行病学调查"项目。这是继 1983、1995、2005 年以来最完整的一次调查,调查对象包括全国 31 个省、自治区、直辖市 5 个年龄组的城乡常住人口。与此同时,国家卫生计生委的"中国儿童口腔疾病综合干预项目"每年也在正常推进,财政投入从项目起始的 2008 年的 800 万元到现在年投入近 1 亿元。

　　2. 全生命周期的口腔健康管理助力健康上海

　　(1) 开展第四次全国口腔健康流行病学调查,全面了解上海市居民口腔健康状况

　　2015 年,国家卫健委、项目办全面启动"第四次全国口腔健康流行病学调查项目"。按照国家疾病预防控制中心的抽样,上海两个市区(普陀区和虹口区)和两个郊区(闵行区和浦东新区)作为项目区开展调查。根据国家项目办的要求,成立了由上海市卫生计生委牵头的领

导组、技术组、项目组和流调组,于9月份参加了全国的理论培训。10月,由上海市口腔病防治院承办了华东片区五省一市的操作培训。之后,12月14日召开全市的流调启动会,制定了详细的调查实施方案。口腔病防治院和10家区牙病防治所组成的上海市口腔健康流调队于12月21日开始调查工作,历时近一年,完成了上海4个项目区、12所幼儿园、12所中学和12家居委的口腔健康检查和问卷调查。调查结果发现,由于上海市学生基本口腔公共卫生项目的全方位开展,12岁儿童的恒牙患龋率为17.7%,龋齿的充填治疗比例为60.4%,均为全国最优水平。但5岁儿童患龋率居高不下,中老年人群口腔保健意识不强,牙周健康状况低于全国平均水平,因此,儿童龋病预防关口前移,开展职业人群和老年人口腔健康管理工作势在必行。

(2)全生命周期口腔健康管理,促进居民口腔健康水平提升

① 预防关口前移,创新儿童口腔健康管理

随着社会经济发展以及生活方式和社会环境的变化,儿童口腔健康越来越受到关注,公众对儿童口腔健康需求也相应提高。另一方面,含糖食物和饮料消费量持续上升增加了儿童龋病风险,食物精细化导致儿童颌骨发育不足,牙量与骨量矛盾更加突出,儿童错𬌗畸形患病率增加。由于空气污染以及儿童肥胖、上呼吸道过敏性疾病、扁桃体和腺样体肥大发病率增高,导致儿童口呼吸问题日趋增多,对儿童身心健康造成危害。应对儿童口腔疾病谱的变化,建立适应现代社会需要的儿童口腔健康管理模式势在必行。

2015年,上海市口腔病防治院将儿童口腔疾病防治关口前移,在上海市政府第四轮"上海市加强公共卫生体系建设三年行动计划"申报中,聚焦儿童的口腔常见疾病-"龋齿"和"错𬌗畸形"的早期干预,"上海市3~5岁儿童免费涂氟防龋"和"上海儿童乳牙早失干预"两个项目被纳入其中。从2015年到2017年,三年项目的开展大大提高儿童、家长和学校教师的口腔健康意识,有效控制上海市幼儿龋齿发病率,也为减少儿童错𬌗畸形的发生提供了可行性的干预措施。同时项目也提高基层口腔公共卫生综合服务能力,推动了口腔预防适宜技术与措施的规范开展并推广。项目结束后,"上海市3~5岁儿童免费涂氟防龋"项目仍作为各区口腔公共卫生项目持续开展。

儿童牙颌面生长发育异常导致的错𬌗畸形防治是当前儿童口腔健康管理的薄弱环节,国内外目前都缺乏对群体的干预措施。继"上海儿童乳牙早失干预"项目完成后,上海市口腔医院将儿童错𬌗畸形纳入学生口腔健康监测,促进错𬌗畸形早发现早干预早治疗。

由于空气污染和上呼吸道过敏性疾病高发,儿童阻塞性睡眠呼吸暂停低通气综合征(OSAHS)发病率呈上升趋势,不仅影响患儿睡眠质量,长期间歇性低氧可造成生长发育迟缓、智力发育异常。OSAHS患儿的"口呼吸面容"也严重影响了儿童的身心健康。因此,对OSAHS早发现早干预十分重要。目前针对儿童OSAHS还缺乏规范的临床指南,尤其对于存在口呼吸的患儿,单纯行扁桃体腺样体切除术效果不佳,也无法纠正患者的牙颌面畸形。医院开展了多学科系统性探索,率先提出口面肌功能训练联合上颌快速扩弓治疗儿童睡眠呼吸障碍,改善患儿面部形态,确立了儿童口颌面及上气道管理理论,建立儿童口呼吸及睡眠呼吸障碍多学科综合序列治疗路径。经临床验证取得良好效果,目前已在全国数十家三

级医院推广应用。

② 聚焦弱势群体，不断扩大口腔公共卫生服务受益人群

2015 年 12 月，由上海市文明办、上海市残疾人福利基金会牵线，上海市口腔病防治院与上海市残疾人康复职业培训中心、上海市第一聋哑学校、上海市闵行区启音学校共同签署了为期三年的《"关爱听障儿童，叩响无声世界"听障儿童口腔健康志愿服务协议》，通过每年的口腔健康检查和口腔健康知识宣教，探索和建立听障儿童口腔健康的长效服务机制，完善听障儿童口腔疾病的早期发现和预警系统，尽最大努力为听障儿童的口腔健康及茁壮成长创造良好的环境。至今，每年牙防系统对全市 18 所特殊学校的 1 300 余名残障儿童提供口腔健康检查以及窝沟封闭、早期龋齿充填等口腔健康和龋病综合干预服务。

2017 年，市口腔病防治院决定加大对弱势群体的口腔综合干预力度，联合各区县牙防机构，开展全市敬老院的口腔健康检查、口腔预防适宜技术的应用和口腔健康知识宣教工作。目前每年对全市约 4 000 名敬老院老年人开展口腔健康检查和问卷调查，并不断扩大受益人群，为后续开展老年人口腔疾病的相关项目奠定基础。

③ 立足全生命周期，试点开展孕产妇、职业人群为对象的口腔健康管理优化行动项目

为落实国家卫健委《健康口腔行动方案（2019—2025 年）》文件精神，以提高市民口腔健康水平为根本，上海市立足全人群和全生命周期，从 2019 年始，组织各区试点开展以孕产妇、职业人群为对象的口腔健康管理优化行动项目，通过加强口腔健康教育，强化口腔健康知识和技能，针对人群主要口腔健康问题积极开展综合性干预措施，逐步扩大口腔健康管理覆盖人群及范围。全市 16 个区均制定了本辖区的项目实施方案，并与社区卫生服务中心或妇幼机构以及企事业单位沟通协作，做好项目开展前期组织工作。每年在试点社区开展中青年及妊娠期女性的口腔健康检查、建档及口腔健康教育等干预工作，并对服务流程进行探索及不断改进，为实现全人群全生命周期口腔健康管理工作的开展打基础。

④ 聚焦"一老一小"，全面启动第五轮"上海市加强公共卫生体系建设三年行动计划"口腔惠民项目

2020 年，《"一老一小"口腔健康服务模式优化》口腔惠民项目纳入《上海市加强公共卫生体系建设三年行动计划（2020—2022 年）》。该项目涵盖了两方面的内容，一是贯彻零级预防理念，进一步规范和提高相关医务人员和社会公众对生命早期 1 000 天（孕产妇及婴幼儿）口腔健康的认知水平、预防诊治及健康管理的能力水平，探索并构建生命早期 1 000 天口腔健康管理模式，建立孕产妇、婴幼儿口腔健康管理规范，在全市范围内推广并实现孕产妇、婴幼儿口腔健康教育、口腔健康检查、口腔疾病筛查、规范化诊疗与随访、转复诊等全程管理，以提高孕产妇和公众对自身及孩子的口腔保健意识，实现口腔预防关口前移，最大限度地促进孕产妇、婴幼儿的口腔健康，减少或控制口腔疾病的发生与发展。二是建立和实施牙周病、2型糖尿病及糖尿病前期快速、简便的风险筛查，并对筛查出的高危患者进行双向转诊和治疗，优化健康服务模式，提高全科医生、护士和口腔医生糖尿病与牙周病风险筛查的意识和能力，完善慢性病多因素风险评估干预和管理机制，促进公众健康水平的提升。项目在全市16 个区的试点社区建立生命早期 1 000 天口腔健康管理模式，项目覆盖率＞90％，专业人员

培训覆盖率 100%；完成不少于 3 000 例的孕产妇及婴幼儿口腔健康管理的随访和跟踪；制定《上海市孕产妇口腔健康管理规范》《上海市 0～3 岁婴幼儿口腔健康管理规范》及《上海市社区口腔健康管理规范》，并在全市培训推广和应用；试点社区卫生服务中心医务人员对糖尿病牙周病风险的知晓率达到 90%，试点社区签约患者的知晓率 70%，研制申报地方标准预研制项目，申请适宜技术推广应用。

（3）开展口腔健康促进行动，打造权威的口腔健康教育与科普体系

2016 年，第九届全球健康促进大会在上海召开，大会向全球展示了富有创意与成效的健康促进中国经验、上海模式。但同时健康上海建设也面临着不少问题和困难，包括健康教育与促进服务体系尚不健全，市民健康素养和健康生活方式尚待进一步提高和普及。2019 年，上海市人民政府印发了《关于推进健康上海行动的实施意见》的通知（沪府发〔2019〕16 号）中把"健康知识普及行动"作为重大行动之一，要求深入开展全民健康教育，打造权威的健康教育平台，推动"互联网＋精准健康科普"，培育健康科普品牌，推出"健康上海"建设示范案例。通知要求，加强学校健康教育，建设中小学健康教育课程资源库，加强健康教育师资队伍建设，开展经常性健康教育课外宣传、教育和实践等活动，向在校学生传播健康理念和知识，培养健康技能。社区和单位将健康知识普及作为重要工作，针对居民和职工的主要健康问题，开展健康传播活动。加强妇女、儿童、老年人、流动人口、高危人群、残疾人等重点人群的健康教育。

口腔健康教育是宣传保健知识，提高广大市民的口腔健康意识和自我口腔保健能力的有效方法。儿童青少年是口腔健康行为形成的关键时期，是口腔健康教育的重中之重。近年来，上海市在儿童口腔健康教育领域夯实基础，医教结合，创新形式，夯实了健康科普进校园活动的开展。上海市牙防系统把每年的爱牙日和六一儿童节作为宣传的契机，提前制定好宣传口号、宣传内容，印制宣传画册走进人员聚集的公园、广场、商场、学校、社区等进行宣传。大多数区县的学校和托幼机构也把口腔健康作为健康课的必要内容正式纳入到课程计划当中。

① 充分发挥媒体宣传优势

2016 年，上海市口腔病防治院和上海教育报刊总社联合创办了《康复·口腔健康》杂志，这是全国首本具有正规出版发行资质的口腔科普类杂志，具有国际和国内双刊号。编委会和理事会成员不仅涵盖了全市牙防系统的所有单位，还包括了教育系统的领导、校长和教师，通过这种方式形成有效的"医教结合"工作机制，助力推动口腔健康教育，特别是青少年口腔健康教育进校园、进社区工作的深入广泛开展。2019 年，市口腔病防治院与中国牙防基金会合作，这本杂志成为了基金会官方指定杂志来推广，这样不仅提升了杂志的知名度，而且使内容上升到国家层面，更全面和规范。目前该杂志已经覆盖上海各区及全国近千个口腔医院及诊所。随着微信平台、视频抖音等新的传播方式在年轻人中间盛行，上海市口腔病防治院的微信平台科普宣传应运而生。系列口腔健康科普视频，通过上海市口腔医院及上海市科艺中心微信公众号、上海市口腔医院网站及各区牙防专业机构微信公众号等线上渠道，以及学校、医院、社区等线下场所推广应用。这些科普宣传的创新模式，大大增加了市民

对口腔保健知识的阅读量,也同时提升了上海市口腔医院的知名度。

② 口腔科普宣教多样化

持续开展"9.20"全国爱牙日、"6.1"国际儿童节口腔健康主题科普宣传活动,同时探索儿童口腔科普宣传新形式。从 2016 年起,团队牵头全市牙防系统与市教委每年举办"上海市少儿口腔健康科普节",以更生动活泼的形式,让口腔健康走进校园。开展"健康口腔,微笑少年"志愿者项目,培训 216 名志愿者,使用统一的规范化口腔健康科普材料开展儿童口腔健康教育,项目覆盖 277 所小学 20 992 名一年级新生。2016 年"少儿科普节宣传活动"获得"医学伦理科普优秀(案例)成果奖"。

③ 加强口腔健康教育规范化

2017 年 2 月 28 日由中华口腔医学会和全国儿童口腔疾病综合干预项目办主办,上海市口腔病防治院承办的"全国规范化学校儿童口腔健康教育现场示范及培训会"在上海圆满召开,共 340 多名来自全国各地的专业口腔预防医生参与培训,是迄今为止全国儿童口腔疾病综合干预项目规模最大的一次口腔健康教育专题培训。培训采用理论和实践相结合的教学方法,使用中华口腔医学会发布的规范化口腔健康教育系列教材,由 4 名口腔健康教育资深专家分别从口腔健康教育基本内容、课件使用规范、健康科普演讲技巧、有效刷牙方法四个方面向学员们进行理论解读,并由上海市的两名一线牙防医生现场示范口腔健康教育课,最后由项目组专家对每一名学员进行现场刷牙指导,以掌握正确的刷牙方法。中华口腔医学会科普部也在上海启动了"健康口腔　微笑少年"项目,并召开了培训会,全市 16 个区口腔健康教育志愿者共计 320 人参会。会上专家们为与会的教师和牙防工作者进行了口腔健康教育规范化培训和示范课演示。此次培训为上海口腔健康教育发展搭建了一个沟通交流的平台,各区在学习和交流中取长补短,共同探讨口腔健康教育中碰到的问题,提出解决问题的新思路和新方法,有利于上海口腔健康教育事业更好、更快地发展。项目开展过程中,上海市教育系统共对 148 所小学约 7.5 万名学生开展口腔健康检查及口腔健康教育课,推动上海小学生口腔健康科学素养水平的提高。在接下来的 6.1 儿童节,上海市牙防系统在近 2 300 所学校开展了"健康口腔　微笑少年"的儿童口腔健康主题宣传活动。这些活动极大程度地调动了社区医生工作的积极性,学校的教师和社区防保人员也都参与到了口腔疾病的一级预防工作中。

④ 立足全人群和全生命周期,开展口腔健康大讲堂

上海市口腔病防治院始终致力于通过口腔科普宣传教育提高广大群众的口腔健康意识,促进群众口腔健康状况的改善,立足全人群和全生命周期开展口腔健康科普系列活动,建立口腔科普宣教的长效机制。2008 年起,市口腔病防治院联合各区牙病防治所开展"市区联合口腔健康大讲堂"活动,调动了各区参与市级科普教育的积极性,至今已坚持开展十余年,大讲堂以全人群为目标,覆盖政府机构、事业单位、大型国企、外企、学校、社区居委等不同行业和各阶层市民,每年在全市举办二十余场大型口腔科普讲座,使群众的受益面更广,大大提高了上海市居民的健康素养。2018 年,上海市口腔病防治院响应国家卫健委,中华口腔医学会的号召,积极组织"上海市口腔健康科普演讲展评"活动,并推荐优秀选手参加全国

比赛,嘉定区牙防所选手获得全国医务工作者科普演讲大赛第一名;2019 年,全市共有近百名口腔卫生工作者参与活动,大赛产生的优秀选手参加华东大区和全国赛区的展评活动,最终 2 人被评为华东赛区"科普之星",4 人被评为"科普先锋",1 人被评选为"科普达人"称号。这些活动的开展激发广大口腔医务工作者的健康科普热情和能力,为热衷于科普宣传的广大口腔医务工作者提供一个展示与交流的平台。上海市口腔病防治院通过科普大赛的举办,创新了科普形式,进一步提高了口腔公共卫生人员的科普宣教能力。2019 年,口腔病防治院获得"上海科普教育创新奖提名奖",并成为全国口腔健康指导中心。全市牙防系统共有 20 位口腔公共卫生人员荣获中国牙病防治基金会"口腔健康推广大使"称号。

(4) 复旦大学附属口腔医院建设,推动口腔健康相关学科可持续发展

"十二五"期间,市口腔病防治院聚焦于口腔病防治网络的建设与管理,形成了比较完整的三级网络构架和管理体系。在此期间,全国很多的口腔医院均并入综合性大学,成为附属口腔医院或口腔医学院。但口腔病防治院作为上海市疾病防治站所单位没有并入大学的管理,学科建设没有取得有效进展,缺乏相应的科研成果的表达,在全国的预防学科领域还没有一席之地。在"十三五"规划中,医院提出要"继续推进上海市口腔公共卫生服务体系建设","以口腔预防学科建设为基础,引进与培养相结合,形成以国内具有一定影响力学科带头人为核心的学科梯队,以提高口腔预防专业人员整体业务素质,为医院其他各主干学科的发展提供平台支撑和技术支持"。2015 年,复旦大学与上海申康医院发展中心签署协议,共建复旦大学附属口腔医院。当年引进具有一定学科影响力的博士生导师两名,口腔预防学科重新布局,加强与国内外知名院校合作,培养学科团队的国际视野,提升学科的科研水平,有效地促进了学科成果产出。2016 年,医院主办了以全生命周期口腔健康为主题的国际论坛,邀请十位国内外知名口腔和公共卫生专家作为主讲嘉宾,从不同的层面和视野让大家了解口腔疾病预防的新进展、新观点。在第三届(2017 年)中华口腔医学会口腔预防专委会换届选举过程中,上海产生了 40 余名委员,为全国占比最大的省(市),上海市口腔病防治院首次成为口腔预防专委会副主任委员单位。在上海市口腔医学会口腔预防专委会和上海市预防医学会口腔卫生保健专委会的换届中,医院也首次成为了两个专委会的主任委员单位。2018 年,口腔预防学科正式开始招收硕士和博士研究生,口腔预防学科作为医院的两大重点学科之一获得院重点学科和创新团队建设项目的资助。随着项目的推进,口腔预防与儿童口腔、正畸等相关学科深度融合,通过引进与自身培养,逐步建立了口腔健康相关人才梯队,以危害口腔健康的龋病、牙周疾病、错𬌗畸形等常见病为重点,关注口腔健康和全身健康的关系,申报市卫健委和申康医院发展中心的临床研究三年行动计划项目,开展基础、预防、临床课题联合攻关,取得了一系列成果,2020 年,预防学科主持的"儿童口腔健康管理模式的实践与创新"项目获得上海市预防医学会科技奖二等奖。与此同时,口腔预防学科建设逐步开展,到 2021 年,口腔预防学科 8 名成员中,有复旦大学博士生导师 1 名、拥有博士学位的医生 5 名,高级职称 4 名,培养复旦大学博士和硕士研究生 11 名。近年来,学科承担国家自然科学基金项目两项、上海市科委、上海市卫健委及申康中心等局级以上课题十余项。

2021 年,医院获批第一冠名上海市口腔医院,上海市口腔健康中心也正式挂牌,标志着

政府对上海居民的口腔疾病防治工作正式转为对居民口腔健康管理。同年，依托上海市口腔医院建设的复旦大学口腔医学院成立，口腔医学院成立 6 个学系 22 个教研室，包括预防学系及口腔预防教研室。随着医院正式获批成为上海市专科医师规范培训基地，口腔预防专业基地也开始了专科医师的培养，复兴路院区的预防儿童科作为口腔预防学科的临床门诊更名为口腔预防科。从此，口腔预防学科从单纯的口腔预防处三级网络职能管理过渡到医防融合、职能与临床并重的学院的重点学科。

"十四五"期间，医院将以闵行新院建设为契机，加快"口腔健康中心"的建设与功能的完善，实现政府口腔公共卫生职能与学科发展相融合，整合资源、集中投入、补强短板，全面提升口腔健康相关学科的研究能力、转化能力和辐射能力，聚焦口腔常见病、多发病，科学布局规划口腔健康相关学科发展，形成特色鲜明、国内一流，具有国际影响力的口腔健康优势学科群。围绕口腔健康和全身健康等多学科交叉领域，积极培育并开展具有国内国际影响力的科研项目，推动研究型口腔健康中心建设。

3. 上海口腔健康管理模式的总结与推广

自 20 世纪 50 年代起，上海市口腔病防治院受上海市卫生和计划生育委员会的委托，指导全市的口腔疾病预防工作，建立和完善了全国唯一、保存完整的市、区、社区口腔病防治三级网络，每年执行上海市的基本和重大口腔公共卫生项目，守护广大市民的口腔健康，被同行称为"上海牙防模式"。经过七十余年的传承创新，从单纯的儿童龋病防治，发展到龋齿、牙周疾病、错𬌗畸形等常见口腔疾病的综合管理，从龋病信息"红卡"手工填写过渡为口腔健康数据云端（健康云）服务，从单纯牙防系统条线负责到口腔病防治联合体共同管理，上海的口腔健康管理模式得到了国家卫健委和全国口腔预防专家的一致认同。2017 年 6 月 23 日受国家卫健委疾控局慢病处的委托，国家卫健委、中华口腔医学会和上海市卫健委在市口腔病防治院举办的"上海市口腔健康管理模式研讨会"。来自国家卫健委、市卫健委的领导和全国十余位口腔预防专家齐聚一堂，共同研讨"上海口腔健康管理模式"及未来发展之路。与会专家一致认为上海拥有全国唯一完整的三级网络体系，较为健全的口腔健康管理模式为口腔公共卫生工作长效运行机制的建立打下了良好的基础，确保了口腔公共卫生服务可以行之有效地推动开展，要将上海好的模式推向全国，促进整个国家口腔预防事业在新形势下进一步发展。之后，上海的口腔健康管理经验在全国得到不断推广应用。2019 年，上海市口腔病防治院获得了中国牙防基金会"整合资源，健康—多模式口腔疾病防治"最佳管理单位。2021 年，上海市口腔健康中心挂牌，标志着上海的口腔健康管理体系进一步完善，在以口腔疾病防治为中心转变到以人民口腔健康为中心的征程上迈出了坚实的一步，从此上海市将开启全人群全生命周期口腔健康管理的新篇章。

（上海市口腔医院　张颖）

参考文献

[1] 邱志芳. 上海市学校牙病防治工作实践. 中国初级卫生保健[J]，1991(09)：35 - 37.

［2］李刚. 口腔医学史［M］. 第 1 版. 西安：第四军医大学出版社，2010.

［3］李存荣. 对上海学校口腔保健发展的再思考［J］. 上海口腔医学，1993，（2）：105 - 107.

［4］李存荣，沈霖德. 上海牙防服务管理模式的演变与思考［J］. 广东牙病防治，2003，11（1）：27 - 29.

［5］上海市卫生局. 上海市社区综合防治工作方案（试行）通知. 上海：沪卫疾控〔2004〕2 号.

［6］卞金有. 口腔公共卫生［M］. 第 1 版. 南宁：广西科学技术出版社，2018：458 - 465.

■ 二、上海口腔健康管理工作取得成果

（一）口腔病防治网络构建

1. 持续推动三级网络队伍建设，筑牢发展基石

三级网络队伍是口腔公共卫生工作发展的基础，上海市一直致力于口腔病防治网络建设，口腔公共卫生队伍不断发展壮大。1957 年上海市立牙病中心防治所由市卫生局批准成立预防保健科，负责全市牙病防治工作的业务指导工作，上海市立牙病中心防治所也即成为第一家上海市口腔病防治业务专管机构，这也是上海市牙病防治工作步入专业化轨道的主要标志，同时也开始了探索构建上海市口腔病防治体系之路。经过上海市立牙病中心防治所（后上海市口腔病防治院）的不懈努力，1958 年普陀区最早成立全民所有制的区级牙病防治所，开启了上海市区属口腔病防治专业机构的建设。从此在上海市立牙病中心防治所的帮助和推动下，全市陆续建成 11 个区县级牙病防治所，并在市、区县卫生局的领导和市立牙病中心防治所的业务指导下，负责开展辖区内的口腔病预防保健工作，以儿童为重点人群开展中小学幼儿园龋病现场防治服务工作。随着上海市疾病预防和控制体系的改革与发展，20 世纪 90 年代后期开始，崇明县等七个区县疾病预防控制中心也相继成立了牙防办公室，并接受上海市口腔病防治院的业务指导，开展儿童口腔病预防保健工作。与此同时，不断加强口腔病防治网底建设，全市 82 个地段医院及 146 个乡镇卫生院设立了牙科门诊，形成了由市、区与县、街道、乡镇组成的上海市口腔病防治三级网络雏形，这也是国内最早建立的口腔病防治网络。此后上海市口腔病防治网络持续完善，新增闵行区、浦东新区两家区级口腔病防治专业机构，社区基层口腔科的专业技术力量也在扩充增强。90 年代初全市大约 120 人从事口腔公共卫生工作，到 2005 年全市口腔公共卫生专业人员增加至 231 人，再到 2019 年全市已有 853 名口腔病防治人员从事口腔公共卫生工作，这支由市、区级口腔病专业防治机构、社区卫生服务中心组成的三级口腔公共卫生队伍一直在扩大充实，成为国内最大的口腔公共卫生专业队伍，为上海市民的口腔健康保驾护航。顺应新时代发展要求，2018 年上海市口腔病防治院与时俱进、传承创新，在上海市三级口腔病防治网络的基础上，成立"上海市口腔病防治联合体"，进一步加强医防融合。联合体成员单位已开展联合招聘、双向多点执业，实现联合体单位的多次远程会诊，并在联合体成员单位间开展了走访协调，促进市级优质口腔医疗资源下沉，提升基层口腔诊疗服务能力，更好地守护上海市民的口腔健康。

口腔病防治网络队伍的能力提升始终是上海市口腔公共卫生工作的重点，加强口腔公共卫生人员的培训和培养是提高口腔公共卫生服务能力和水平的重要举措。作为口腔公共

卫生网络队伍的核心力量,上海市一直重视对各区县牙防骨干的培养。1994 年至今,已连续 28 年举办由各区县牙防负责人和骨干参加的市级牙防骨干培训班,不断提高各区县牙防骨干的工作能力和素质。在上海市立牙病中心防治所(后上海市口腔病防治院)的指导下,区级口腔病防治机构也开始开展对社区基层牙防人员的培训。随着时代的发展,培训形式和内容不断丰富,培训范围逐步扩大到覆盖全市所有口腔公卫人员。上海市口腔病防治院从 2004 年开始举办国家级继续医学教育培训班,已连续 19 年举办全市口腔公卫人员国家级和市级继续医学教育班,参加学员也从 100 余人逐年增加至近 300 人。从 2016 年上海市口腔病防治院与上海市口腔医学会口腔预防医学专委会、上海市预防医学会口腔卫生保健专委会联合举办“促进全生命周期口腔健康·口腔预防国际论坛”暨国家级继续教育《口腔预防与疾病管理技术学习班》开始,全市口腔公卫人员继续教育班都会邀请国内外知名专家作为主讲嘉宾,从多层面、多维度讲授口腔疾病预防的新进展、新观点,开阔基层人员的视野,传导新形势下多学科合作共同参与全人群全生命周期口腔健康管理的新理念,为各区口腔公卫人员提供更高级的学习、交流的平台,推动上海市口腔公共卫生学科的发展及基层工作能力建设,全面提升上海市口腔公卫团队的核心竞争力和国内外影响力。为规范开展基本口腔公共卫生服务,统一口腔健康检查标准、口腔预防适宜技术,提高基层口腔公卫服务质量,2016 年上海市口腔病防治院建成全市口腔公共卫生规范化培训基地,对各区牙防所及社区卫生服务中心从事口腔公卫服务的医务人员系统地开展以口腔健康检查、口腔预防适宜技术、口腔健康教育规范化为主题的理论和临床操作岗位培训,要求全市所有口腔公卫人员逐一培训持证上岗,之后每年对新增社区口腔公卫人员开展规范化岗位培训,并定期开展各区牙防骨干实操培训以及基层人员强化培训。2016 年～2022 年共完成覆盖全市 16 个区的 5 次区级骨干培训、79 场次社区基层人员理论和操作培训,培训合格 780 人,为每位培训合格的人员发放了合格证书。持续深入的市级岗位培训,不断提升社区口腔公共卫生人员整体水平,保证了全市各区均能提供规范化、同质化的服务,为口腔公卫服务实现高水平、高质量夯实基础。多形式、多渠道、全方位的培训体系,为上海市口腔公共卫生网络队伍建设作出了积极的贡献。

2. 口腔公共卫生运行机制和内涵建设不断深化

上海着力把口腔公共卫生纳入各级政府和卫生部门的规划和计划中,成为公共卫生的重要组成部分。上海市卫生行政部门出台了《2000 年上海市口腔预防保健规划目标(试行)》《上海市学生龋齿、牙周疾病综合防治方案》《上海市一级医院预防保健工作规范(试行)》(含牙病防治)、《上海市社区综合防治工作方案(试行)》(2004 年,含口腔卫生部分)、《关于在本市中小学和托幼机构开展“医教结合”工作的指导意见》等一系列口腔公共卫生行政管理文件,明确了上海市口腔公卫工作目标管理要求。上海市立牙病中心防治所(后上海市口腔医院)最先在国内提出城市牙防工作标准化要求,1992 年起草并由市卫生局下发《上海市牙病防治先进区标准及评定方法》,提出了设分值考评方法,对我国制订牙防先进区县的考核评定方法产生了积极的示范作用。上海共有 13 家区县级单位被原卫生部授予《全国牙病防治先进县(区)》称号,是全国获此殊荣区县最多的地区。2009 年《上海市儿童口腔健康现状和对策研究》项目获得上海市人民政府政策咨询三等奖,提出的建议也被市妇女儿童工作委员会采用,将学生龋失补充填构成比、15 岁牙周健康人数百分比两项指标纳入《上海市儿童发展"十二五"规划》政策文件中。口腔公共卫生工作纳入政府的政策文件,也即得到政府部门强有力的政策保障。通过上级行政部门的政策支持以及多个重大口腔公共卫生项目的实施,推动上海口腔公共卫生事业稳步高效发展,同时也建立了多部门协作长效机制。除了与教育部门的合作更加紧密,与民政部门在口腔健康促进工作方面的合作也日益顺畅,多部门良好的协作也为口腔公共卫生工作的顺利开展夯实了基础。同时上海市口腔医院通过会议协调机制,加强上海三级口腔病防治网络内部的沟通,每年召开"年度上海市口腔公共卫生工作会议""季度上海市牙防系统院、所长、书记联席会议""各区县牙防科长双月例会",强化工作过程管理,组织运行顺畅,保证了全市口腔公共卫生工作有序稳定开展。

　　上海也是国内最先完成省级牙防工作规划、规范和监测编制工作的地区。根据《中国口腔卫生保健规划目标(2004—2010 年)》文件精神和上级领导要求,上海市口腔医院先后完成了《上海市口腔卫生保健中长期规划(2004—2015 年)》《上海市市、区、社区级口腔病预防与控制工作规范》《上海市社区口腔病防治监测工作方案》等系列牙防业务管理指导性文件的起草编制工作,获得了当时卫生部和全国牙防指导组的称赞。同时与时俱进,修订牙防工作技术与管理要求,编制《上海市社区口腔预防保健记录卡(学生用)》《上海市社区口腔预防保健记录卡(成人用)》《上海市社区牙防工作系列表格》《上海市牙防工作人员手册》《上海市牙病预防保健工作常规考核内容与方法》《口腔公共卫生建设与绩效评估》。在调研各区口腔卫生服务实施情况的基础上,制定了《上海市口腔病预防与控制工作规范》《上海市社区预防保健技术规范(口腔卫生部分)》《上海学生口腔卫生保健服务规范》《社区卫生服务中心口腔病防治服务规范》《生命早期 1 000 天口腔健康管理工作规范(修订版)》等规范,完成了《上海市预防保健综合监测方案(口腔卫生部分)》《上海市口腔预防消毒管理基本要求(试行)》《新冠肺炎疫情期间入校开展口腔公共卫生工作防控方案》等,提出了口腔病综合防治管理和技术规范要求,促使上海口腔公共卫生工作建立有目标、有计划、有落实、有监督考评的良性运行机制,加强上海口腔公共卫生工作目标管理。

　　为促进上海口腔公共卫生工作内涵建设,2010 年上海开展对口腔公共卫生工作的全面绩效评估,初步提出了各级口腔病防治机构的职责、任务和考评标准。绩效评估的实施有效推进了上海各区的口腔公共卫生工作的开展和落实。2016 年为适应新时代要求,进一步保障基本口腔公共卫生服务质量,规范管理各类口腔公共卫生项目,发挥基层口腔病防治机构参与口腔公共卫生工作的积极性和创造力,使居民最大限度地受益,上海市口腔病防治院本着"公开透明、广泛参与、交叉督导、促进交流"的工作原则,在征求了市卫健委意见的前提下,进一步建立完善三级口腔病防治网络的评价机制,在全市口腔公共卫生系统开启了新的综合测评方案,客观评价各区口腔公共卫生工作效果。每年联合各区牙防专业机构成立上海市口腔公共卫生工作联合督导组,采取各区交叉督导、监测与考核相结合的方式,每年 2 次对各区的口腔公共卫生工作的开展进行督导考评,并对居民口腔健康状况进行监测。在测评指标中,将口腔健康检查、口腔健康教育和口腔适宜技术的普及率作为重点指标推向社区,此项举措增强了基层人员参与牙防工作的主动性。测评方案加大了对口腔健康教育的考评力度,也促进口腔健康教育作为重要的一级口腔预防措施,成为上海基层牙防系统新的特色。为推动口腔公共卫生系统可持续发展,综合测评方案中还加入了参加国内外学术交流会议和科研工作的奖励和加分,提高了区牙防所参与国内外交流以提升自身核心竞争力的积极性。通过每年对全市各区进行科学、客观的综合测评,推动了各项工作的落实,提高了基层口腔公共卫生服务水平,促进全市口腔公共卫生工作持续健康地发展。

(上海市口腔医院　曾晓莉)

参考文献

[1] 李存荣,沈霖德.上海牙防服务管理模式的演变与思考[J].广东牙病防治,2003,(01):27-29.

[2] 卞金有.口腔公共卫生[M].第1版.南宁:广西科学技术出版社,2018:458-465.

(二) 口腔健康科普事业持续发展

从1946年成立以来,上海市口腔医院始终以提高上海市民口腔健康水平为己任,致力于通过口腔科普宣传教育提高广大群众的口腔健康意识,促进群众口腔健康状况的改善。从针对儿童开展口腔科普宣传教育起始,随着社会和经济的发展,口腔健康科普宣传的广度和深度与时俱进,到近年来面向全人群和全生命周期开展口腔健康科普教育系列活动,建立了口腔科普宣教的长效机制。上海市口腔医院组织并推动全市三级口腔病防治网络共同发展口腔健康科普工作,常规化、规范化的口腔健康科普教育作为重要的一级预防措施,已覆盖全市所有街道、社区、学校,形成具有上海特色的口腔健康科普宣教品牌。为贯彻"口腔健康科普先行"的理念,重视预防为主、关口前移,充分发挥口腔健康科普宣传先导作用,多年来在全市所有区组织开展"9.20"全国爱牙日科普活动、"6.1"儿童口腔健康科普宣传日活动、口腔健康科普公益大讲堂、"健康口腔、幸福家庭"活动、上海市少儿口腔健康科普节、口腔健康教育强化推广活动、"健康口腔　微笑少年"活动、口腔科普演讲大赛等多种形式、不同特点的系列活动。口腔科普系列活动覆盖全市,以全国爱牙日为高潮,以社区基层为重点,关注全生命周期不同阶段的口腔健康问题,针对儿童、老年人、残障儿童、孕妇、职业人群等不同人群开展精准化科普宣传,积极营造良好的社会氛围,提高了上海市居民维护口腔健康意识,并促进民众口腔健康行为习惯的养成。上海市口腔医院、各区口腔病防治机构、社区卫生服务中心采取点面结合的方法,在辖区内开展广覆盖、多频次的口腔健康科普宣教活动,不断推动上海口腔健康科普事业高质量发展。上海市口腔医院带领的全市口腔公共卫生团队在口腔健康科普上的辛勤付出,也获得了社会的广泛认可,上海市口腔医院于2019年度、2020年度获得上海科普教育创新奖提名奖,并成为全国口腔健康指导中心。

1. 科学培训打造科普队伍

为使上海口腔科普宣传更加规范化,科普内容更具科学性,上海市口腔医院与中华口腔医学会合作举办了两次针对全市口腔公共卫生网络队伍的口腔健康教育规范化培训,会上由中华口腔医学会口腔科普教育专家进行了口腔健康科普宣传规范化培训和示范课演示，累计培训人员达到 556 人次，使得全市口腔公共卫生团队的科普宣传能力大大提升。每年市口腔医院、区口腔病防治机构对作为口腔健康科普一线宣传者的社区医生和学校卫生老师开展口腔科普的规范化培训，指导他们使用统一的口腔健康科普教材，针对全人群全生命周期传播正确的口腔科普知识，避免了大众科普的不专业性，上海口腔科普宣传步入规范化、标准化的新阶段。为激发全市口腔医务工作者的科普宣传热情，进一步提高科普宣传能力，上海市口腔医院主办三届"上海市口腔健康科普演讲展评"活动，并得到全市各区的积极响应，每年都有近百名卫生及教育工作者报名。2018 年，经过市级培训的嘉定区牙防所选手获得全国医务工作者科普演讲大赛第一名；2019 年，大赛产生的优秀选手参加华东大区和全国赛区的展评活动，最终 7 人分获华东赛区"科普之星""科普先锋""科普达人"称号；2021 年，大赛选出的优胜选手参加全国健康科普演讲交流华东大区活动，最终 3 人分获"科普之星""科普精英"和"科普先锋"称号。至 2021 年上海已打造了一支 700 余人的市、区、社区三级口腔科普专业宣传队伍，其中 30 余名科普宣传员参加中国牙病防治基金会主办的口腔健康推广大使培训，经过培训考核，被授予"口腔健康银牌大使"和"口腔健康推广大使"称号。

2. 科普品牌活动贯穿全年

为普及口腔健康知识，提高广大市民对口腔健康的重视，从 1989 年开始上海全市已连续组织开展 34 次爱牙日系列活动，为广大市民提供口腔健康科普宣教服务。每年的上海市"9.20"爱牙日主题科普宣传活动，均由上海市口腔医院组织全市各大医院口腔医学专家，推广普及口腔健康知识。市级爱牙日系列活动还通过电视节目以及网络微访谈向市民传播口腔健康知识，广受市民好评。同时，全市各区以社区卫生服务中心为主体，在各街道、居委举办爱牙日宣传活动。本活动每年覆盖全市所有街道，参与医务人员达 2 500 名以上，设置约500 多个宣传点，为 3 万余名市民提供口腔健康科普宣传服务，发放宣传资料 7 万多份，并在全市逾 2 500 所学校开展科普活动，覆盖近 70 万名学生。依托三级口腔公共卫生网络与教委的长期良好合作关系，全市各区每年开展主题不同的"六·一"儿童口腔健康科普宣传活动，至 2022 年已连续开展 43 次。每年由近 3 000 名医务人员对全市约 70 万学生开展口腔健康科普宣教课，开展卫生老师口腔健康科普宣教规范化培训近 3 000 人次，展示宣传海报1 800 余张、发放宣传折页 18 万张、制作近 1 100 个宣传板报。2010 年上海市口腔病防治院成立院内口腔健康讲师团，连续 13 年在全市所有区开展"口腔健康科普公益大讲堂"活动，以全生命周期为目标，覆盖工人、学生、白领、中老年人、残障儿童、孕妇等各阶层市民，由医院口腔专家亲自做客讲堂，生动地为市民宣讲口腔健康知识，同时有资深的口腔医生送医上门，现场为市民进行口腔健康检查及咨询，至今共计开展 240 场，惠及市民逾万人。

3. 开拓途径实施精准宣教

除了常规口腔科普活动，上海市口腔医院还通过特色活动针对不同人群各自特点开展精准化科普宣教，关注全生命周期的宣教体系，促进全人群口腔健康行为习惯的养成，推动上海市口腔健康科普事业科学发展。

儿童口腔健康是口腔科普宣教的重中之重，为培养广大儿童和家长更为专业的口腔健康自我管理能力,营造全社会关注青少年儿童口腔健康的良好氛围,在市卫健委和市教委的指导下,从2016年开始市口腔医院联合各区连续七年主办上海市少儿口腔健康科普节。科普节系列活动以多种形式开展,包括网络公开课、网络知识竞答、童谣征集、定制动画、发放爱牙护齿口腔包及录制音频广播和亲子视频。每年活动覆盖百余所学校,参与活动学生、教师和家长逾10万人,有效地扩大了儿童口腔科普宣教覆盖面和影响力。首届"上海市少儿口腔健康科普节——口腔健康演讲大赛"活动参加医学伦理学会科普成果评比,最终获得"医学伦理科普优秀成果奖"。2017年"健康口腔　微笑少年"活动共招募全市216名志愿者,培训口腔健康科普宣传技巧,并为每位志愿者配备了口腔健康科普工具包。志愿者们使用统一的规范化口腔健康科普材料为学生上课,讲解口腔相关知识。活动覆盖277所小学,针对20 992名一年级新生开展规范化口腔健康教育系列活动,包括学生口腔健康检查、家长问卷调查、规范化口腔健康教育课、爱牙小实验等,并发放了84 621份口腔健康宣传画报和折页。另一特色项目上海口腔健康教育强化推广试点活动,在一年的活动期发放口腔健康宣传折页80 269份,使用规范化科普课件对167所学校1 237个班进行口腔健康科普宣讲,听课学生数为40 947人。

上海市不断拓展口腔健康科普宣传途径,2012年在青浦区香花桥镇作为卫生部项目示范点基础上,采取延展项目效用的方法,在全市范围组织开展"健康口腔　幸福家庭"项目,以家庭为科普切入点,在每个区县均建立200户口腔健康示范家庭。上海市口腔医院设计编印了"口腔健康示范家庭标准"宣传海报1 000张,"健康口腔　幸福家庭"口腔健康保健手册11 000本,10 000个印有"示范家庭标准"的宣传杯、健康口腔示范户的门贴,以及各区县在示范小区悬挂宣传横幅,营造示范小区舆论氛围。至2014年全市共完成5 400户、140 037人的口腔健康科普干预,开展口腔健康科普讲座73次,口腔公共卫生人员入户口腔健康科普指导2 805户家庭。

4. 全媒体平台扩大影响力

在加强利用报刊、电视、广播等传统媒体开展口腔健康科普的基础上,上海市口腔医院结合新媒体平台优势,开辟了口腔健康科普微信公众号,不断推送原创口腔科普知识,至2021年底总计发布科普文章800余篇,总关注人数38.96万人,总阅读量超65万人次。同时利用知名视频网站、微博、抖音等新媒体平台,持续推送原创科普,在线直播口腔科普讲座,最高观看量超40万人次,在全市范围内获得良好反响。上海市口腔医院制作的儿童口腔健康科普系列视频,推广到全市学校,增加了口腔科普宣传途径及受众范围。为扩大上海口腔科普宣传在国内、国际的影响力和覆盖范围,由上海市口腔医院和上海教育报刊总社联合主办的《康复·口腔健康》杂志,具有国内国际正式刊号,面向全国发行,是国内唯一正式出版的口腔健康类科普杂志。杂志以口腔健康知识内容为主,受到业内一致好评。《康复·口腔健康》杂志自2016年秋季创刊,至2021年年底已连续出版20期,刊发口腔健康科普稿件超过460篇,发行量接近7万册,覆盖上海口腔公共卫生三级网络、部分学校、社区及全国近千家口腔医院及诊所。上海市口腔医院还拍摄13部电视专题片(总片长440分),编写11本口腔科普小册子,出版一套《口腔卫生保健丛书》(共5册),免费向全国县级以上单位寄送《牙齿保健之友》科普小册子 102 期,每期约 5 000 册,并连续四年开展上海市家庭口腔宣传包发放工作,直接受益家庭超过 320 万户。

(上海市口腔医院 曾晓莉)

(三) 口腔健康信息化系统构建和应用

1. 上海口腔健康信息化背景

1971 年 WHO 提出,各个成员国应根据本国口腔健康情况建立一个口腔健康信息系统,之后美国、英国等发达国家,甚至泰国、巴西等国也陆续建立了口腔健康数据库,为本国制定相应的口腔公共卫生政策提供坚实的科学依据。

我国的口腔健康信息化建设较晚,虽然从 1983 年就开始了第一次全国口腔健康调查,但历次口腔健康调查的数据库均没有向社会公开发布。调查发现,我国龋病和牙周病患病率高,影响居民的口腔健康和全身健康,尤其是儿童龋病对生长发育的影响极大。2005 年,第三次全国口腔健康流行病学调查发现,乳牙患龋率为 66%,儿童龋齿成为严重影响我国儿童身体健康的公共卫生问题,2008 年我国政府开始组织第一个全国性的儿童龋病干预项目《中西部儿童口腔疾病综合干预项目》,开始建立了第一个全国各承担单位都参与建设的数据化信息报送系统。

我国在 2009 年开始启动居民口腔健康档案建设,卫生部同年发布了《规范城乡居民健康档案管理》中明确提出:逐步建立电子健康档案信息系统。各地要积极创造条件,根据卫生部《健康档案基本架构与数据标准(试行)》[卫办发(2009)46 号]、《基于健康档案的区域卫生信息平台建设指南(试行)》和相关服务规范的要求,逐步推进建立标准化电子健康档案。鼓励以省或地级市为单位研究开发相关信息系统。2010 年 11 月,卫生部在上海发布了"十二五"卫生信息化建设的总体框架和基本目标,即"3521 工程","3521 工程"主要是建设国家、省、地市县 3 级卫生信息平台,加强公共卫生、医疗服务、医疗保障、药品监管和综合管理等 5 项业务应用,建设居民电子健康档案、电子病历等 2 个基础数据库和 1 个专用网络。

上海市在 2011 年初启动医改的基础性工作之一"健康信息网"工程,旨在通过建立市区二级平台及其应用系统,实现全市所有公立医疗卫生机构的互联互通,实现各业务信息系统在平台上的数据整合,动态形成个人健康档案,实现健康档案的共享服务,进一步拓展基于健康档案的各类业务综合应用,支撑医改以及卫生事业发展,服务市民,服务民生。上海市"健康信息网"电子健康档案建设,最终目标是实现人人享有健康档案,以及"记录一生、管理一生、服务一生"。

2. 上海口腔健康信息化历史

根据第三次全国口腔健康流行病学调查,我国乳牙患龋率为 66%,上海市却高达 71.7%,口腔公共卫生经费及专业的口腔预防人力资源严重不足,服务无法达到广泛覆盖。调查显示,79.3% 的龋齿集中在 1/3 儿童中,只要通过对高危人群展开针对性的干预措施,可以有效地改善整个学生群体的口腔健康状况。而通过口腔公共卫生信息化,可以快速高效地对高危人群进行筛检定位,并针对性地实施相关的干预措施,能达到早发现早治疗的目的,从而提高整个学生人群的口腔健康状况,使得学生口腔健康状况能够和上海国际大都市的地位相匹配。

当时,上海市第二轮卫生信息化建设项目中重点将建设儿童青少年健康管理系统,但对学生发病率最高的口腔疾病,却缺乏内容。作为全市口腔公共卫生管理的执行主体的上海市口腔病防治院预防处于 2010 开始启动口腔公共卫生信息化的项目。在时任主任李存荣的带领下,预防处徐玮医生牵头公司负责研发了一期项目《上海市学生口腔健康建档与月报》,整个系统的构建从第一稿的设计经过 6 个月 18 个版本的迭代,于 2010 年 10 月正式上线,向全市所有区县口腔公共卫生机构以及社区卫生服务中心推广应用。整个一期项目从 2010~2015 年经过 5 年 33 版本的改进,主要完成学生口腔健康数据数字化采集,建立了 3~18 岁学生口腔健康以时间序列为坐标轴的动态数据库,同时完成各项口腔健康业务报表全流程的数字化管理。

2014 年,为了将口腔健康管理人群进一步扩大覆盖范围,又进一步启动开发《上海市居民口腔健康管理系统》,该系统以社区家庭为单位,覆盖整个社区人群,并根据不同年龄段的口腔健康需求及特点,加入了家庭社会经济背景信息,成人牙周、义齿修复情况的口腔数据,以及个人对口腔健康知识掌握情况、日常口腔健康行为以及对口腔健康的态度等信息。同时还创新性加入了居民口腔健康自我管理及评价系统,这套系统能够个性化发现居民在自我健康管理时问题,并给予正确权威的指导,并且追踪评价干预效果。可以说《上海市居民口腔健康管理系统》建成,使得上海市的口腔健康管理信息化覆盖了整个人群,达到国家提出的"一人、一生、一档"的要求。

2015 年,刘月华院长主持的《上海市学生口腔健康管理大数据应用平台建设》项目获得上海市经济和信息化委员会 127 万元的信息化发展专项资金支持,正式开启了上海市口腔公共卫生信息化建设的二期及三期项目。自 2015 年开始,经过 3 年跨越式的发展,于 2017 年完成所有预定目标,同时还新增了近十个功能,完成包括数据采集、数据归集、健康追踪、质量监控、业务报表、人员管理、业务培训、数据分析、高危筛查、决策分析等在内的全业务流程信息化改造,顺利通过上海市经信委的结题评审。

2018 年起,按照中共中央、国务院《"健康中国 2030"规划纲要》,国务院《中国防治慢性病中长期规划(2017—2025 年)》,《国务院办公厅关于促进和规范健康医疗大数据应用发展的指导意见》(国办发〔2016〕47 号),《关于推进本市健康服务业高质量发展加快建设一流医学中心城市的若干意见》(沪府发〔2018〕25 号),上海市卫生和计划生育委员会《"健康上海2030"规划纲要》等文件要求,依托上海市卫生和计划生育委员会牵头指导下开发的"健康云"平台,上海市口腔病防治院与万达信息合作开发"上海健康云"端口腔健康数据服务,实现医疗机构、公共卫生专业机构和社区卫生服务中心间的口腔健康管理数据整合、共享与业务协同,为上海市居民提供统一的口腔健康服务入口。2019 年末,该项目已基本完成开发及测试,随时可以为广大市民提供口腔健康数据查询服务及相关门诊预约服务。

截至 2019 年末,上海市学生口腔健康管理及数据应用系统已积累逾 500 万条记录,市级、区级和社区卫生服务中心均已利用该系统为各类项目及报告提供相关数据，提高工作效率及水平，切实为促进学生口腔健康服务。

上海市口腔公共卫生工作从建国初期至今，一直走在全国前列。2010 年在国内基本还是空白的口腔公共卫生信息化领域，作为上海市口腔公共卫生执行主体单位，先知先觉，率先在该领域进行探索，并快速在全市各个区县及社区推广应用，当年即通过该系统收集到近 20 万的数据。随着三期项目的完成，上海市口腔公共卫生大数据平台正式建成，口腔健康管理的信息化程度领先全国。

3. 上海口腔健康大数据平台简介

现有的医疗领域的信息化设计主要是自上而下的设计，目的是形成各种报表数据给管理者和决策层参考使用，所以无法满足基层人员、管理人员、决策人员不同的需求。上海口腔健康大数据平台能够长期稳定运行，胜任学校、社区等多种应用场景，高效推进口腔公共卫生项目的执行。区县及社区客户端完全免费，硬件只需要主流性能的笔记本电脑或台式机，大大降低了基层的配置成本，同时也加快了项目的推进及推广。

整个系统架构以口腔公共卫生业务和科研需求为基础进行设计（图 2 - 2 - 2），同时考虑基层使用人员的不同年龄及计算机使用层次，在系统界面设计上展示出良好的友好性，区县及社区医生不需要频繁集中培训，即可轻易上手，也大大降低了后期维护成本。系统本身也提供了极高的灵活性，在设计之初就预留了很多扩展模块用于之后新增的工作内容。

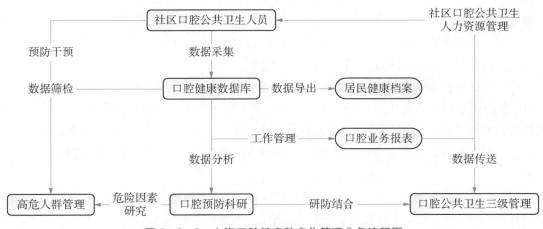

图 2 - 2 - 2　上海口腔健康数字化管理业务流程图

上海口腔健康大数据平台共设计了 3 个层级 5 大系统，10 个功能模块，覆盖数据采集、数据统计、业务报表、质量监控、人员管理、人员培训、项目管理、设备管理、高危筛检、决策分析等全业务流程的内容。主要由数据采集层、工作管理层、决策支持层 3 个模块构成，分别负责数据的采集分析及应用，公共卫生日常工作事项、物料及人力资源的管理及口腔健康筛查、大数据分析及互联互通等功能。该数据系统涵盖了日常预防工作的各项主要内容，大大提高了工作效率，提高了数据的一致性与准确性，获得了各级单位和机构的一致好评。该数据系统由社区口腔公共卫生人员现场采集数据后录入口腔健康数据库，根据用途分别形成居民口腔健康档案和口腔业务报表，并以此为依据进行预防工作管理。在此基础之上形成的口腔预防科研平台有利于口腔健康相关科学研究，并进一步促进口腔公共卫生工作的推进。本系统采用离线操作与加密数据传输，有力保证了数据库和居民隐私的安全。

4. 上海口腔健康信息化应用成果

上海口腔健康大数据平台建成对整个上海市口腔健康管理形态产生巨大的改变，主要体现在以下几个方面。

（1）疾病预防控制：上海市口腔健康大数据平台至今（2021 年）已经拥有 600 余万人次的健康数据，其中 50% 以上的人拥有至少 2 条时间序列的健康信息。通过建立广覆盖的学生口腔健康数据库，对上海市学生口腔健康状况进行个性化管理，同时形成大数据应用基础；同时由于信息处理的自动化，可以改变口腔预防卫生人员以前盲目地开展工作的情况，通过高危人群的筛检技术，能够快速定位高危人群的分布情况，重点采取有针对性的预防控制措施，让有限的口腔卫生资源产生最大的效能。

（2）工作流程管理：通过自动化校对及查询分析功能，减少数据错误及重复劳动，缩短工作流程，提高工作效率。数据的三级管理，也能促使区级及基层人员对本管辖区域的口腔健康情况能够即时详细地了解。同时通过数据的层层质控，也使得最终汇总进入市级数据库数据保持最优的质量；三级网络系统更新是一个自上而下的更新，使得全市的业务数据报表的统计汇总，拥有即时更新的统一口径，使得在各个层面的报表数据始终保持准确统一；对现有口腔公共卫生人员建立一个信息平台（包含人员档案、人员培训、人员工作绩效），合理有效地配置卫生人力及物质资源，并且可以对干预措施的实施进行有效的质量监控；为了响应国家对于常见病的防控要求，将口腔常见病的管理"关口前移，重心下沉"的理念，大力支持基层的口腔病防控信息化技术来提高工作效率。

（3）大样本科研平台：通过信息化改造后，数据库中的个人口腔健康档案能够形成一个 3～18 岁的完整的疾病发生发展史，最终形成一个大样本的口腔疾病研究队列，为后期口腔疾病流行趋势预测和病因学研究提供基础。该系统有望形成一个大样本量、多维因素、低成本、低失访的队列研究数据池，避免数据重复采集，为后续以及跨学科的研究提供良好的平台。

（4）互联网＋智慧医疗：目前，上海市口腔医院也与"上海健康云"合作，实现口腔健康数据的互联互通，不久的将来居民可在"健康云"APP 查询口腔健康报告，并可预约上海市各医疗机构的门诊，实现从数据采集、分析到应用的完整网络，实现医疗机构、公共卫生专业机构和社区卫生服务中心间的健康管理数据整合、共享与业务协同，统筹卫生健康信息惠民资源，为上海市居民提供统一的健康服务入口。

2019 年，上海市学生口腔健康大数据管理平台被评为 2019 中国智慧健康医疗创新成果。我们希望通过口腔健康数据库的应用研究，以上海市学生口腔健康管理及数据应用系统为蓝本，制定一套口腔健康信息处理的规范标准，为将来数据交流、共享提供一个高效的平台。

（上海市口腔医院　徐玮、笪东欣）

(四) 干预后取得效果

全国第二次、第三次以及第四次流行病学调查结果显示,在过去的二十年间,上海市 5 岁年龄组乳牙和 12 岁年龄组恒牙龋病患病水平都呈明显的下降趋势,5 岁年龄组患龋率从1995 年的 78.3％下降到 2015 年的 65.5％,下降了 12.8 个百分点,龋均从 4.76 下降到3.59,下降了 1.17。12 岁年龄组恒牙患龋率从 1995 年的 45.7％下降到 33.0％,下降了 12.7个百分点,龋均从 0.96 下降到 0.65,下降了 0.31(表 2-2-1)。

表 2-2-1　1995～2015 年儿童龋病患病状况变化趋势

年龄组	患龋率(%)			龋均		
	1995	2005	2015	1995	2005	2015
5 岁	78.3	71.7	65.5	4.76	4.17	3.59
12 岁	45.7	34.6	33.0	0.96	0.64	0.65

对比了上海与全国的第三次以及第四次全国流行病学调查结果显示,在过去的十年间,虽然在 2005 年上海市 5 岁年龄组乳牙(患龋率:上海 71.7％,全国 66.0％)和 12 岁年龄组恒牙(患龋率:上海 34.6％,全国 28.9％)龋病患病水平均高于全国水平,但 2015 年上海 5 岁年龄组乳牙龋病患病状况(患龋率:上海 65.5％,全国 71.9％)以及 12 岁年龄组恒牙(患龋率:上海 33.0％,全国 38.5％)均已低于全国患龋水平(表 2-2-2)。

表 2-2-2　2005 年和 2015 年上海与全国儿童龋病患病状况变化趋势对比

年龄组	患龋率(%)				龋均			
	2005		2015		2005		2015	
	上海	全国	上海	全国	上海	全国	上海	全国
5 岁	71.7	66.0	65.5	71.9	4.17	3.50	3.59	4.24
12 岁	34.6	28.9	33.0	38.5	0.64	0.54	0.65	0.86

由此说明,通过一系列举措,包括开展学生龋齿填充、适龄儿童窝沟封闭等基本公共卫生服务项目、不断加强三级牙防网络建设、强化健康教育等,使得上海市儿童龋病整体得到了较好的控制。

在 1995 年～2015 年的 20 年间,上海市 35～44 岁年龄组患龋率从 1995 年的 67.1％上升到 2005 年的 72.8％,此后下降到 2015 年的 60.3％,近 10 年下降了 12.5 个百分点,龋均从 2.24 上升到 2.93,之后下降到 2.02,呈现先升后降的变化趋势。随着上海居民对口腔保健意识的不断提高,局部义齿使用率有着显著的提升,从 1995 年的 6.8％的使用率上升至2015 年的 14.1％,上升了 7.3 个百分点。64～74 岁年龄组患龋率从 1995 年的 68.4％上升至 69.7％,变化不大(表 2-2-3)。

表 2 - 2 - 3　1995～2015 年中老年龋病患病状况以及局部义齿使用变化趋势

年龄组	患龋率(%)			龋均			局部义齿使用率(%)		
	1995	2005	2015	1995	2005	2015	1995	2005	2015
35～44 岁	67.1	72.8	60.3	2.24	2.93	2.02	6.8	8.7	14.1
65～74 岁	68.4	71.7	69.7	2.96	3.03	2.40	12.8	33.0	35.3

注:①患龋率与龋均计算均未包括第三磨牙;②65～74 岁年龄组患龋率和龋均计算只包括龋坏(D)和充填(F),不包括失牙(M)。

　　2017 年起,开展上海市残障儿童口腔健康关爱项目,通过口腔健康检查以及局部涂氟、窝沟封闭、早期龋齿充填等综合防治干预措施,对儿童家长开展口腔健康教育,残障儿童家长口腔健康知识知晓率从 71.2% 上升到 88.5%,上升了 17.3%,提高了家长的口腔保健意识和口腔健康素养,获得良好的社会口碑和满意度。

　　2019 年起,开展上海市职业人群口腔健康管理试点项目,通过综合干预管理,优化服务流程,职业人群口腔健康教育干预后口腔健康知识知晓率从 82.2% 上升到 86.2%,上升了 4%,每天牙线使用率从 15.8% 上升至 19.8%,上升了 4%,每年洗牙频率从 17.3% 上升至 20.1%,上升了 2.8%,职业人群口腔知识知晓率及健康干预后口腔卫生行为均有所改善,为实现全生命周期全人群的口腔健康管理奠定基础。

(上海市口腔医院　虞瑾)

■ 三、口腔公共卫生服务项目

　　上海市口腔公共卫生服务项目主要有基本口腔公共卫生服务和重大口腔公共卫生项目两种形式,前者以政府购买服务形式,由政府提供资金,为市民提供普惠、均衡、长期和基础性的口腔公共卫生服务;后者为特定人群提供阶段性的服务。根据项目来源,上海市口腔公共卫生项目主要有国家级和市级项目两类。上海市参与国家级项目包括"健康口腔　幸福家庭"、全国儿童口腔疾病综合干预项目等,前一项在前文已有介绍,详见本书下篇第二部分第一章。上海市目前已完成第二至四轮"上海市加强公共卫生体系建设三年行动计划"口腔惠民项目,包括上海学生龋齿充填减免实事项目、贫困老年人全口义齿免费修复项目、上海市 3～5 岁儿童免费涂氟防龋项目和上海儿童乳牙早失干预项目。这些项目具有鲜明特色,促进了目标人群的口腔健康,取得了良好社会效果,并为后续长期大规模推广应用奠定扎实基础。其中,学生免费龋齿早期充填已纳入上海市公共卫生基本服务项目,成为上海市民长期受益的项目。3～5 岁儿童乳牙免费涂氟项目有望在上海市继续推广实行。本章重点介绍上海市参与全国儿童口腔疾病综合干预项目情况和历次公共卫生三年行动计划口腔惠民项目。

（一）基本口腔公共卫生服务

自 2011 年纳入市基本公共卫生服务项目以来，上海市持续扩大口腔基本公共卫生服务覆盖面、优化服务内涵、提高服务质量，有效提升服务均等化水平。目前上海市基本口腔公共卫生服务包括在园、在校学生口腔健康检查、龋齿早期充填和适龄儿童窝沟封闭。

上海市长期致力于提升口腔卫生服务广覆盖和均等化。从 20 世纪 50 年代开始上海市向中小学生提供口腔宣传教育、普查普治、采用 7‰氟化钠淀粉糊剂刷牙防龋等服务。自 1958 年开始儿童龋病第一次循环普查普治工作以来，上海已成为国内儿童口腔健康服务受益人数最多的地区。改革开放后，1978 年至今上海已开展 42 个儿童口腔病循环防治，平均每年受益人数 50 万至 70 万，覆盖中小学、幼儿园总人数的 1/4，累计受益儿童约 2 150 余万人，充填 1 020 余万颗龋齿，窝沟封闭 113 万余颗，氟防龋人数近 170 万，对促进上海儿童口腔健康水平不断提升起到很重要的作用。

2007 年～2009 年这三年，"上海学生龋齿充填减免实事项目"纳入《上海市加强公共卫生体系建设三年行动计划》，该项目为上海市 150 万中小学幼儿园的学生和儿童，提供免费口腔健康检查建档、72 万颗中龋以内龋齿充填，推动了"儿童口腔健康检查、龋齿早期充填、适龄儿童窝沟封闭"项目于 2011 年纳入上海市基本公共卫生服务项目，由政府提供经费为上海市儿童实施免费的口腔疾病综合干预措施，有力地保障了儿童口腔疾病防治工作的可持续性和公平性。

纳入市基本公共卫生服务项目后，每年上海全市儿童口腔健康检查覆盖近 2 000 所幼儿园和学校，3～18 岁儿童口腔健康检查近 70 万人，窝沟封闭、局部涂氟、早期龋齿充填等口腔病综合防治措施干预学生人数逾 40 万人，受益人群从本地儿童扩大为包括外来儿童的上海市常住儿童，儿童口腔病防治覆盖范围不断扩大。2020 年学年，全市基本口腔公共卫生服务完成口腔健康检查覆盖 2 057 所幼儿园和学校，3～18 岁儿童口腔健康检查 773 203 人，其中为外来常住儿童口腔健康检查 141 559 人（图 2-2-3）；完成适龄龋高危儿童窝沟封闭 46 825 人，窝沟封闭牙数 129 997 颗（图 2-2-4），其中为外来常住儿童窝沟封闭 11 862 人，窝沟封闭牙数 33 588 颗；口腔综合防治措施干预人数 483 897 人，其中外来常住儿童干预人数 92 416

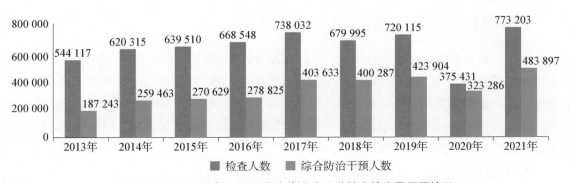

图 2-2-3　2013 年～2021 年上海儿童口腔健康检查及干预情况

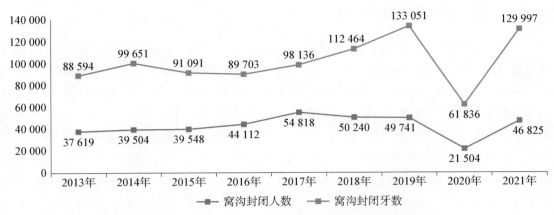

图 2-2-4   2013 年～2021 年上海适龄龋高危儿童窝沟封闭情况

人；在全国率先建立常住儿童口腔健康电子档案，2011 年 9 月至 2021 年 8 月，已累计建档 6 261 830 份。监测数据显示，上海市 5 岁儿童无龋率从 2013 年 36.1％上升至 2021 年 46.3％，同期学生龋齿充填构成比从 38.5％上升至 41.8％（图 2-2-5），学生口腔健康水平持续改善。

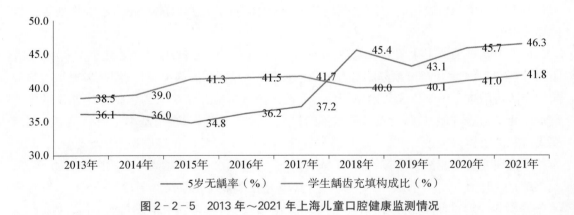

图 2-2-5   2013 年～2021 年上海儿童口腔健康监测情况

（二）口腔公共卫生项目的实施管理

口腔公共卫生项目包含需求调查、项目设计、实施与管理、效果评价等过程。本节主要讲述项目实施与管理。由于口腔公共卫生项目所涉及覆盖面广，参与的机构和人员众多，科学规范的组织管理是项目实施的关键。项目实施管理包括建立组织架构、人员培训、督导质控。上海市先后实施了多项国家和市级项目，积累了丰富项目实施经验，这些项目实施存在共性，因此，本节介绍项目主要实施管理过程。

1. 组织架构

（1）市级项目管理组织：包括市级项目领导小组、项目办和技术专家组。市级项目领导小组通常由市口腔医院行政领导担任,在市卫健委指导下,负责项目重要事项决策和协调管理。市项目办通常设在市口腔医院口腔预防处,负责项目组织实施、督导协调、绩效考核、技术培训、数据处理等管理事务。市专家指导组由市口腔医院以及上海市其他单位相关学科专家组成,负责制定实施方案、技术指导、质量控制和督导考核等。

(2)区级项目管理组织:区级项目领导小组常由区卫健委主管副主任担任组长、区牙防机构主要领导担任副组长,负责辖区内重要事项决策和协调管理。聘请辖区内相关学科专家成立专家指导组,负责辖区内项目技术指导、质量控制和督导考核。项目办公室通常设在区级牙防机构,负责制定辖区实施方案,负责本区人员培训、质量控制、资料收集、数据整理和项目报告上报至市项目办,接受市项目办督导和验收。

(3)项目实施机构:主要由各级牙病防治机构或具备较强口腔公共卫生项目执行能力的社区卫生服务中心负责项目具体实施。

2. 人员培训

人员培训是确保项目顺利实施、提升项目质量的重要措施。培训内容包括理论培训、口腔适宜技术操作、感染控制、健康教育和数据管理等。若实施国家级项目则采用国家项目办提供的培训方案;而实施上海市发起的项目,则由市技术专家组制定标准操作流程,编写培训教材,由市项目办组织培训。培训结束后常规安排考核,考核学员理论和操作掌握程度,确保项目参与人员均掌握项目所需的理论和技能。例如,"上海儿童乳牙早失干预项目"技术专家组编写《上海儿童乳牙早失干预操作指南》,内容包括儿童乳牙早失危害及间隙保持意义、保持间隙应当考虑的有关因素、间隙保持器的分类及操作、固定间隙保持的黏结、戴用间隙保持器后的管理、病史书写规范等内容。项目办先后举办培训会40余次,培训1 000余人次,使口腔预防专业人员掌握乳牙早失的检查与鉴别诊断知识与技能,使儿童口腔及口腔正畸专业人员掌握乳牙早失的诊断标准、间隙保持技术及后期维护。

对于大型复杂项目,由于参与培训的学员众多,常采用分批次或分级的方式开展培训。分级培训通常由市级专家指导组培训区级项目人员,后者再培训辖区项目参与人员。例如,在实施大范围在校学生口腔健康教育项目,区级项目人员接受市级培训后,再开展本辖区的牙防条线医生和学校卫生老师规范化口腔健康教育培训。

长周期项目还可定期开展强化培训。例如,在实施"全国儿童口腔疾病综合干预项目"过程,市技术专家组为所有参加项目的口腔医生作窝沟封闭技术规范的理论培训和现场"一对一"操作培训,及时纠正培训中发现的问题,并向医生进行详细讲解,确保项目能优质保量完成。

3. 督导质控

为确保上海市项目工作按时、按质、按量地完成,上海市开展的公共卫生项目采取听取汇报、查阅资料、随机抽检复查、飞行检查等方式进行质控督导。以"全国儿童口腔疾病综合干预项目"为例,项目办每年在每个项目区随机抽取一所项目覆盖学校进行窝沟封闭质量和口腔健康知识知晓率的督导复查。在市项目办的指导下,各项目区也加大督导自查力度和自查学校覆盖范围,对窝沟封闭脱落学生采取预约至社区卫生服务中心或再次入校等措施重新进行封闭,并对有关医师进行再培训及考核,合格者方能继续参与项目。

采用月报、双月会、召开专题推进会、年度专家中期评估/终期评估等方式掌握项目进度和评估项目质量。月报制度由各区项目办收集、汇总辖区内项目信息和进展情况,提交市项目办。市项目办实行双月例会制度,分析沟通前一阶段项目进展情况,及时解决问题,加强项目实施过程管理。开展受众满意度调查,包括学校家长和卫生老师项目满意度测评,及时反馈和改进实施方案,提高群众满意度。

(三) 全国儿童口腔疾病综合干预项目上海项目区工作

2008 年起,中央财政设立了中西部地区儿童口腔疾病综合干预项目,支持在项目地区建立儿童口腔卫生工作机制,开展儿童口腔健康教育、基层口腔卫生专业人员培训,对适龄儿童进行口腔健康检查、窝沟封闭和局部用氟等。2014 年国家卫生计生委将包括上海市在内的东部省份也纳入儿童口腔疾病综合干预项目中。考虑到窝沟封闭是综合干预项目中技术要求较高的操作,综合各区多年开展窝沟封闭项目的情况,市卫生计生委选定杨浦、嘉定、闵行、黄浦、徐汇、金山、静安(含原闸北)7 个区作为项目目标区。通过项目多年实施,推进了上海口腔公共卫生工作规范化管理水平,提升了口腔公共卫生服务水平,逐步提高上海儿童口腔健康状况。

1. 口腔健康检查和窝沟封闭完成情况

本项目为 7~9 岁适龄儿童(以 8 岁儿童为主)高危人群,提供以学校现场服务为主、社区卫生服务中心口腔门诊为补充的窝沟封闭等口腔预防适宜技术服务项目,圆满完成当年度项目工作指标任务。2014 年~2021 年上海每年的复查率均达到国家项目规范复查率≥1%的指标要求,窝沟封闭完好率均达到国家项目规范的窝沟封闭完好率≥85%的指标要求,口腔健康知识知晓率均达到国家项目规范的学生口腔健康知识知晓率≥85%的指标要求。2014—2021 年度全市项目区共完成口腔健康检查 59 380 人,口腔健康检查覆盖 706 所学校,窝沟封闭人数 46 181 人,窝沟封闭牙数 109 441 颗,取得了良好社会效益。

2. 口腔健康教育情况

在全国爱牙日、"6.1"儿童口腔健康宣传日等口腔健康宣传日节点期间,市项目办指导各项目区采取"点面结合"方法,加强健康教育的频度、广度,深入学校和社区组织开展形式多样的口腔健康教育系列活动,有口腔健康主题专家咨询点活动、口腔健康大讲堂活动、学校家长会、学生班会、电视媒体、广播、网络、展板、宣传折页、宣传画、宣传册、电子屏、横幅、多媒体授课、海报、微信、微博、讲座等十余种健康教育形式,向学生和家长宣传窝沟封闭的相关知识和重要性,引导适龄儿童及家长认识口腔保健的重要性,提高参加口腔疾病综合干预项目的主动性。

2016 年,为解决口腔健康教育存在针对性不强,效果不理想等问题,提升口腔健康教育的效果,上海作为国家项目办口腔健康教育强化推广工作第一批试点区域之一,市项目办和各项目区按照国家项目办要求,对所有参与本项目口腔健康教育的儿童发放《健康口腔从保护牙齿开始》口腔健康宣传折页,共计 80 269 份。使用国家项目办下发的规范化 PPT 和教师指导用书对 188 所学校 1 237 个班进行口腔健康教育授课,听课学生数为 53 992 人,学生口腔健康知识知晓率得到较大提高,实现健康教育规范化和精准化。2018 年开始,上海积极组织所有项目区全面开展"健康口腔助成长"项目,扩大口腔健康教育受益面,至 2021 年已覆盖学校 339 所,发放折页 95 972 份、画册 41 676 份,口腔健康教育活动覆盖学生数为 78 338 人,取得了非常好的社会效益。

(四) 上海学生龋齿充填减免实事项目

1. 项目概况

2007 年 1 月至 2009 年 10 月底,上海市口腔医院在上海市卫生局"三年办"的指导下,全面组织落实和督查《上海市加强公共卫生体系建设三年行动计划(2007—2009 年)》"上海学生龋齿充填减免实事项目"的实施情况。本项目的主要内容是,组织各区县牙防专业人员,用三年时间为上海市 4~15 岁 150 万中小学幼儿园的儿童和学生,提供免费口腔健康检查建档、72 万颗中龋以内龋齿充填减免服务项目。

2. 项目完成情况

2007~2009 年 10 月底,经过三年来全市口腔预防保健专业人员的不懈努力,实际完成口腔健康检查 1 766 575 人(计划任务 150 万),完成 117.77％,完成充填龋齿 796 866 颗(计划任务 72 万颗),完成 110.68％,充填率 43.17％;2008 年 9 月~2009 年 8 月学年报表数据汇总显示,全市口腔健康检查 1 479 所中小学幼儿园,受检人数 845 536 人,充填牙数 320 156 只,充填率 42.93％,充填率达到年度计划目标＞40％要求。

通过对学校 550 位老师的问卷满意度调查发现,家长和卫生老师对开展本项目是认同的,家长对选择在学校开展口腔预防工作认为方便和满意的。

3. 项目效果

(1) 通过本项目实施,提高学生中龋以内充填服务力度,减轻家长陪护学生龋齿就诊的治疗费和误工费,以及学生因龋造成的缺课率。通过本项目实施,上海率先达到了国家 2010 年口腔卫生保健规划"学生龋失补充填构成比 30％"的指标目标要求。

(2) 辐射效应。主要体现在不少区县特别重视将本实事项目纳入区政府的实事工程范围,在组织监管和经费部分拨付上给予充分保障。比如,闵行区卫生局采取卫生和教育联合发文,在确保 10 元/牙补贴基础上,再增加 20 元/颗,与牙防工作绩效考核结合起来,加强项目开展的组织监管;黄浦区卫生局制定了《关于加强和促进社区卫生服务医改管理的若干意见(附:关于社区卫生服务中心预防性临床科室设置的主要目标和职业规范)》,明确了工作职责和分工;金山区卫生局也与教育局联合发文,学校还为牙防医生准备午餐,密切了项目合作关系;浦东新区则采取牙防工作一票否决制;列入区实事工程的还有奉贤区、嘉定、杨浦。

(3) 推进了牙防网底和专业队伍建设进程。自从 20 世纪 50 年代中期开始的牙防网络和队伍建设,业已形成市区县两级牙防网络和队伍,但是网底建设一直较为薄弱。本轮重点建设是组建 1、2 级牙防机构和社区卫生服务中心的社区牙防混合团队,人员由原先 196 人发展到如今 304 人,对健全牙防网底建设产生了积极的促进作用,对提高牙防受益人群覆盖面和服务可及性奠定了组织建设基础。另外,原南汇区卫生局批准筹建独立区级牙防所项目,现并入浦东新区后照常进行。

(4) 带动了上海市口腔预防科研教学与人才培养工作。承担了三项市级课题《上海市儿童口腔健康现状和对策研究》《1～3岁婴幼儿龋齿危险因素分析及早期干预策略研究》《预测指标对大面积筛检龋高危人群的观察研究》,两项局级课题《乳牙敏感性检测与综合防治效果评价》《窝沟封闭适宜技术推广应用研究》,一项与澳门特区儿童牙科医学会合作开展《幼儿口腔疾病临床追踪调查》课题。其中《上海市儿童口腔健康现状和对策研究》课题获得2007年市政府决策咨询研究成果三等奖,《预测指标对大面积筛检龋高危人群的观察研究》课题获得2009年中华口腔医学会口腔医学创新研究奖。

(五) 上海贫困老年人全口义齿免费修复项目

1. 项目概况

上海是我国较早进入老龄化社会的地区,至2010年底,全市户籍人口中,60岁以上人口占总人口的比例为23.4%,65岁以上人口占总人口的比例为16.0%,老龄化程度较高。调查显示,2005年上海市65～74岁老年人群中全口无牙颌率为10.8%,全口牙缺失修复率为96.5%,约3.6%全口牙缺失老人未进行修复。全口无牙颌,严重影响咀嚼功能,并进一步影响营养吸收及全身健康状况,此外还影响面容美观和准确发音,降低了老年人生活质量。

"上海贫困老年人全口义齿免费修复项目"是《上海市加强公共卫生体系建设三年行动计划(2011—2013年)》的建设项目之一,执行时间为2011年1月～2013年12月。该项目是为年龄60～80周岁的上海市贫困(低保、低收入)老年人提供全口义齿免费修复,切实改善贫困老年人的口腔健康,提高他们的生活质量,促进和保障老年弱势群体享有基本口腔健康的权利,同时体现政府的公共卫生服务均等化理念和惠民政策。项目经费由市、区县两级财政共同承担。

2. 项目完成情况

(1) 超额完成预定目标。全市共完成3135副贫困老年人全口义齿免费修复,达到预定目标的104.5%。该项目同时完成了5万余名贫困老年人的口腔健康状况筛查。

(2) 开展老年口腔健康教育模式。项目实施期间开展了形式多样、覆盖面广的宣教活动,通过这些工作的开展,构建和完善了社区老年人口腔健康教育模式。

(3) 促进学科建设。①制订全口义齿筛检基本标准开展培训,规范全口义齿修复服务,提高基层口腔病防治能力。该项目通过制订《全口义齿临床筛查基本标准》《全口义齿临床操作和制作技术规范》并开展全市范围的统一培训,加强了上海市基层医疗单位全口义齿制作服务的规范。通过举办"社区口腔医师临床技术研修班"和直接技术指导,提高基层口腔病防治能力。②加强课题研究,培养学科人才。申报课题2项(其中局级青年课题1项、市医院协会课题1项),培养1名老年口腔公共卫生项目管理人才,6名口腔卫生复合型人才。发表论文1篇。

3. 项目效益

（1）该项目提供免费义齿修复,改善了老年人的咀嚼功能,改变了饮食结构,并且带来面容改变、发音改善等,提高了他们的生活质量,促进和保障了老年贫困群体享有基本口腔健康的权利,具有良好的社会效益和经济效益。

（2）本项目实施促进了上海市公共卫生三级牙防体系的建设,锻炼了口腔公共卫生工作队伍,是"医防结合"开展牙防工作的一次有益实践。项目实施中,与多个部门进行合作,如卫生系统以外的民政、老龄委、居委街道、媒体,卫生系统内部的疾控中心、社区卫生服务中心等,扩大了口腔公共卫生社会网络,积累了卫生系统开展政府公益实事项目的工作经验,为今后进一步开展此类工作打下了基础。

本项目实施明显改善了目标人群的口腔健康状况和生活质量,切实解决上海市老年弱势群体较迫切的公共卫生需求,达到了预期目标,社会效益明显,具有先进性和实用性,值得推广。

（六）上海市3～5岁儿童免费涂氟防龋项目

1. 项目概况

"上海市3～5岁儿童免费涂氟防龋"项目被纳入上海市加强公共卫生体系建设三年行动计划(2015—2017年)惠民项目(编号 GWIV‐11),于2015年11月正式启动。本项目的目标是建立和完善上海市儿童乳牙涂氟适宜技术的应用规范,在上海市3～5岁约30万公立幼儿园在园儿童,开展整群覆盖、多轮循环的氟化钠护齿剂等氟保护剂的应用,降低儿童乳牙患龋率,使上海市学龄前儿童的乳牙龋病高发态势得到有效控制。

2. 项目完成情况

2015年,上海市口腔医院完成了对全市各区县参与该项目的社区卫生中心口腔科医护人员、口腔公共卫生管理人员的培训工作。主要是针对3～5岁儿童涂氟工作的流程、规范、注意事项和报表要求进行了规范化培训。2015年底开始,全市各区县均开展了针对辖区内3～5岁公办幼儿园内儿童的口腔乳牙涂氟工作。

2016年上海市3～5岁儿童免费涂氟情况:全市各区县完成辖区内3～5岁儿童免费涂氟2次,2016年度计划涂氟数297 007人,实际累计完成涂氟人数300 623人,年度累计完成率101.22%;

2017年上海市3～5岁儿童免费涂氟情况:全市各区县完成辖区内3～5岁儿童免费涂氟2次,计划涂氟数297 007人,2017年全市实际累计涂氟人数357 002人,年度累计完成率120.20%,口腔健康教育316 717人,口腔健康状况检查350 455人。

2015年～2017年,全市纳入项目的涂氟总人次达到691 692人次,项目惠及全市3～5岁儿童共计464 041人,其中完成涂氟3次以上的儿童达到172 551人。

3. 项目效益

2017年的5岁儿童患龋率降至62.82%,比2015年下降了2.36个百分点。2017年的5岁龋均值也降至2.64,比2015年下降了0.5。根据2010年上海市人口普查5岁儿童有

140 233 人，估算该项目在 2017 年避免了约 3 309(140 233×2.36%)名 5 岁儿童患上龋齿，预防的龋齿数约 7 万颗(140 233×0.5)。

本项目的总实施费为 1 156 万元，2016 和 2017 年实际累计完成涂氟总人次为 691 692，可推算出每个学龄前儿童每年涂氟两次的平均费用为 33.43 元(1 156 万/691 692×2)。按照上海市现行的医疗收费价格标准和相应的居民医疗保险基金支付比例，一颗患龋病的牙齿的治疗费用约为 127 元，其中医保支付约为 60.5 元。该项目一年可直接节约龋齿的治疗费用为 890 万元(7 万颗×127 元/颗)，节约医保支出为 424 万元(7 万颗×60.5 元/颗)。因此，无论从社会角度还是从医疗系统的角度来看，在上海市推行学龄前儿童每年涂氟两次两年共涂氟四次的措施都将是具有较高成本效益的。

本项目是在国际上和全国范围内第一次对幼儿园学龄前儿童开展整群干预、全域覆盖的氟化钠护齿剂的应用，为改善上海市儿童的口腔健康状况提供一条有效的途径和方法，有利于促进上海学龄前人群的口腔卫生状况，并对全国其他发达地区应用氟保护剂的防龋工作起到示范作用。

（七）上海儿童乳牙早失干预项目

1. 项目概况

替牙期是儿童牙列的替换、咬合关系的建立及咀嚼功能的协调的关键时期。乳磨牙早失可能导致恒牙牙弓长度减小，覆牙合加深，减低咀嚼效率，影响颌骨正常发育，增加牙列拥挤、牙齿错位或埋伏以及牙弓不对称的机会。上海市儿童乳牙患龋率较高，因龋早失的比例也较高，如何合理管理乳牙早失后的间隙、预防错牙合畸形发生是口腔公共卫生及临床医务人员面临的重要问题。研究证明，乳牙早失后及时佩戴间隙保持器，继承恒牙能萌出到正常位置，有效率达 96.6%。间隙保持器还可用于预防错牙合畸形继续发展，降低恒牙期正畸的治疗难度。

"上海儿童乳牙早失干预项目"的总体目标是通过对 6~9 岁替牙期儿童乳牙早失患儿及时间隙保持器干预治疗，有效控制乳牙早失后牙列间隙，诱导正常牙牙合的建立，预防错牙合畸形的发生。此外，通过培训，使基层口腔专科医生掌握乳牙早失后的干预措施与治疗技术，普及乳牙早失的预防与及时干预理念与知识。本项目为上海市加强公共卫生体系建设三年行动计划(2015—2017 年)(编号 GWIV-12)，上海市级财政共计拨专款 280.4 万元，项目区配套经费共计 84.21 万元。

2. 项目完成情况

(1) 儿童乳牙早失间隙干预。市口腔病防治院联合 13 家合作单位通过对各辖区 380 余所学校 21.5 余万在校学生初筛，筛选人数 5 700 余人次进入区级牙防所开展二级精细筛选。各区县累计已完成乳牙早失干预治疗，制作间隙保持器 2 133 副，完成全部任务的 107%。目前，各区县牙防所正有序开展间隙保持患儿的复查随访工作，对恒牙已正常萌出的病例开展后续监测与保持器及时去除工作。为保障项目开展质量，市项目办定期开展督查，对部分区县开展乳牙早失干预质量督查及患儿家长满意度电话回访。随机抽取 5 个合作区县，10 个小学,检查乳牙早失干预初筛覆盖率,已完成间隙保持器的制作质量,对该区内已完成乳牙早失干预患儿家长进行了随机电话回访,了解对本项目及参与医护技人员的满意度调查,家长满意率达 95% 以上。

（2）儿童乳牙早失干预适宜技术推广与培训。儿童乳牙健康维护、早期错𬌗畸形预防与控制技术的推广与培训,也是本次三年行动计划的重要内容之一。2016~2017 年,已完成两次全市层面专业技术人员培训,编写并下发《儿童乳牙早失干预治疗规范与诊疗手册》。在两次口腔公共卫生国家级医学继续教育学习班中,开展儿童乳牙间隙干预与间隙管理相关知识主题培训,参与听课人员超过 500 人次。各合作单位分别组织开展本单位及所在区县基层口腔医务人员相关内容培训与操作指导,做到项目参与专业技术人员全覆盖,累计培训次数超过 40 余次(各区县累计),培训人员 1000 余人次。

（3）儿童口腔健康教育。为提高家长、老师、儿童对口腔健康的重视程度,宣传规范的口腔保健知识,尤其是儿童乳牙健康维护及错𬌗畸形早期预防与干预知识,上海市口腔病防治院及所有 13 家区县均已开展各种形式的儿童乳牙疾病预防健康教育与宣传活动,宣传形式包括张贴海报、发放宣传单页、微信(网络)平台、区县电视媒体、青年报(网络版)、电台等。累计开展健康宣教活动 250 余场,惠及学生、家长、老师等,累计健康教育受众超过二十九万人次。

3. 项目效益

通过本次项目,为 2000 余位儿童进行乳牙早失间隙干预治疗,制作间隙保持器 2133 副。每个间隙保持器的制作成本约为 680 元(含临床治疗、技术室加工、护理配合、后期复查费用),平均治疗疗程 2 周,治疗后每三个月定期随访即可。操作相对简单,且为非损伤性。如果这些患儿乳牙早失未得到及时治疗,近期可能导致继承恒牙异位萌出、萌出障碍;远期可因为邻牙异位造成中线偏移、间隙丧失,覆𬌗覆盖加深等错𬌗畸形症状,甚至颜面部畸形,严重影响儿童的生长发育与身心健康。有文献报道认为:乳牙早失未及时干预,发生恒牙列错𬌗畸形的机会比无乳牙早失者多 3~4 倍。如果这些儿童后续接受正畸治疗,疗程需要1.5 年~2 年,每人治疗费用 2 万~2.5 万,2000 人合计治疗费用高达 4000 万~5000 万,两者治疗费用及治疗时间之差数十倍。为 2000 名乳牙早失患者提供及时的间隙控制与被动咬合诱导治疗,保持牙弓长度,预防,可避免或者减少日后进行复杂正畸治疗甚至外科干预的可能性,可大大降低患者和家长的经济和时间成本。

项目在开展过程中,重视基层专业技术人员培训,撰写《上海儿童乳牙早失干预操作指南》,开展授课、讨论、示教,累计培训 40 余场次,培训专业医护技人员近 1000 人次,对提升区县牙防机构及社区卫生服务中心儿童口腔疾病治疗与保健专业能力与专业水平,起到了有力的推动作用。项目在开展过程中,积极拓展儿童口腔健康宣教途径和方式,传统宣传与新媒体、新形式相结合,累计开展各类口腔健康活动 270 余场次,惠及群众 29 万余人次,对提升上海市民口腔健康保健意识,尤其是儿童乳牙保健与乳牙间隙管理,具有积极的推动作用。

（上海市口腔医院　张皓）

第三部分

口腔病防治二级网络单位管理

上海市口腔病防治工作主要由 11 个区级口腔病防治专业机构和 5 个区级疾病预防控制中心作为二级网络单位来承担。贯彻"政府主导，社会参与，预防为主，防治结合"的口腔病预防与控制总思路，执行上海"政府主导、各级预防保健机构业务指导、社区卫生服务中心执行主体"的指导原则，在上海市区级卫生行政部门的领导下以及市口腔医院的指导下，区级口腔病防治专业机构负责辖区内口腔公共卫生工作的业务指导和监管，夯实"市—区—社区三级口腔公共卫生工作网络"网底建设，以社区为范围、家庭为单位、口腔健康为中心、儿童老人为重点、全生命周期服务为宗旨，组织社区卫生服务中心提供基本和重大口腔公共卫生服务，建立了区级口腔病综合防治服务新格局，促进居民口腔健康水平的持续提高。

1. 区级口腔病防治单位主要职责

研究和制订辖区年度口腔病防治工作计划、各类口腔公共卫生项目实施方案；组织和指导各社区卫生服务中心开展口腔病综合防治服务工作；对社区卫生服务中心口腔病防治专业人员定期开展业务培训和技术操作指导；督导、考评社区口腔病防治工作实施情况；对社区工作原始数据进行二级质量复核和质控，汇总形成区级月度、年度工作报表，上报上级行政部门和市口腔医院；开展本区口腔健康监测工作，协助上级开展口腔健康流行病调查，掌握本区口腔病流行情况；协助上级行政部门，指导和监管社会办医疗机构参与社区口腔病防治工作。

2. 区级口腔病防治单位主要工作内容

在区卫健委的领导和市口腔医院的指导下，按照每年市级口腔公共卫生工作计划部署，各区以改善和提高人群的口腔健康状况为目标，落实各类国家级、市级项目和区政府实事项目。区级口腔病防治单位组织社区卫生服务中心完成辖区内幼儿园、中小学生的口腔检查、适龄儿童窝沟封闭、早期龋齿充填等基本公共卫生服务项目，"全国儿童口腔疾病综合干预项目"、第二轮至第五轮《上海市公共卫生体系建设三年行动计划》口腔惠民项目等重大口腔公共卫生服务项目任务，以及各区均开展的幼儿园学龄前儿童乳牙涂氟工作。为扩大服务范围、增加受益人数，根据市级口腔病防治年度要求,持续开展各类市级项目,各区从以学生为重点的基本口腔公共卫生服务延伸至对老年人、残障群体、孕产妇、职业人群等不同年龄段不同人群的口腔健康管理。

区级口腔病防治单位采取两种工作模式,分别是牙防所、社区混合组队和回社区诊疗的模式,对社区和学校牙防队伍进行业务指导工作。走进街道社区、为各年龄层次人群提供口腔医疗健康服务。为提高社区基层服务效能,区级口腔病防治单位指导各社区规范开展口腔病综合防治服务,对区域内社区卫生服务中心制定考核机制,对口腔公共卫生数据库二次质量复核,全覆盖质控当年开展口腔公共卫生工作的中小学和托幼机构,全覆盖督查工作现场消毒隔离情况,定期对社区开展口腔公共卫生工作综合评估,现场指导工作的开展。依托区域口腔公共卫生工作网络,区级口腔病防治单位对口腔公共卫生人员进行定期岗位培训及各类继续教育学习班,持续提升基层口腔公共卫生人员知识技能、服务能力和业务水平,不断完善社区口腔公共卫生队伍建设。

为普及口腔健康知识,提高公众口腔健康意识,在市级领导下,每年各区根据不同健康主题积极开展"全国爱牙日""6.1口腔健康宣传活动""3.20世界口腔健康日""市区联合口腔健康科普公益大讲堂活动""少儿口腔健康科普节""口腔健康科普演讲大赛"等活动,通过进社区、进学校、进单位开展讲座、咨询、报纸、电视、微信、微博等适合不同受众面的健康宣传载体,力求将口腔保健理念和知识普及到所有人群,在提高口腔公共卫生人员科普宣教能力的同时,有效地扩大了科普宣教覆盖面和影响力,助推更健康的口腔生活方式,营造有利于口腔健康的良好社会氛围。

■ 一、黄浦区牙病防治所

(一) 单位概况

上海市黄浦区牙病防治所成立于20世纪60年代初。2002年由原黄浦区牙病防治所和原南市区牙病防治所"撤二建一";牙防所共有70人,其中口腔医生27人,共有椅位34张。现有中华医学会预防专业委员会常委一名,中华口腔医学会第五届口腔预防专业委员会委员一名,上海市预防医学会口腔卫生保健专业委员会和上海市口腔医学会口腔预防医学专业委员会委员各一名。60年代初,牙防工作人员入校对在校学生开展龋齿充填、窝沟封闭和氟化泡沫的预防工作。2011年初,组织区内六家街道社区卫生服务中心成立社区牙防团队,服务内容从最初简单地入校为学生充填龋齿,到如今全人群全生命周期的口腔健康促进。获得了"上海市文明单位""上海市卫生系统文明单位""上海市口腔

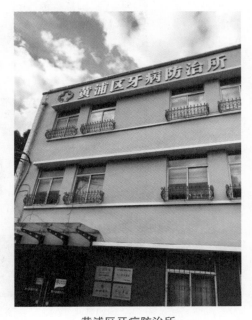

黄浦区牙病防治所

(总所地址:江西中路136弄2号;分所地址:净土街77号)

器械清洗消毒灭菌管理标杆点""黄浦区拥军优属先进单位"等一系列荣誉称号。2021年12月,黄浦区牙病防治所与黄浦区第二牙病防治所"撤二建一",联合成立新的黄浦区牙病防治所。

(二)特色工作

"医教结合"是黄浦区口腔病防控工作的优势和重点。卫生系统与教育系统在学校工作中形成了畅通有效的牙防协作网络,为在校学生牙病防控奠定了坚实的合作基础。2014年原上海市黄浦区卫生和计划生育委员会和上海市黄浦区教育局联合印发《黄浦区关于加强中小学、幼儿园口腔公共卫生工作的实施意见》,以政府指导的方式,进一步健全和完善了学校口腔公共卫生服务体系建设。工作中,尤其注重由口腔专科医生对学校卫生教师进行口腔健康教育规范性和专业性的指导、培训和示范。2017年,在区卫健委、区教育局的支持下,

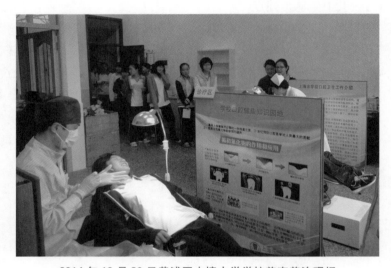

2014年10月30日黄浦区大境中学学校普查普治现场

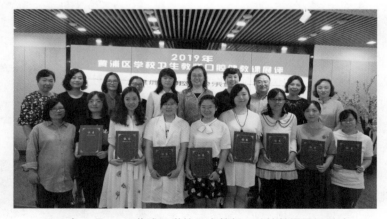

2019年6月11日黄浦区学校卫生教师口腔健教课展评活动
(二排右五中华口腔医学会口腔预防医学专业委员会主任委员台保军;
二排右四黄浦区卫健委调研员戴红勤;二排左五上海市口腔病防治院副院长张颖)

区牙防所联合各社区卫生中心以规范化学校口腔健康教育课件和教师指导用书为蓝本,指导辖区内幼儿园和中小学卫生教师,根据学校特色所长,在校内开展多种形式的口腔健康教育活动,并从中选出兼具规范性、创新性、趣味性的健教课,举办了一场规范化口腔健康教育展示交流会,邀请社区卫生服务中心牙防人员和学校卫生教师共同出席观摩交流。2019 年,为调动学校卫生教师的积极性,并进一步提高其口腔健教课的规范性,区牙防所组织开展了学校卫生教师口腔健教课评比活动,邀请中华口腔医学会、上海市口腔病防治院等专家现场点评指导,会后还将评选出的优秀活动教案汇编成册,供辖区内学校卫生教师相互学习借鉴。

(三) 取得成果

1. 1994 年起创建牙防先进区,1999 年 1 月中央卫生部授予南市区为"全国牙病防治先进区"称号。连续二十余年荣获上海市口腔公共卫生考核优秀区,其中 2013—2015 年度连续三年获得市级考核第一名。2017 年成为"全国口腔健康教育强化推广工作"试点区县,并荣获 2018 年全国牙病基金会"全国口腔健康教育强化推广工作"特等奖和最佳图片展示奖。2019 年开展的"学校卫生教师口腔健教课展评"活动申报上海市黄浦区疾控健康教育与促进优秀实践案例。在 2018—2019 年上海市和全国口腔健康科普演讲比赛中,分别获得了二等奖、三等奖和科普先锋称号。2019 年成功申请入围中国牙病防治基金会口腔健康教育推广基地之一。

2. 申报并获得市、区各级各类科研课题 18 项,各类学术刊物上发表的论文 10 篇,其中 SCI 论文 2 篇。2019 年成功申报市级课题《孕产妇口腔健康促进管理模式研究》。

■ 二、黄浦区第二牙病防治所

(一) 单位概况

上海市黄浦区第二牙病防治所的前身是嵩山区第五(牙科)联合诊所(1954 年成立)。医院所属行政区几经撤并,1964 年医院更名为卢湾区联合牙病防治所,之后变更为卢湾区牙病防治所。医院原址位于嵩山路 68 号,1992 年搬迁至瑞金二路 148 号(市级历史文物保护建筑,曾是电影《永不消逝的电波》中主角原型战斗和生活过的地方),在瑞金二路 148 号和斜土路 780 号设有两处服务点。2011 年黄浦区与卢湾区"撤二建一",牙防所更名为"黄浦区第二牙病防治所"。2013 年斜土路 780 号改建为口腔预防保健中心(实训基地)。2016 年成立区域口腔预防保健中心。牙防所共有职工 67 人,其中口腔医师 25 人,中高级职称 23 人。现有中华口腔医学会第四届口腔预防专业委员会委员一名,上海市预防医

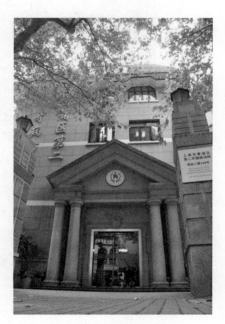

黄浦区第二牙病防治所

(地址:瑞金二路 148 号)

学会口腔卫生保健专业委员会和市口腔医学会口腔预防医学专业委员会委员各一名,上海市社区卫生协会口腔预防保健专业委员会副主委一名。牙防所设有 28 台牙椅,开设了口腔综合治疗、修复、正畸、种植、牙周专病、微创拔牙等专科专病诊疗。2021 年 12 月,黄浦区牙病防治所与黄浦区第二牙病防治所"撤二建一",联合成立新的黄浦区牙病防治所。

(二) 特色工作

黄浦区第二牙病防治所特色主要是健康教育。

1. 在覆盖人群中组织开展全生命周期和全人群的口腔健康教育,开设孕妇口腔健康课堂,为新手父母提供婴幼儿口腔健康教育;配合区人大、政协为"两会"代表提供现场咨询与后续诊疗服务;与区总工会携手为区市级女劳模和先进女职工提供个性化口腔服务活动。

2. 推广渠道广积极利用牙防所和各社区卫生服务中心的微信公众号发布原创科普文章,转发权威的口腔健康知识。牙防所口腔医师通过电视台、电台栏目和制作科普短视频,积极推广口腔健康保健知识。

3. 注重健康教育内容和过程的规范化。牙防所坚持以自身知识技能提升引领发展,不断优化宣教内容,不断扩大宣教受众面,不断拓展宣教渠道,不断改进宣教模式,着力培育"美好生活从齿开始"品质生活新理念,加大推广使用规范化口腔健康教育课件和加强健康教育技能培训;提升口腔宣教科普质量,全员参与率稳步提升。

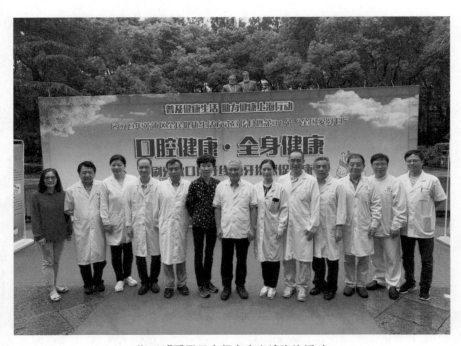

"9.20"爱牙日市级专家义诊咨询活动

(左七为上海市口腔医学会张富强会长;左六为黄浦区卫健委调研员戴红勤;左四为上海市口腔病防治院陈栋副院长)

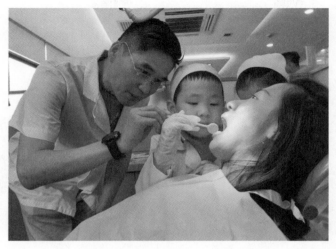

在口腔预防保健中心开展"小小牙医"职业体验和家庭健康教育活动

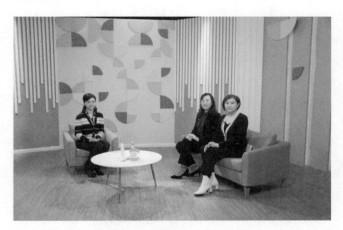

牙防所副主任医师亢静在上海教育电视台与家长一起聊"学龄儿童健齿洁齿话题"

（三）取得成果

1. 荣获 1999 年"全国牙病防治先进区"称号、连续多年荣获上海市口腔公共卫生优秀区县、2019 年全国口腔科普演讲交流活动一等奖、上海市首届医生科普大赛精诚奖、首批"上海市口腔器械消毒管理标杆单位"、上海市医疗机构口腔诊疗器械消毒技术操作规范示范单位、上海市医疗废弃物处置示范单位、上海市医保信息安全管理先进单位、上海市卫计系统院务公开民主管理先进单位、上海市卫健系统安全生产标准化单位、上海市文明单位、上海市卫生系统文明单位、区企事业单位治安保卫先进集体、区"创先争优"先进基层党组织等荣誉称号，于 2019 年入围中国牙病防治基金会"健康口腔推广基地"。培养区卫生系统学科带头人 1 名、区卫健委骨干人才 1 名、区卫健委优秀青年人才 2 名。

2. 各级各类课题 33 项，其中：市级 2 项、区科委和区卫健委 25 项、区学科带头人 1 项，区优青 2 项,所级 3 项,在国内外各类核心期刊发表学术论文、论著计 60 篇,其中 SCI 论文 10 篇。

■ 三、闵行区牙病防治所

(一) 单位概况

2006 年 9 月上海市闵行区牙病防治所正式挂牌成立,是闵行区属二级口腔疾病专科防治机构,并承担着全区口腔疾病的预防工作和基本医疗服务工作。目前设有华漕总所、虹桥分所 2 个执业点,全院现有口腔综合治疗椅 44 台,拥有口腔 CBCT、徕卡口腔显微镜、超声骨刀、热牙胶充填系统等仪器设备。闵行区牙防所现有职工 102 名,其中 80% 以上是专业技术人员。

2007 年 7 月 1 日起,原区疾控中心承担的口腔病预防保健管理工作移交牙防所,牙防所承担全区口腔病预防保健组织管理工作,并开展了全区中小学和幼儿园的牙病预防工作。2017 年 4 月,闵行区牙病防治所与复旦大学附属口腔医院合作共建,成为复旦大学附属口腔医院闵行分院。闵行区牙病防治所将以此契机,大力推进学科专业建设,以正畸、种植等专科引领,推进医疗、教学、科研工作全面发展。目前已建立口腔正畸特色专科、全口义齿特色专科等。现有上海市预防医学会口腔卫生保健专委会和市口腔医学会口腔预防医学专业委员会委员各一名。

2018 年,由闵行区卫健委牵头,组织区内各医疗机构与复旦大学公共卫生学院开展"复旦—闵行健康联合体建设"。闵行区牙防所以此为契机,将口腔一级预防作为康联体合作重心,开展一级预防效果评估。找准二级预防切入点,将一级预防运用到二级预防目标人群成为口腔康联体的一大特色。在 2019 年、2021 年申报成功两个康联体项目。

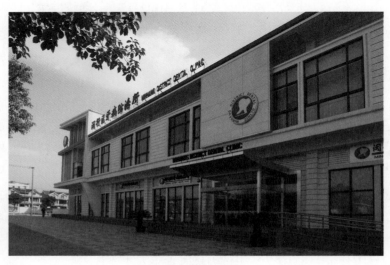

闵行区牙病防治所

(地址:闵行区繁兴路 1038 号)

(二) 特色工作

2015 年 9 月 20 日,全国首家以儿童口腔保健为主题的科普基地——闵行区儿童健牙乐园正式成立并对外开放。乐园建设面积 450 平方米,以 3～12 岁的少年儿童为中心,可同时容纳约 40 名少年儿童活动体验的公益性科普场馆。利用多媒体视听、游戏问答等形式,以口腔知识为基础,以健康教育为导向,以亲身体验为途径,以"争做无龋好儿童"为口号,让孩子们在游戏过程中,获得知识,从而达到树立口腔健康理念,传播口腔健康知识,提高口腔健康意识。截至 2021 年,儿童健牙乐园累计接待参观儿童 42 644 人。其间开展了诸多不同主题的活动,"爱护眼睛　保护牙齿""第五届微笑童行""医二代暑期医疗体验夏令营""闵行科普旅游""小手大手齐呵护　健康口腔助成长""喜迎红军之乡来客　开启爱牙护齿之旅"等。2017 年闵行区儿童健牙乐园成为"闵行区科普教育基地",2019 年被命名为"闵行区青少年研学实践基地""上海市健康科普文化基地"。

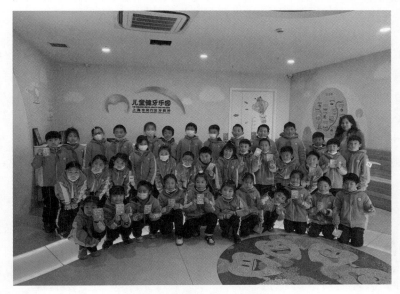

莘庄镇小学学生参观健牙乐园

2017 年由上海市教育委员会、上海市卫生和计划生育委员会指导,上海市教育报刊总社、上海市口腔医院主办,复旦大学附属口腔医院闵行分院、《康复·口腔健康》杂志承办的第二届少年儿童口腔健康科普节嘉年华活动在闵行区牙病防治所拉开帷幕,吸引了来自上海市 500 余名中小学、幼儿园师生及家长共同参与。

(三) 取得成果

1. 2019 年～2021 年积极参与上海市口腔健康科普演讲比赛,获得优秀组织奖、科普达人;参加全国口腔健康科普演讲交流活动华东地区科普精英;第七届、第八届上海市科普讲解大赛初赛暨闵行区科普讲解大赛优秀奖、二等奖;第七届上海市科普讲解大赛入围奖;上

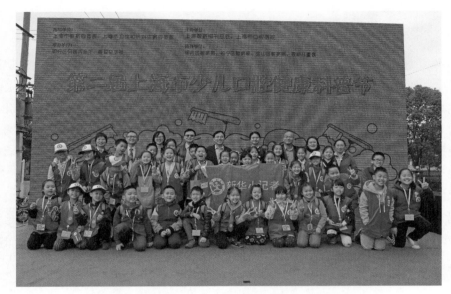

第二届上海市少儿口腔健康科普节嘉年华

海口腔医务工作者科普演讲展评活动二等奖。同时,创新科普形式,自制口腔健康短视频,获2020年闵行区健康科普短视频大赛十佳科普达人;2020年上海市口腔健康科普短视频创新活动优秀科普作品;2021年全国口腔健康科普短视频创新展示优秀作品;2021年上海科普教育创新奖(优秀科普志愿者奖)三等奖。

2. 上海市卫健委课题1项;闵行区科委课题8项;区卫健委课题8项;发表SCI4篇,核心期刊论文17篇;发明专利2项。

■ 四、静安区牙病防治所

(一)单位概况

上海市静安区牙病防治所创立于1952年,是区属二级专科医院,2016年静安区和闸北区合并,下设平型关、愚园、武宁、江宁、彭浦五个门诊部,创建"牙防综合防治示范区基地建设",在岗职工176人,椅位90台。现有中国牙病防治基金会基层工作委员会副主席1名,中华口腔医学会口腔预防医学专业委员会委员2名,市口腔医学会口腔预防医学专业委员会副主委1名,上海市预防医学会口腔卫生保健专业委员会1名,上海市口腔医学会修复专业委员会委员1人,上

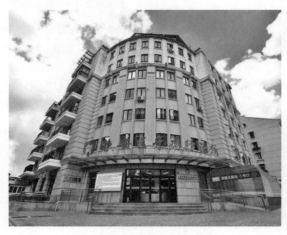

静安区牙病防治所
(地址:静安区平型关路15号)

海市口腔医学会种植专业委员会委员 2 人，上海市口腔医学会牙体牙髓专业委员会委员 2 人及青年委员 1 人，上海市口腔医学会口腔正畸专业委员会委员 1 人，上海市口腔医学会全科口腔医学专业委员会委员 1 人。

1999 年，成立静安牙病防治所儿童口腔专科，主要为静安区及周边的学生提供牙病治疗服务。2007 年起，推出学生预约回门诊治疗的举措。进校前发放《告学生家长书》，做好学生的普查普治工作，针对学生因深龋或牙髓炎等不适合在学校即刻充填的情况，发放《学生检查结果告知单》，预约回门诊治疗，门诊部增设学校防治专场，实行线上全预约就诊模式，提高学生龋病治疗的可及性和时效性。

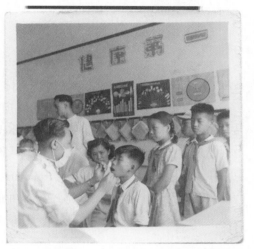

1953 年，静安区牙病防治所在建所之初就已经建立"预防为主，防治结合"的工作机制，进学校开展普查普治和口腔宣教工作

（二）特色工作

为提高区域口腔卫生服务水平，静安区卫生健康委与同济大学附属口腔医院共同联合，以同济大学附属口腔医院为技术核心，以静安区牙病防治所为牵头单位，联合区属二级医院口腔科、辖区社区卫生服务中心口腔科，成立"静安区口腔专科联盟"，探索建立符合静安实际的口腔专科合作机制。

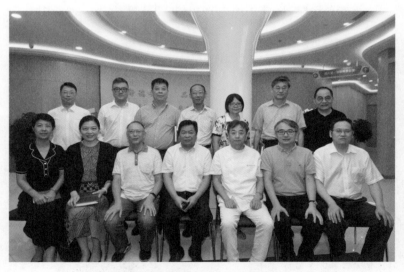

建立静安区口腔专科联盟，提升口腔公共卫生工作能力

静安区牙病防治所将口腔公共卫生工作与各门诊部工作有机整合。武宁门诊部以"口腔病防治专科"为建设核心；平型关门诊部作为"新静安南北贯通支点"，加强儿童口腔科和

正畸科建设;彭浦门诊部以儿童口腔科为特色专科。通过静安区南、中、北部门诊部的合理布局,结合学生窝沟封闭和龋齿充填防治专场的开放,开展学龄前儿童乳牙反合、替牙期儿童乳牙早失、青少年错𬌗畸形筛查、牙周健康管理等项目,加强预防、儿童、正畸三科联动,完善工作流程,引导形成以预防为主的学生全年龄段全方位的口腔卫生服务新模式,打造静安特色的口腔病防治结合综合体。

(三) 取得成果

1. 多年荣获"上海市口腔公共卫生工作优秀区""上海市文明单位"的称号;获 2015—2017 年度上海市卫生计生系统先进集体称号。

2. 静安区卫健委"十百千"课题 6 项;人才工程特色专科《口腔病防治特色专科》1 项;静安区科委科普项目 6 项;上海市卫健委课题 2 项;静安区卫健委课题 13 项;核心期刊论文100 余篇。与三级医院开展多项合作科研项目,包括:2013 年联合九院共同完成卫生部科教司项目;2019 年,联合社区参与由中山医院承接的国家口腔疾病临床医学研究中心项目;2020 年与上海市第九人民医院、南京西路街道社区卫生服务中心联合开展上海市卫生健康委先进适宜技术推广项目,与上海市口腔医院合作项目等。

■ 五、虹口区牙病防治所

(一) 单位概况

上海市虹口区牙病防治所(简称虹口区牙防所)成立于 1964 年 4 月,是一所集医疗、预防和保健于一体的二级专科医院,医疗用地建筑面积 1 278 平方米。现有职工 58 人,其中口腔

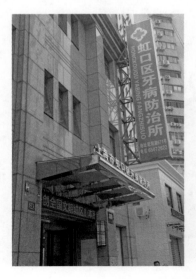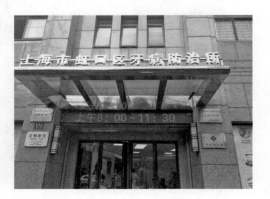

虹口区牙病防治所

(地址:上海市虹口区欧阳路 571 号)

医疗技卫人员48人,博士生1人,硕士研究生8人,本科生26人,中级职称23人,高级职称3人,是虹口区卫生健康委员会管辖的区级医疗机构之一,拥有口腔综合治疗椅30台(包括门诊手术室)。在区卫生健康委的领导下,坚持"预防为主、防治结合",秉持以人民群众健康为中心的服务理念,开展牙病医疗、预防、保健、口腔健康教育等服务,满足人民群众不同层次医疗、保健的需求。从20世纪60年代开始,虹口区牙防所以多种形式开展居民口腔常见病、多发病的防治工作,使全区的各项口腔疾病控制指标达标率位于全市前列。现有上海市预防医学会口腔卫生保健专业委员会、上海市口腔医学会口腔预防医学专业委员会委员各1名、上海市口腔医学会修复专业委员会委员1名。

(二) 特色工作

　　虹口区牙防所坚持以口腔健康教育为先导,深入学校、社区和办公楼,以形式多样、着重知识性和普及性,开展了一系列的专题健康教育活动,例如:2010年虹口区"有效刷牙、促进牙周健康"活动,第七届"社区口腔健康之旅"爱牙护齿暨微笑中国"健康夕阳红"活动。2011年虹口区第八届"社区口腔健康之旅"暨微笑中国"4个1"口腔健康专题活动。2019年虹口区成功举办了四个月的第四届上海市少儿口腔健康科普节,并开展"童心飞扬、健康成长""6.1"口腔科普亲子嘉年华。科普节开展了网络口腔健康智力竞赛,专家讲师团进校园口腔

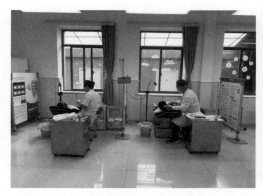

开展学校学生口腔公共卫生服务场景

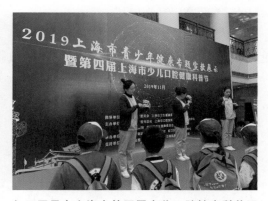

虹口区承办上海市第四届少儿口腔健康科普正确刷牙示教场景

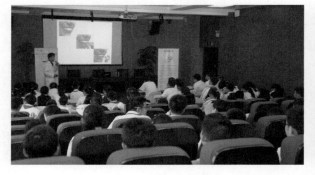

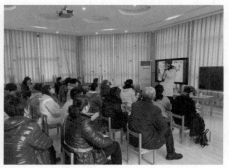

开展学校(学生)社区中老年口腔健康科普讲座

健康科普讲座,创作了以"70 华诞、微笑绽放"为题材的 246 幅绘画作品和 7 场情景剧,出版了寓教于乐的口腔健康科普电子读本,得到了市、区卫生教育领导和专家的肯定和赞赏。多年来,虹口区通过开展一系列的口腔健康宣教与促进活动,使区域内各群体逐步养成良好的口腔健康卫生习惯和生活方式,口腔保健知识知晓率逐年提高。荣获上海市口腔健康教育工作优秀区、虹口区志愿者优秀服务品牌。

(三) 取得成果

1. 历年来,虹口区牙防所坚持"政府主导、社会参与、专业机构业务指导、社区卫生服务中心为执行主体"的方针,全力打造上海特色的牙防三级网络体系,以多种形式开展口腔常见病、多发病的防治工作,使全区的各项口腔疾病控制指标达标率位于全市前列。继 1996 年第一批被原卫生部授予"全国牙病先进区县"称号的单位之后,连续 20 多年被市口腔预防专业机构(市口腔病防治院)评为"上海市口腔卫生工作优秀区县",1987—1988 年、1989—1990 年、1991—1992 年、2015—2016 年、2017—2018 年、2019—2020 年荣获了"上海市文明单位",2011—2012 年、2014 年至今均为"上海市卫生系统精神文明单位",1984 年、1985 年、1986 年、1987—1988 年、2005 年至今均为"虹口区文明单位",1991 年、1996 年、1999 年、2012 年荣获"虹口区拥军爱民先进单位",2018 年至今均为"上海市口腔机械清洗消毒灭菌标杆点"等荣誉。

2. 累计完成和在研各级项目课题 10 项、特色学科建设 1 项,在各类核心期刊发表学术论文 5 篇,获得实用新型发明专利 1 项,单位影响力和知名度逐年提升。

■ 六、嘉定区牙病防治所

(一) 单位概况

上海市嘉定区牙病防治所成立于 1986 年 2 月,是一所集医疗、预防保健、科研与教学于一体的现代化二级公立牙科专业站所,是上海郊区成立最早的牙病防治所。医院设有牙体牙髓科、口腔颌面外科、牙周洁治科、口腔修复科、口腔正畸科、口腔预防科、儿童口腔科、口腔综合科等临床科室,放射科、检验科、中心供应室等辅助科室,以及全孕期专诊、零龋齿专诊、口腔激光专诊等特色门诊。

医院位于嘉定城区中心地段,占地面积 1 500 平方米,现有建筑面积 4 000 平方米,医院现有牙科综合治疗椅位 59 张,每间诊室配备了老肯空气净化器,拥有 Planmeca 口腔 CBCT、FotonaM021 - 3AF/3 双波长激光治疗仪、蔡司口腔显微镜、Planmeca CDA/CAM 口腔椅旁全瓷修复系统、激光治疗仪、超声骨刀等先进口腔医疗设备。同时,专门为心脏病高血压患者配备了心电监护仪系统,确保患者安全。目前医院职工 144 名,其中主任医师 1 名、副主任医师 6 名。医院连续多年被上海市口腔病防治院评为"上海市口腔公共卫生工作优秀区县";自 2001 年起,医院蝉联"嘉定区文明单位"荣誉称号;自 2017 年起,连续荣获年度上海市文明单位称号。医院科、教、研全面发展，是大连医科大学口腔医学院、黑龙江高等专科护理学院的临床教学基地。多年以来，承担了全区 3~18 岁儿童及中小学生免费口腔检查、龋齿充填和窝沟封闭等工作，口腔公共卫生适宜技术的推广有效降低了全区学生口腔疾病的发生。

在全所职工的努力下，区牙病防治所得到了越来越多的来自患者和社会各界人士的高度赞赏，吸引了大批来自宝山、青浦、昆山等周边地区的患者前来问诊。未来的嘉定区牙病防治所将继续致力于全区居民口腔疾病的预防保健和诊断治疗工作，为百姓的口腔健康保驾护航。现有上海市预防医学会口腔卫生保健专业委员会和上海市口腔医学会口腔预防医学专业委员会委员各 1 名。

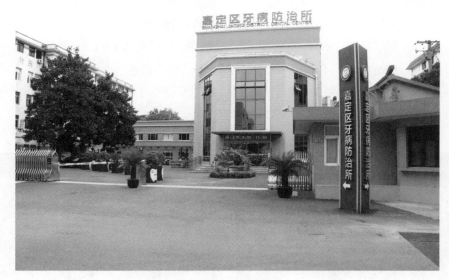

嘉定区牙病防治所

（地址：上海市嘉定区北大街 79 号）

（二）特色工作

1. 积极推动适龄儿童口腔病预防治疗项目

作为首批全国妇幼健康优质服务示范区之一，嘉定区成为上海市唯一一个试点区。嘉定区牙病防治所申报了青少年口腔保健项目，对试点学校学生进行口腔干预，干预项目包括龈上超声洁牙、龈下刮治、口腔教育、自我维护等方面，全面治疗牙周疾病，并参与了嘉定区青少年健康与发展项目方案的制定和修改。

2. 加强特色专诊建设，创新医疗服务品牌

（1）嘉定区牙病防治所于 2017 年 4 月正式开设"儿童零龋齿专诊"，致力于儿童口腔健康教育、口腔健康检查、患龋危险性评估、建立健康档案、制定口腔保健计划，从而实现提前预防龋齿，保障儿童、婴幼儿口腔健康，开诊至今累计接诊 800 余人。

（2）嘉定区牙病防治所于 2017 年开设全孕期专家门诊，并与嘉定妇保所签订《妊娠期妇

女口腔健康现状调查》，完成了 4 800 例孕妇的口腔筛查，并接诊 300 余名患者。

3. **"互联网＋牙防口腔"惠民服务软件**

嘉定区牙病防治所于 2019 年开发了本区牙防软件"互联网＋口腔公共卫生"，采用牙防健康管理系统实现社区医生、专业站所、家长学生的三方联动，建立了公共卫生"医生＋校医＋家长"共同联动的平台，平台将学生口腔档案录入系统平台，通过互联网相关技术的运用，实现一定权限范围内的在线查询。现阶段该系统已经可以实现和市口腔医院的"上海市学生口腔健康电子档案系统"进行互通。所有学生的基础信息，以电子数据的形式提前输入系统，提高了工作效率和准确性。该系统将学生的口腔健康记录方式，由原先的以纸质填写和手动输入到系统形式转换为无纸化填写，填写数据存储于云服务器，实现数据的无纸化并以微信公众号为传播手段，将结果以文字、图片等形式发布，让家长能通过登录微信公众号相应板块，及时即刻了解孩子的口腔状况和防治情况，有针对性地采取护牙措施，从而形成一个居民牙防健康教育门户，有效降低口腔疾病患病概率，提高生活质量。目前红卡项目已在我们嘉定区牙病防治所使用及推广，已覆盖幼儿园 65 所，小学 9 所，中学 5 所，学生 42 800 多人，并且已有口腔检查记录的学生达 17 300 多人。

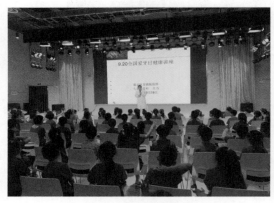

开展学校儿童口腔健康宣教

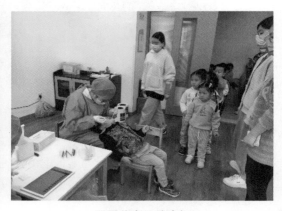

开展儿童口腔涂氟

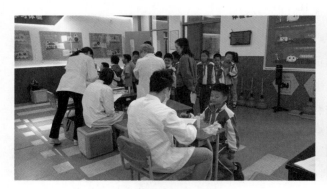

开展在校儿童口腔普查

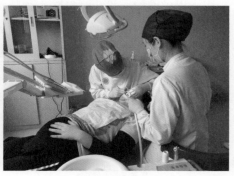

开展孕产妇口腔检查

(三) 取得成果

1. 医院所在嘉定区连续多年被上海市口腔病防治院评为"上海市口腔公共卫生工作优秀区县";自 2001 年起,医院蝉联了 11 届"嘉定区文明单位"荣誉称号;荣获 2017—2018 年度上海市文明单位称号。2019 年 12 月被中国牙病防治基金会授予健康口腔推广基地称号;2019 年获得"嘉宝杯口腔健康科普演讲大赛"一等奖及全国口腔健康科普大赛"科普之星"称号。

2. 近年来,嘉定区牙病防治所获得各级科研课题立项共 14 项,包括上海市卫健委课题 1 项、嘉定区科委课题 7 项、嘉定区卫健委课题 6 项等。在国内外各类期刊上发表论文 40 余篇,其中 SCI 论文 5 篇、核心期刊论文 23 篇。2019 年与上海市第九人民医院合作开展科研项目。

■ 七、金山区牙病防治所

(一) 单位概况

上海市金山区牙病防治所于 1998 年 12 月成立,为正科级全民事业性差额拨款单位(2003 年 6 月前试行股份合作制管理模式运行),核定人员编制 35 名,地处杭州湾畔的金山区府所在地,建筑面积 1166 平方米。目前全所在岗职工 22 名(含非编 4 人),预防科专职人员 1 名,兼职人员 3 名,是全市规模最小的一所口腔病防治专业机构。现有牙椅 16 台。现有上海市口腔医学会口腔医院管理专业委员会委员 1 名、上海市口腔医学会口腔预防医学专

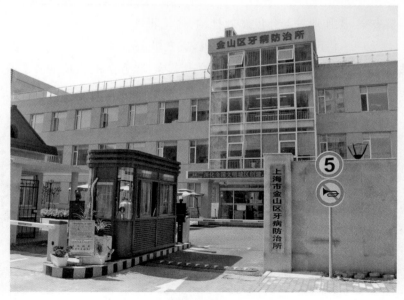

金山区牙病防治所

(地址:金山区石化象州路 12 号东大楼三楼)

业委员会委员和青年委员各 1 名、上海市预防医学会口腔卫生保健专业委员会委员 1 名。

1998 年 12 月成立了由原区卫生局主要领导挂帅的牙防协调小组，协调组成员有区教育局、上海石化股份有限公司、牙病防治所领导参加，负责协调全区的牙防工作。2000 年我区的口腔病防治工作正式纳入区初级卫生保健规划。2002 年初成立了金山区牙病防治指导组，把创建全国牙防先进区工作列入了 2002 年度牙防工作的重点。在区政府、区卫健委的大力支持下，区财政投入牙防经费逐年增加，从建所初期的每年 5.5 万元到 2019 年度的 55 万元，大大改善了牙防工作的条件。金山区的三级牙防网络逐渐健全，建立了一支专业的口腔公共卫生队伍，常年在全区各中小学、幼儿园开展口腔病巡回防治工作，经过十几年的不懈努力，取得了可喜的成果。

（二）特色工作

2004 年，根据金山区牙防工作基础薄弱、口腔专业技术力量不足等因素，在金山区卫生计生委的重视和协调下，从区牙防所、二、三级医院和各社区卫生服务中心抽调人员进行口腔科技术资源整合，建立了区级牙防联合小分队，负责开展金山区学生口腔病预防适宜技术项目，十几年来，金山区卫生计生委投入大量经费添置牙防设备，改善牙防联合小分队工作条件，为提高医疗质量，开展好进学校工作创造了物质条件，使区牙防联合小分队人员队伍得到稳定，由以往的突击性、临时性工作向常态化工作机制转变，有效地推进了我区牙防工作。

区牙防小分队人员来自不同单位和岗位，他们的业务水平、工作态度、能力等情况参差不齐，为进一步推动我区的牙防工作规范化建设，区牙防所加强了对区牙防小分队人员牙防工作的业务指导和质量控制工作，加强岗位培训，建立了区牙防联合小分队工作制度，并逐年完善工作考核方案，工作业绩与年度绩效挂钩，强化职责。

2021 年 9 月 18 日，借助全国爱牙日的契机，成立了金山区爱牙护齿服务队，由各社区的牙防条线医生、口腔医生以及牙防所的医生、护士组成，服务队的主要职责是在全区范围内开展口腔预防工作及口腔健康教育。

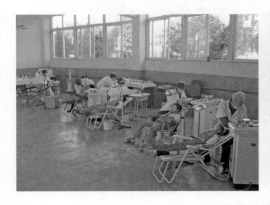 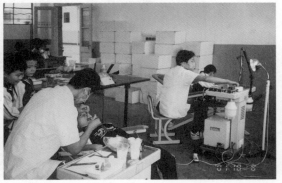

牙防小分队在学校开展窝沟封闭、充填等工作

（三）取得成果

2005 年～2021 年连续被上海市口腔病防治院评为"上海市口腔公共卫生工作优秀单位"。2020 年,在上海孕产妇及婴幼儿口腔健康科普知识插画有奖征集活动中获得一等奖。

八、奉贤区牙病防治所

（一）单位概况

上海市奉贤区牙病防治所于 1991 年 7 月筹建,1992 年 5 月正式运营,是当时上海市郊县仅有的两所牙防所之一。2001 年奉贤撤县建区,更名为奉贤区牙病防治所。目前拥有两个门诊部,其中南桥门诊部面积 1000 平方米,牙椅 31 台。2021 年 12 月望河路门诊部正式启用,同时挂牌上海市口腔医院奉贤分院。望河路门诊部建筑面积 5000 平方米,设椅位 60台。全所职工 95 名,其中高级职称 2 名,口腔公共卫生专职人员 4 名。现有中华口腔医学会口腔修复专业委员会委员 1 人、口腔正畸专业委员会委员 1 人,上海市预防医学会口腔卫生保健专委会委员 2 人,上海市口腔医学会口腔预防医学专业委员会委员 1 人、老年口腔医学专业委员会委员 1 人,上海市口腔医学会第四届儿童口腔医学专业委员会青年委员 1 人,上海市口腔修复专业委员会委员 1 人。

奉贤区牙病防治所承担奉贤区口腔公共卫生工作,覆盖全区 3 个街道、8 个镇,22 个社区。口腔公共卫生工作队伍从建所之初牙防所的 5 人小分队扩展至目前全区 8 个镇 22 个社区 50 多名工作人员;学校覆盖面从个别学校到目前的全区所有学校全覆盖,人群服务也从儿童扩展至全生命周期;服务内容从单一的儿童龋齿充填、乳牙拔除拓展至儿童涂氟防龋、窝沟封闭、老年人、残障儿童、孕妇和职业人群口腔健康服务等多维度服务。

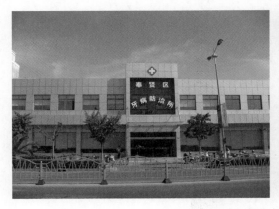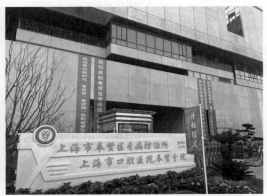

奉贤区牙病防治所南桥门诊部和望河路门诊部

（南桥门诊部地址:上海市奉贤区南桥镇南奉公路 9198 号;望河路门诊部地址:上海市奉贤区金汇镇望河路 189 号）

（二）特色工作

长期以来，奉贤区牙防所注重学校口腔健康管理工作，推进医教密切融合，建立学校长效工作机制。2013年区卫生局和区教育局多次就此项工作进行探讨商议，并最终形成两局联合发文"关于印发《奉贤区关于加强中小学幼儿园口腔公共卫生工作的实施意见》的通知（沪奉卫〔2013〕79号）"，文件强调了学校口腔公共卫生必要性及工作目标，规范了学校口腔公共卫生工作的内容和流程，明确了医疗、教育部门的职责，改变了过去卫生和教育部门"一年一沟通、一人一沟通"这种工作模式，为奉贤区口腔公共卫生工作的进一步发展奠定了良好基石。

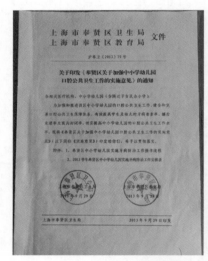
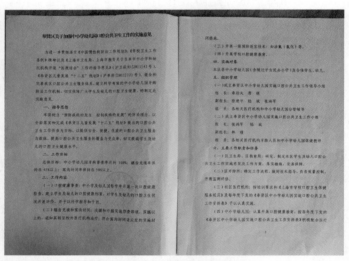
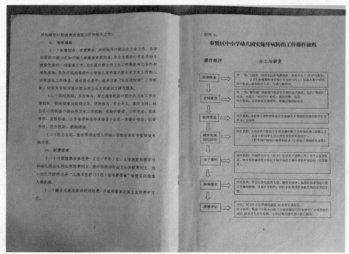

2013年区卫生局与教育局联合发文

　　不断探索,提高预防诊疗质量。一直以来学校口腔公共卫生工作涉及大量机器诊疗设备搬迁,不仅增加了设备损坏概率,也给工作人员带来了不小的负荷。为此,奉贤区在柘林学校及星火学校尝试以固定场所固定设备打造校园口腔诊疗室服务。校园口腔诊疗室按照口腔门诊建设要求进行,给预防诊疗带来了极大便利,大大提高了预防诊疗效率和质量。

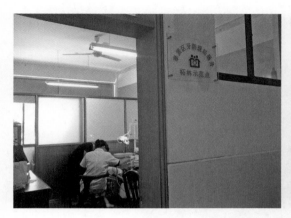
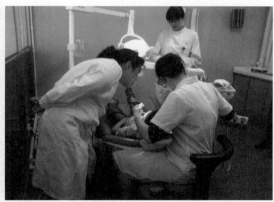

学校设立固定口腔诊疗室

　　利用学校教育优势、提高健康教育效果。奉贤区牙防所每年邀请市级口腔公共卫生的专家对不同学校阶段的教师进行专业知识讲座培训,并适时举办教案评比、讲课评比等巩固学习成果,以此提高学校口腔健康教育的水平。

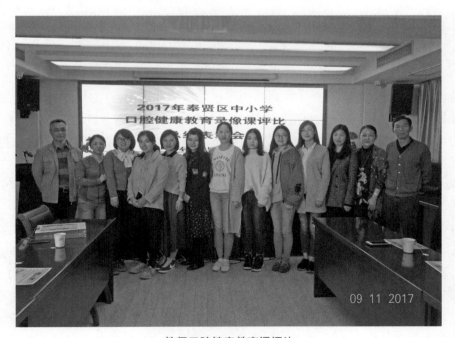

教师口腔健康教育课评比

(三)取得成果

1. 先后获全国牙防先进区(2004 年)、国家慢病防治先进区等多项荣誉称号(2012 年);奉贤区卫生局特色专科称号(2013 年);首届上海市口腔健康教育演讲大赛一等奖及现场人气奖(2016 年)。

2. 区级以上口腔病预防课题 4 项,各级合作课题 3 项,发表文章数 10 余篇。

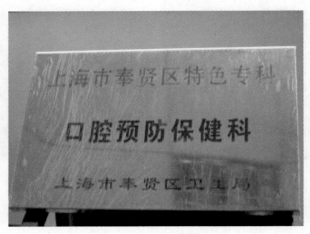

特色专科牌匾

■九、徐汇区牙病防治所

(一)单位概况

上海市徐汇区牙防所创建于 1960 年,为二级专科医疗机构,总部位于枫林路 500 号,建筑面积 3 万平方米,分部位于钦州南路 780 号。现有职工 399 人,牙科治疗椅 200 台,曾荣获全国文明单位、全国模范职工之家、全国卫生系统先进集体、上海市文明单位十二连冠、上海市拥军优属模范单位、上海市平安示范单位、上海市工人先锋号、上海市科技进步二等奖等 70 多项荣誉。目前口腔预防科,共 9 人,硕士 4 人,本科 4 人,大专 1 人(护士),其中副主任医师 1 人。分管社区、学校、健康教育及信息管理等口腔公共卫生工作。

现有中华口腔医学会口腔修复专业委员会常委 1 人,中华医学会医学美学与美容学分会委员 1 人,中华口腔医学会全科口腔医学专业委员会委员 2 人,上海市医学会医学美学与美容专科分会副主任委员 1 人,上海市预防医学会口腔保健专业委员会副主任委员 1 人,上海市预防医学会口腔保健专业委员会常务委员 1 人,上海市口腔医学会牙体牙髓专业委员会常务委员 1 人,上海市口腔医学会种植医学专业委员会常务委员 1 人,上海市口腔医学会口腔修复工艺学专业委员会副主任委员 1 人,上海市口腔医学会口腔修复工艺学专业委员会常务委员 1 人。

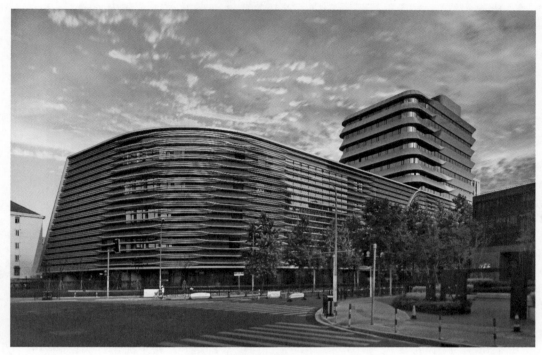

徐汇区牙病防治所

（单位地址：枫林路 500 号）

（二）预防特色

打好脱贫攻坚战，徐汇区牙病防治所积极为技术扶贫做贡献。2013 年开始"'侨爱心'口腔保健公益行"三年行动计划，先后 7 次入赣，为江西黎川 12 所乡镇中心小学及 8 所幼儿园 5 000 名儿童进行了口腔健康诊疗服务，实现黎川县乡镇中心小学口腔保健服务的全覆盖，填补了当地儿童口腔健康管理的空白。

2018 年，开启"大美西藏口腔保健公益行"三年行动计划。团队克服高原缺氧、设备运输的重重困难，先后在拉萨、日喀则等地为西藏人民服务，新华网、新民晚报、劳动报等进行了追踪报道。

2012 年徐汇区牙病防治所与上海市未成年犯管教所合作共建文明单位，7 年来向未成年服刑人员提供免费牙病诊治服务和口腔保健服务达 612 人次，使高墙下的孩子们感受到社会的关爱与温暖。2014 年，再次与董李凤美康健学校签订合作共建协议书，开展孤残儿童口腔疾病综合干预项目，每年为 150 名特殊儿童提供口腔健康保健服务，补齐孤残儿童弱势群体口腔卫生服务的短板。

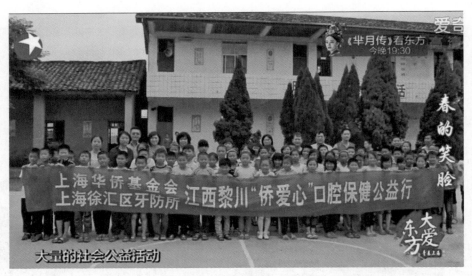

"侨爱心"口腔保健公益行

（三）取得成果

1. 1996 年 5 月，被评为"全国牙病防治先进单位"，每年度均被上海市评为口腔公共卫生工作优秀区县，科研项目《儿童口腔保健和牙病防治》荣获上海市科技进步三等奖，2013 年参编的《儿童口腔保健》DVD 荣获第六届全国医学优秀多媒体教育软件成果奖，2002 年以来主编或参编 7 本专业图书和教材。

选送《儿童口腔保健》英文版科教片参赛第 19 届世界医学电影电视大会获得 Higieia 奖（希腊健康女神）荣誉奖杯及证书。为表彰"'侨爱心'口腔保健公益行"三年行动计划，江西黎川政府授予徐汇区牙病防治所"振兴黎川爱心使者"荣誉称号，2015 年该项目入选上海电视台《青春上海》第二集"春的笑脸"。2019 年《侨爱心——江西黎川口腔保健公益行》获中华医学会教育技术优秀成果二等奖。

连续 13 年荣获全国文明单位、上海市文明单位十三连冠等荣誉称号。1999 年荣获由原人事部、原卫生部、国家中医药管理局颁发的"全国卫生系统先进集体"称号。涌现出两届全国劳模徐培成、全国五一劳动奖章、"仁心医者·上海市仁心医师奖"获得者钱文昊等先进典范。

2. 所取得的科研奖项如下。

1998 年"中年人前牙严重牙列不齐的烤瓷美容修复"获得"上海市科学技术进步三等奖"。2006 年"牙科银汞合金对人体健康影响的研究"获得上海市医学科技三等奖。

2013 年儿童口腔保健和牙病项目防治获上海市科技进步奖三等奖。

2014 年项目"显微超声技术在牙科疑难根管治疗中的应用研究"获上海市医学科技奖三等奖。

2017年,项目"疑难根管及牙周治疗中的显微超声结合载药关键技术"获上海市科技进步二等奖。

2020年,项目"种植体基台表面石墨烯缓释涂层的构建及性能评价"获上海市医学科技奖三等奖。

■ 十、浦东新区眼病牙病防治所

(一) 单位概况

上海市浦东新区眼病牙病防治所是一所集公共卫生职能和临床医疗服务于一体的二级专业防治机构,坐落于浦东新区惠南镇文化路222号,占地面积4 052.71平方米,配备牙椅34张。现有在岗职工98人,其中在编职工59人,本科以上学历占80.7%。卫生专业技术人员66人,卫技人员中高级职称6人,中级职称资格32人。职工平均年龄不到35岁。现有上海市预防医学会口腔卫生保健专委会和市口腔医学会口腔预防医学专委会委员各一名。

浦东新区眼病牙病防治所内设预防科,组建了6名由公共卫生专业人员、口腔医生及护士组成的专业团队,指导区内47家社区卫生服务中心开展牙病预防保健工作,每年完成牙防工作量超过全市总量的五分之一。2019年成功创建2017—2018年度上海市文明单位。

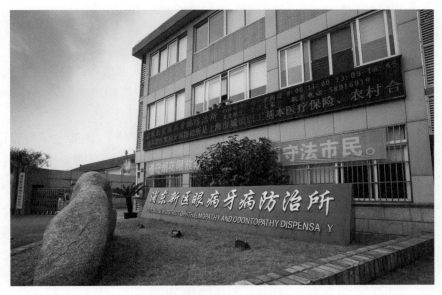

浦东新区眼病牙病防治所

(地址:浦东新区文化路222号)

(二) 预防特色

新区大力开展口腔健康教育,通过浦东电视台《TV科普馆》《民声在线》等栏目进行广泛宣传,其中《TV科普馆》是由浦东科学技术委员会与浦东电视台联手打造的一档科普视频新高度节目,主要播放各类科普知识。2016 年期间,我所与浦东电视台《TV 科普馆》共同录制多期"爱牙护牙"口腔健康知识节目,并进行长期滚动播放,以此来提高居民口腔保健意识。2018 年,新区编撰了学生口腔保健知识口袋书,印刷 11 万份下发至全区所有小学 1~3 年级学生,进一步扩大口腔保健知识覆盖面。

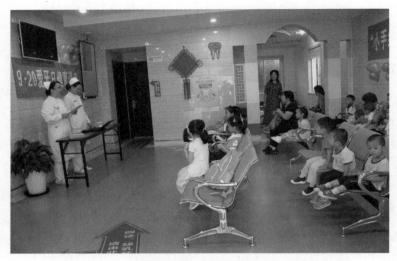

医务人员在儿童口腔门诊开展健康宣教

(三) 取得成果

1. 单位成立至今,每年荣获上海市"口腔公共卫生工作优秀区"和"眼病防治工作考核优秀区",连续 4 年获"上海市医疗机构口腔诊疗器械消毒技术操作规范示范单位"称号,2018 年又被评为"上海市医疗机构口腔器械清洗消毒灭菌管理标杆点"。

2. 累计完成和在研各级项目课题 17 项、人才培养项目立项 7 项、特色学科建设 2 项,在各类核心期刊发表学术论文 39 篇(SCI 论文 8 篇),获得实用新型发明专利 18 项,单位影响力和知名度逐年提升。

■ 十一、普陀区眼病牙病防治所

(一) 单位概况

上海市普陀区眼病牙病防治所始建于 1958 年 10 月 1 日,坐落在长寿路 247 号。通过六十余年的不懈奋斗,已成为一家集医疗、科研、预防于一体的二级眼牙专科医疗机构,为上海市文明单位。普陀区眼病牙病防治所经改扩建后总面积 4 517.33 平方米,占用土地面积 458.58 平方米,拥有口腔综合治疗椅位 41 台。修复专业委员会委员 1 人,牙周专业委员会委员 2 人,青年委员 1 人,预防专业委员会委员 2 人,种植专业委员会委员 2 人。现有上海市预防医学会口腔卫生保健专业委员会和上海市口腔医学会口腔预防医学专业委员会委员各 1 名。

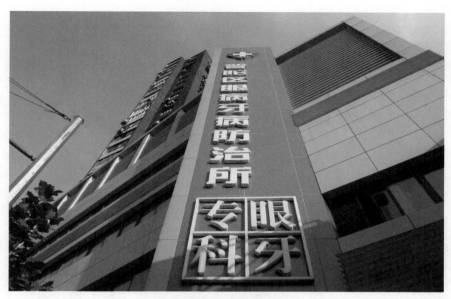

普陀区眼病牙病防治所

（地址：长寿路 247 号）

（二）特色工作

承办第三届上海市口腔科普节开展普陀区中小学幼儿园口腔健康教育课件评比活动。根据市口腔防治院的要求，开展针对学校幼儿园教师的口腔健康教育课规范化培训。承办第三届上海市口腔科普节，在普陀区教育局和普陀区卫健委的大力支持下，组织开展区中小学、幼儿园口腔健康教育课件评比活动。区属各教育机构广泛参与，积极性很高，收到来自全区各学校幼儿园口腔健康教育课件超过 400 份，在此基础上，经过教育专家与口腔医学专家组成的评委会的共同评选，产生幼儿园组、小学组和中学组前三等奖共计 40 名。于 2018 年 11 月 17 日举办了本次普陀区口腔健康教育课件评比的颁奖与展示活动。上海市教委、普陀区教育局和卫健委、上海教育出版社等相关单位领导和普陀区眼病牙病防治所领导共同出席。

2022 年 1 月 16 日，由普陀区口腔医学会口腔学组主办，普陀区眼病牙病防治所承办的普陀口腔论坛暨优秀口腔病例展示活动如期举办。参加论坛的有：上海市口腔医学会副理事长、第六人民医院邹德荣教授，同济大学附属口腔医院/口腔医学院副院长康非吾教授，复旦大学附属上海口腔医院陈栋副院长。会上，邹德荣教授、康非吾教授分别进行了关于口腔种植和口腔外科的课程分享。本次普陀口腔论坛，通过病例交流、学术讨论等形式聚焦口腔医疗技术研究，推动口腔先进科技成果的推广应用和深化提升，各位行业同道尽情施展才华、切磋交流、碰撞交锋、探讨争鸣，同时为更好地预防、医治口腔疾病打下学术基础，最终将使患者受益。

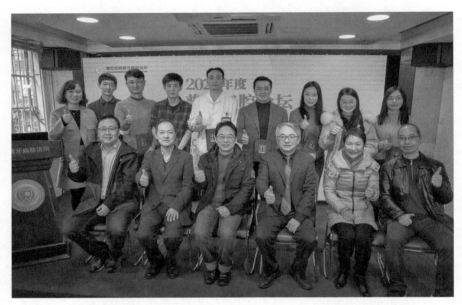

2021 年 8 月 12 日普陀区眼病牙病防治所举行"医师节"主题活动即"名医讲堂"（2021 年第五期）暨专家带教结对仪式。为上海第九人民医院主任医师张志勇教授、陈振琦教授和普陀区眼病牙病防治所陆卫青副主任颁发专家带教聘任证书。

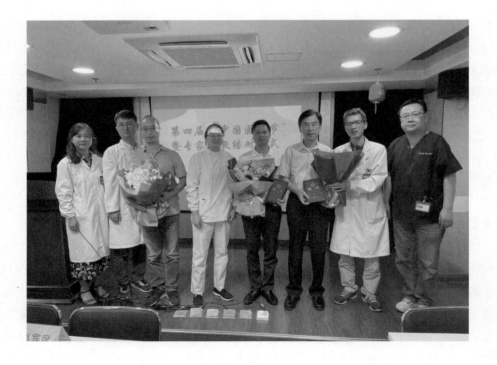

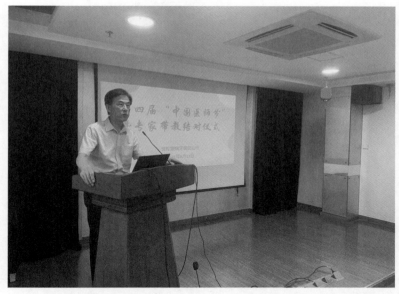

张志勇教授鼓励医生们要继续不断学习和成长，并祝愿普陀区眼病牙病防治所口腔事业能够取得更好的更显著的成绩。

（三）取得成果

每年荣获上海市"口腔公共卫生工作优秀区"和"眼病防治工作考核优秀区"；荣获 2016—2017 年度上海市志愿服务先进集体；荣获 2013—2016 年度院务公开民主管理先进单位等。

2021 年发表论文 2 篇，牙周病科建成区重点专科，主持区卫健委课题 5 项。

■ 十二、杨浦区牙病防治所

（一）单位概况

上海市杨浦区牙病防治所创办于 1962 年 10 月，是区属唯一一家公立二级口腔专科医疗机构，是上海市红十字医疗机构，承担本区 134 万常住居民的口腔疾病医疗、预防、康复和健康教育等任务。杨浦区口腔公共卫生工作由上海市杨浦区牙病防治所与 12 家社区卫生服务中心承担，组成 6 支牙防团队。医院由总所、中原口腔门诊部和通北口腔门诊部三部分组成，共有职工 85 人。其中，卫生技术人员 63 人，大学本科学历 30 名，硕士研究生学历 3 名，中级职称人员 37 名，高级职称人员 2 名，有中华口腔医学会各专业委员会委员 2 名，上海市口腔医学会各专业委员会委员 6 名。现有牙科椅位 60 台，RVG 摄片机 3 台，口腔数字化全景机 2 台，口腔锥形束 CT2 台，门诊手术室 2 间。

杨浦区牙病防治所是上海市卫生系统文明单位、上海市卫生系统规范服务达标单位、上海市口腔器械清洗消毒灭菌管理标杆单位、上海市牙防系统年度工作优秀区、上海市安全生产平安示范单位、杨浦区文明单位、杨浦区物价计量信得过单位、上海市口腔病防治联合体成员单位及上海市杨浦区口腔质控小组组长单位。

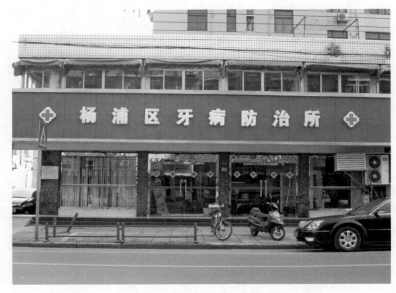

杨浦区牙病防治所

（总所地址：平凉路 1814 号；通北门诊部地址：平凉路 337 号；中原门诊部地址：国和路 1045 号）

（二）特色工作

杨浦区区政府、区卫生健康委员会、区妇女儿童工作委员会出台一系列政策文件，支持口腔公共卫生工作的实施。杨浦区口腔公共卫生工作的顺利开展离不开各级、各类部门的经费支持，经费来源主要有中央资金、市口腔病防治院项目资金、区财政资金等。在经费投入方面实施以治养防的举措，优化财政预算使用，逐年增加自筹经费标准。根据国家卫生健康委员会发布的《健康口腔行动方案（2019—2025）》，经费预算保障进一步得到加强。明确

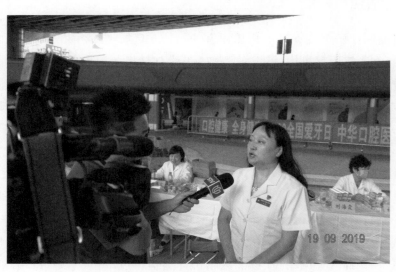

黄胜春所长在"全国爱牙日"接受电视采访

实施的社区口腔公共卫生工作人员，所有人员都经过市级口腔预防适宜技术培训及区级培训，杨浦区牙病防治所及 12 家社区卫生服务中心组成 6 支牙防小队，每支小队由 1 名小队长负责，服从杨浦区牙病防治所预防科的调配，确保了工作实施体系的建立、完善。

人才投入和经费投入是自身投入的两个方面，杨浦区在这两方面精准施策，从而解决口腔公共卫生工作中人力和财力的问题。

（三）取得成果

1. 获得奖项

1998 年 1 月，区卫生局制定《杨浦区创建全国牙防先进县（区）工作方案》，杨浦区牙病防治所负责创建工作的组织协调与实施，1999 年 3 月杨浦区被原国家卫生部授予"全国牙防先进县（区）"称号。杨浦区口腔公共卫生工作历年来经上海市口腔病防治院考核，均获得"上海市口腔公共卫生工作优秀区"，其中 2002 年、2003 年考核成绩全市第一。

2010 年，"儿童龋齿筛查与一级预防"被列为杨浦区人民政府实施项目。2011 年 5 月，为进一步规范社区口腔病防治服务行为，为居民提供完善的口腔保健服务，由杨浦区牙病防治所牵头，联合社区卫生服务中心，率先在全市建立"杨浦区口腔病防治技术联合体"，形成社区口腔公共卫生服务网络。2012 年 10 月 30 日，原卫生部专家考评组对杨浦区"创建国家慢性病综合防控示范区"进行了现场评审，其中包括对杨浦区口腔公共卫生工作的考评。2012 年，召开杨浦区口腔公共卫生论坛，专题介绍了杨浦区牙病防治协作组工作经验，并对开展新形势下口腔公共卫生工作模式进行了积极探索和思考，中国工程院院士邱蔚六、沪上口腔界著名专家教授出席论坛并作点评，给予高度评价。

参加市区两级各项科普大赛活动。2020 年，参加上海市孕产妇及婴幼儿口腔健康科普知识插画有奖征集活动，获得一等奖。2016 年～2021 年参加上海市口腔健康科普演讲比赛，获得优胜奖。2021 年参加杨浦区健康科普演讲比赛，获三等奖。

2. 科研成果

积极申报区卫健系统"好医师"建设工程，一名青年医师入选区卫健系统"青年学科骨干"，三名医师入选区卫健系统"高层次人才"。近年来，加大科研人才培养力度，科研成果在省级以上刊物中发表学术论文 20 篇。2015 年申报成功杨浦区妇儿委课题《3～12 岁乳恒牙替牙期综合干预》，2021 年申报成功杨浦区双委课题《氟保护剂对社区小学生群体防龋作用的队列研究》。

■ 十三、长宁区疾病预防控制中心

（一）单位概况

1950 年 7 月，建立上海市长宁区人民政府卫生防疫站，1953 年 7 月，改名为长宁区卫生防疫站，1999 年 12 月，上海市长宁区疾病预防控制中心成立，2007 年 12 月，长宁区慢病干预中心揭牌。

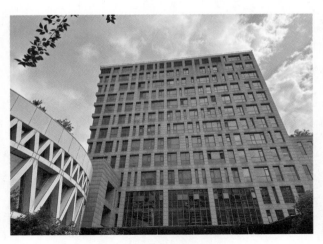

长宁区疾病预防控制中心

（地址：上海市长宁区云雾山路 39 号）

区域面积 38.3 平方公里，辖 9 个街道 1 个镇，常住人口约 70 万。区级口腔预防保健机构设在区疾控中心，社区卫生服务中心 10 个（各街镇 1 个），均设有口腔科。区疾控中心专人负责口腔公共卫生工作，社区共有 28 名口腔科医生和 14 名口腔科护士，医护比为 2∶1，以本科学历为主。社区共有口腔综合治疗椅位 30 台，并具备消毒隔离和诊疗设备。区疾控中心有 1 人担任上海市口腔医学会口腔预防医学专业委员会委员，区疾控中心和社区有 2 人担任上海市社区卫生协会社区卫生口腔病防治专委会委员。

（二）工作模式和特色

将《儿童口腔健康检查》《龋齿预防性充填》和《适龄儿童窝沟封闭》纳入本区公共卫生基本服务包，区疾控中心组织本区口腔卫生专业力量，采用在中小学校和托幼机构现场口腔健康检查，在社区卫生服务中心口腔门诊治疗的方式，定期为本区广大儿童提供安全、优质、免费的龋病检查、早期充填、窝沟封闭等服务。每年完成口腔健康检查 2 万余人，龋齿早期充填近万只，六龄齿窝沟封闭 3000 余只。关口前移，有序开展本区 3～5 岁儿童乳牙免费涂氟防龋，每年完成近万人次全口乳牙列涂氟。

深入社区、进入学校、牵手家庭，举办长宁"健康好声音"大赛，寓教于乐，增强广大市民的口腔卫生知识和自我口腔护理能力；每年组织开展"6.1"儿童口腔健康科普节主题宣传，围绕全国爱牙日活动主题，组织开展爱牙日特色活动，举办大型宣传咨询，将主题宣传推向高潮。

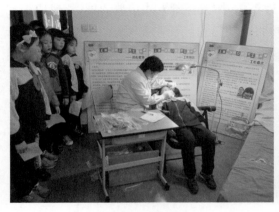

学校现场口腔普查

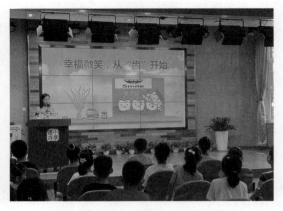

"爱牙日"儿童口腔健康科普宣教活动

推进口腔健康管理优化行动,依托社区孕妇早孕建册开展常住孕产妇口腔健康管理;依托消防支队、学校、保安保洁公司等开展职业人群口腔健康管理;依托上海市盲童学校开展残障儿童口腔健康管理;依托社区老年人体检开展老年人口腔健康管理,积极提高孕产妇、职业人群、残障儿童、老年人群口腔健康水平。

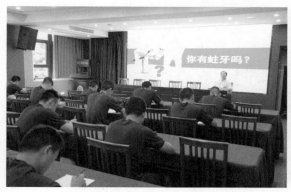

长宁消防支队健康讲座

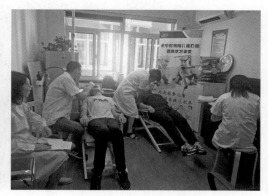

低视力学校口腔检查

区疾控中心组织本区口腔卫生专业力量,采用中小学校和托幼机构现场口腔健康检查,社区卫生服务中心口腔门诊治疗的方式,定期为本区广大儿童提供安全、优质、免费的龋病检查、早期充填、窝沟封闭等服务。

(三) 取得成果

1. 2005 年—2021 年,连续 16 年获得上海市口腔公共卫生工作优秀区;完成区妇儿委课题 4 项,区公共卫生保障项目 1 项。

2. 区卫健委课题 1 项,发表论文 13 篇。

■ 十四、宝山区疾病预防控制中心

(一) 单位概况

上海市宝山区疾病预防控制中心是全额拨款事业单位(公益一类),隶属于宝山区卫生健康委员会,业务上接受上海市疾病预防控制中心、上海市口腔病防治院、上海市眼病防治中心、上海市健康教育所等专业站所指导。宝山区口腔公共卫生工作设在区疾控中心学校卫生科,由学校卫生科科长综合管理,另有两名口腔预防专职人员分管具体工作。全区 17 个社区卫生服务中心从事口腔预防工作人员有 59 人,其中防保人员 17 人、口腔医师 24 人、护士 18 人;17 个社区拥有综合治疗椅 35 台,小型移动便携式多功能设备 12 台。

现有上海市预防医学会口腔卫生保健专业委员会和上海市口腔医学会口腔预防医学专业委员会委员各 1 名。

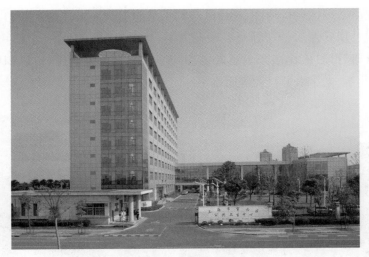

宝山区疾病预防控制中心

（地址：月明路 158 号）

（二）工作模式和特色

本区将学生龋齿充填和窝沟封闭列入重点公共卫生项目，发挥政府主导，社区卫生服务中心为执行主体的工作机制，加强对社区的培训、指导、质控和考核，定期通报工作情况。通过"医教结合"取得教育部门的支持，"医防融合"取得区内二、三级医院的技术支撑。扬长避短，发挥现有体制中的公共卫生管理优势，使本区口腔公共卫生服务水平逐年得到提升。

连续四年开展由上海市儿童健康基金会主办，区疾控中心承办的"上海市随迁子女学校健康快乐行——健康教育进学校"活动；2017 年和 2019 年，为充分发挥卫生与教育优势互补的合作工作机制，提高进校医师和卫生保健老师业务能力，区疾控中心联合教育部门举办中小学"医教结合"知识竞赛暨技能比武活动。

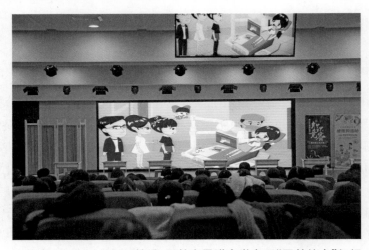

2019 年 12 月 25 日区卫健委、区教育局联合举办了"医教结合"知识竞赛暨技能比武活动

（三）取得成果

2016 年～2020 年，连续 5 年获得上海市口腔公共卫生工作优秀区。

■ 十五、松江区疾病预防控制中心

（一）单位概况

1989 年成立松江县牙病防治协作组，每年开展学校与幼儿园儿童龋齿与防治宣教，并有组织地对部分患儿进行龋齿充填，每年进行两次。

2000 年，上海市松江区卫生局防病体制改革，成立上海市松江区疾病预防控制中心，牙病防治纳入疾病预防控制中心，由疾病预防控制中心环境医学科负责，2003 年始由学校卫生科负责，并配备 2 名专职防治人员负责全区牙病和口腔卫生工作。

截至 2021 年 12 月 31 日，区域内有社区卫生服务中心 16 个，均设有口腔科，共有口腔医务人员 56 名，其中口腔医生 34 名（高级 2 名、中级 21 名）、口腔科护士 22 名。现有上海市预防医学会口腔卫生保健专业委员会和上海市口腔医学会口腔预防医学专业委员会委员各 1 名。

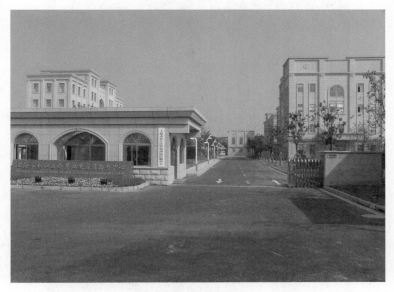

松江区疾病预防控制中心

（地址：松江区西林北路 1050 号）

（二）工作模式和特色

区域内没有牙防所，面对口腔医生紧缺，居民对口腔病防治需求逐年提高，公共卫生服务工作量大等问题，松江区也在积极探索新的工作模式，更好地为老百姓服务。

1. 优化医教结合，医防融合，推进"社区-学校-医院-疾控"四位一体工作模式。通过联席会议制度，建立学生口腔病防治组织架构，明确各方职责，拟定入校开展学生口腔检查计划、组建质量控制组。每年由各社区卫生服务中心组建学生口腔检查队伍，入校开展检查、学校提供场所、协调教学安排，疾控中心组织二级医院口腔科医生开展质控。

2. 组建牙防小分队进校开展窝沟封闭及早期龋充填工作。牙防小分队由各社区卫生服务中心自行组建或者几个社区卫生服务中心联合组建。按照市级要求对于家长知情同意的学生，在校开展窝沟封闭及早期龋充填。

3. 转诊至学校所在社区卫生服务中心口腔科完成窝沟封闭及早期龋充填工作。对于部分社区，因学校与社区卫生服务中心距离较近，在课间、午休或者放学后，由学校组织家长知情同意的学生，开展窝沟封闭及早期龋充填。

4. 上海首家将家庭医生纳入口腔公共卫生队伍，每年不定期组织家庭医生做口腔相关培训，并参与到幼儿园儿童涂氟工作中。

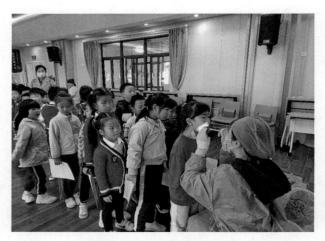

在学校开展学生口腔健康检查

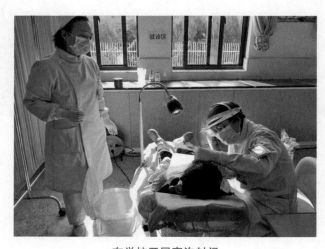

在学校开展窝沟封闭

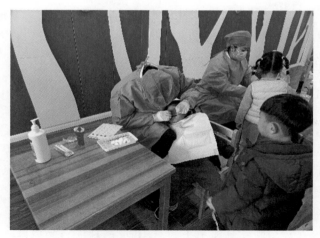

在幼儿园开展 3～5 岁儿童涂氟

（三）取得成果

1. 获得奖项

2013 年～2021 年，每年在上海市口腔公共卫生工作综合测评中荣获优秀区。

2016 年，荣获上海市首届卫教系统口腔健康科普教育知识演讲大赛三等奖。

2019 年，荣获"健康口腔行，科普好声音"口腔健康科普演讲赛特等奖，华东大区赛科普先锋奖。

2. 科研成果

2010 年，中标区科委课题 1 个，研究成果获松江区科技进步二等奖。

2015 年～2016 年，完成了区卫健委和复旦大学公共卫生学院合作课题 2 个。

2019 年，中标市卫健委课题 1 个。

2012 年，2 篇论文被中文核心期刊收录，其中 1 篇作为优秀论文推荐。

2013 年，2 篇论文发表在核心期刊。

2014 年～2021 年，共 8 篇论文发表在普通期刊。

■ 十六、青浦区疾病预防控制中心

（一）单位概况

上海市青浦区疾病预防控制中心在市牙防、县（当时为青浦县）卫生局领导的重视下，于 1985 年上半年组建了青浦区牙防协作组，人员由一、二级口腔科医生组成。每年临时组成一支 5～6 人的牙防治疗小分队，突击工作 1～2 个月为 1～2 所学校在校学生进行龋齿充填治疗以及"9.20"全国爱牙日口腔卫生宣传；1996 年青浦牙防工作落实到区中心医院负责，每年工作 1～2 个月为 1～2 所学校在校学生进行龋齿充填治疗。目前青浦区下设 11 个社区，基层共有 8 名口腔专业医生，平均年龄 41 岁，基本都是本科以上学历；11 家基层社区卫生服务中心口腔门诊未能全面开设,其中有 6 家社区设置了口腔科;其余 5 家社区未设置口腔科。青浦疾控现有上海市预防医学会口腔卫生保健专业委员会和上海市口腔医学会口腔预防医学专业委员会委员各 1 名。

(二) 工作模式和特色

1. 疾控、医院联手开展龋齿充填

2001 年起,牙防工作归并至青浦区疾控中心,牙防专职医生 2 人,由中心牙防医生及青浦中心医院医生组成一支 3 人牙防小分队,每年开展"三中三小"监测点学校的牙病防治工作。由于成员固定,技术操作稳定,龋齿充填质量较高。

2. 下沉社区开展转诊治疗

2004 年口腔预防工作下沉至社区卫生服务中心,由社区口腔科医生负责辖区学生口腔检查,对需要治疗的学生发放告家长书通知其去社区医院治疗,采取转诊服务,转诊治疗难度大,干扰因素多,学生龋齿充填率一度到达 10% 以下。

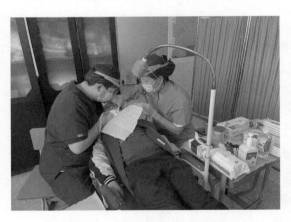

第三方机构在校开展学生口腔预防诊疗服务

3. 成立龋齿充填医疗队,推行外包服务模式

学生龋齿充填治疗场所设在学校,以学校为单位逐个在各社区开展。医疗队的日常管理由区疾病预防控制中心负责。

三家区级医院共计口腔专业人员 20 名,服务能力不能满足社会的需求,无法兼顾牙防工作。民营医院发展迅速,口腔专业医生队伍逐年壮大,已经成为我区口腔专业医生最多的群体。随着消费理念的转变,更多的人开始选择民营医院进行口腔卫生治疗。

■ 十七、崇明区疾病预防控制中心

(一) 单位概况

上海市崇明区疾病预防控制中心的前身为崇明县防疫站,1989 年由县防疫站与县中心医院医务科合作,组建了一支以县中心医院为主体、保健老师为骨干的学校体检团队,参与学生龋齿检查工作。1994 年由县卫生局副局长担任组长领导牙防工作,成立崇明县牙防办公室,落实牙防计划实施,并建立县、乡、村三级牙病防治网络,各乡镇医院配备牙防医生、各村或街道配备一名牙防医生,分管牙防工作,定期召开会议布置工作。

2000 年上海市崇明县卫生局防病体制改革,成立上海市崇明县疾病预防控制中心,将牙病防治纳入其中,由慢病科负责,2003 年开始由学校卫生科负责,并配备 2 名专职防治人员

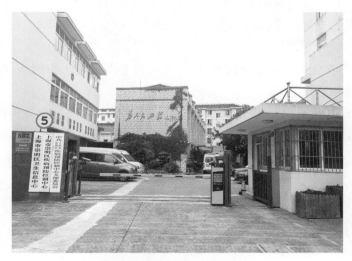

崇明区疾病预防控制中心

（地址：上海市崇明区一江山路 567 号）

负责全区牙病和口腔卫生工作。现有社区卫生服务中心 18 个（各街镇 1 个），5 个设有口腔科，共有 9 名口腔医师 1 名口腔科护士。

（二）工作模式和特色

从 2003 年开始在全县建立牙病防治网络，以"政府主导、社区参与、预防为主、防治结合"总策略及"社区为范围、家庭为单位、口腔健康为中心、儿童青少年为重点对象、一生服务为宗旨"基本策略为指导思想，落实社区牙防工作五大方面任务 33 项指标要求。

为进一步做好崇明区口腔健康教育工作，完善口腔健康教育网络，制定年度口腔健康教育计划，将口腔健康教育纳入崇明区学校健康教育课程的常规内容，各基层社区卫生服务中心牙防工作人员每月深入社区、学校，开展不同主题、不同人群、形式多样的口腔健康教育活动。

2019 年由上海市崇明区卫生健康委牵头，在崇明区全面推广实施口腔基本公共卫生服务项目，按照上海市口腔病防治院及崇明区卫生健康委工作要求，委托瀛洲口腔门诊承担进校治疗及椅旁宣传教育工作。三年来儿童口腔干预机构覆盖率、口腔疾病干预儿童覆盖率、适龄儿童窝沟封闭覆盖率有明显的提升，成绩斐然。

为深入贯彻落实党的十九大提出的"共建、共治、共享"社会治理理念，实施跨组织、

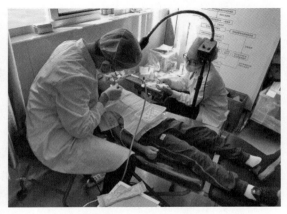

适龄儿童窝沟封闭工作现场

跨领域、跨行业建立党建联合(中共上海市崇明区疾病预防控制中心支部委员会与中共上海市口腔医院预防儿童支部委员会结对共建),推动"我为群众办实事",实现共融、共建、共享。

共建目标如下。

1. 认真贯彻落实党组织工作会议精神,探索新形势下党建工作的新方法、新途径,参与支持党建及精神文明建设。

2. 在党建结对共建基础上,开展共建活动。以崇明疾控中心和学校为依托,以幼儿园和小学儿童为目标人群,以口腔健康教育与健康促进为主要手段,以儿童口腔疾病综合干预为主要措施,打造儿童口腔健康管理示范幼儿园和示范学校,提高示范校儿童口腔健康水平和口腔健康素养,并为向全市推广儿童口腔健康规范化管理奠定基础。

3. 发挥各自优势,实现"优势互补、资源共享、取长补短、互相促进、共同发展",在党建工作和口腔健康教育方面实现新的突破。

4. 做好共建活动记载,并及时向共建单位上级党组织反映共建活动情况。

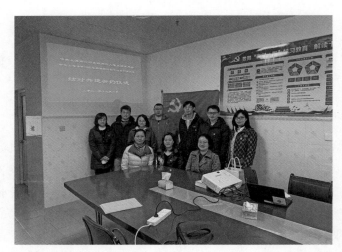

上海市崇明区疾控党支部与上海市口腔医院预防儿童党支部结对
开展学校口腔促进工作

(三) 工作成果

获 2016—2017 崇明区未成年人保护工作先进个人奖。

第四部分

国内外口腔健康科学管理的展望

■ 一、从经验管理到科学管理的探索之路——上海模式

近百年来,上海口腔卫生保健的发展是随着国内外口腔卫生保健大环境的逐渐发展而不断探索,向前推进的。无疑,"上海城市口腔卫生保健服务模式"是一个从口腔卫生保健经验管理到口腔健康科学管理的探索之路,是一个试点成功的城市模式范例。从旧时代的大上海,到新时代的东方大都会,从几百万人口到今天两千多万人口的超大城市、金融中心、科学技术产品制造中心,不论对中国还是世界,都有巨大的吸引力和影响力。为了人人口腔健康,必须从人人自我口腔卫生保健做起,必须有领导、有组织、有目标规划、有策略措施、有实践行动、有监测评价,逐步向前迈进。

1. 世界卫生组织(WHO)引领全球口腔公共卫生健康的发展历程

首先是国际大环境的形成与变化发展,对我们中国发展口腔卫生保健事业的影响。那就是从 1948 年世界卫生组织 WHO 成立以来在全球口腔卫生保健的引领作用。WHO 的全球目标很明确,那就是"使所有人都尽可能达到最高的健康水平"。那么,首先要清楚"健康"的内涵,WHO 用科学的思维方式表达为:"健康不仅是没有疾病,伤残或虚弱,而且还是一种身体,精神与社会的良好状态。"自那以后不久,WHO 在日内瓦总部机构内设置了一个口腔健康分支,称为口腔健康单位(oral health unit)。单位虽小,但逐步规划、部署,开展各种面向全球的口腔卫生保健项目与活动。早在 1961 年,WHO 口腔健康专家委员会制订了调查口腔疾病状况的标准方法。关于牙齿健康的概念,1965 年 WHO 专家委员会就提出,牙齿健康不只是牙齿及其周围支持组织结构、功能正常,而且口腔邻近部位与咀嚼有关的多种组织结构和颌面复合体功能都正常。实际上,已经把"牙齿健康"扩展到"口腔健康"的广义范围。1969 年根据"国际疾病分类法"(ICD),编著了《牙医学与口腔医学分册》(ICD - DA)。1971 年又依据"国际疾病分类法"(ICD)编写了第一版《口腔健康调查基本方法》。并有 30 多位专

家采用此标准方法指导了口腔健康调查。1977 年，WHO 提出了"2000 年人人享有卫生保健"的全球战略目标。《口腔健康调查基本方法》又随即修正为第二版，以后继续修正，直至 2013 年的第五版。WHO 以基本一致的标准方法，收集各国数据，并建立了 WHO 全球口腔健康数据库（GODB），自 1965 年起，每年发布全球口腔健康动态信息，为决策提供科学依据。

20 世纪 60～70 年代，WHO 首次开展了国际口腔卫生保健体制研究项目（ICS-1）。目的是研究 10 个国家口腔卫生保健体制构架内涵与口腔健康状况，经济成本与资源配置的关系。

1984 年，又进一步具体提出了人体健康的十大标准："①有足够充沛的精力，能从容不迫地应对日常生活与工作压力而不感到过分紧张；②处事乐观，态度积极，敢于承担责任，事无巨细不挑剔；③善于休息，睡眠良好；④应变力强，能适应外界环境的各种变化；⑤能抵抗普通感冒和感染性疾病；⑥体重适当，身体匀称，站立时头、肩、臀部协调；⑦眼睛清晰，反应敏锐，眼睑不发炎；⑧牙齿清洁，无龋齿，无痛感，牙龈颜色正常，无出血现象；⑨头发有光泽，无头皮屑；⑩皮肤、肌肉富有弹性。"概括起来，健康涵盖身体、心理、社会适应能力与道德情操 4 个方面。1987 年又修正《口腔健康调查基本方法》第三版。为了推动 2000 年全球目标的实现，1989 年 WHO 世界卫生大会（WHA）强调应用流行病学方法检测和评价目标的进展。在不断推进的基础上，WHO 又扩展了"口腔健康"的内涵，包括：牙列完整，牙周组织结构正常，无口腔疾病与功能紊乱，伤残病损得到治疗和康复，无疼痛和不适，行使正常的咀嚼与语言功能，能够适应周围环境，五官端正，自信自尊，能够进行正常友好交往，维系社会人际关系。口腔健康调查的内容又逐渐增多。

20 世纪 80～90 年代，WHO 又在 5 个国家开展了第二期国际口腔卫生保健体制（ICS-Ⅱ）研究，主要是研究口腔卫生保健体制对人们口腔卫生保健行为、服务利用、口腔健康状况和生命质量的影响。

近 70 年来，WHO 通过专家委员会，与国际牙科联盟（FDI）等国际组织合作，从全球健康目标制订到健康概念更新、制订标准方法、推荐策略措施、技术方法应用、口腔公共卫生人员培训等各个层面，不断引领全球口腔公共卫生的发展。20 世纪 50 年代，首先转变观念，从口腔疾病的治疗到预防；60 年代开始口腔健康流行病学调查，1969 年建立全球口腔健康数据库；从龋病开始，逐步扩展到牙周疾病等方面，每年公布世界各国龋病与其他常见口腔疾病的流行趋势；70 年代以来，开始推荐饮水氟化等应用氟化物作为预防龋病的公共卫生措施；随着 2000 年人人享有卫生保健的全球健康目标，及时提出在人人享有卫生保健的同时，还要人人享有口腔卫生保健。1979 年与 FDI 合作提出了目标的指标体系。20 世纪 70～90 年代，又与 FDI 等国际组织合作，组织专家工作组，开展了多项国际合作研究项目，其中很重要的是由多国参与的国家口腔公共卫生体制的研究（ICS-Ⅰ，ICS-Ⅱ）。20 世纪 80 年代以来，开始为许多发展中国家培训口腔公共卫生人才，建立了 30 多个 WHO 口腔健康合作中心。改革开放以来，WHO 正式与我国建立联系，派专家组来中国考察、讲学、举办全国口腔病理、口腔骨干教师、口腔流行病学调查培训班，1981 年在北京医科大学口腔医学院成立了第一个 WHO 预防牙医学培训研究合作中心（WHOCC），首先在北京开展口腔健康状况调查，其后不久,采用 WHO 基本调查方法,以学校儿童为主,开始了全国第一次口腔健康流行病学调查。同时在联合国儿童基金会学校初级卫生保健项目在 3 个目标地区(北京西城区、山西运城、贵州贵阳)的实施下,山西运城农村口腔卫生保健模式在项目试点范围内逐步开展。

1981 年 WHO 在泰国清迈成立了国际口腔保健中心,该中心的一项主要任务就是开展"农村社区口腔保健模式"的试点研究,内容包括口腔保健人员培训,基本口腔保健设备配备,基本口腔保健服务提供与口腔保健质量控制。1987 年 WHO 召开了"农村社区口腔保健模式"评价会议,同时介绍了中国山西运城农村口腔保健模式的试点经验。

1983 年~1989 年,WHO 通过两次世界卫生大会决议案,把口腔卫生保健纳入初级卫生保健范畴,成为一种普遍的策略。1994 年,WHO 为推动 21 世纪口腔公共卫生的发展,召开了全球口腔专家会议,提出了从牙医学(dentistry)、口腔医学(stomatology),到口腔健康科学(oral health science)更开阔的发展领域,以及培养未来需要的新型人才,从牙科医生(dentist)、口腔科医生(stomatologist),到全科口腔医师(oral physician)。同时,在 1994 年 4 月 7 日的世界卫生日,提出"口腔健康促进生命健康"的主题口号,许多国家都积极响应,开展了以口腔健康为主题的口腔健康年活动。WHO 与国家牙科联盟(FDI)、国际牙科研究学会(IADR)等国际组织合作,不断推进全球口腔公共卫生的发展。

也正是在 20 世纪的最后 20 年,许多发达的工业化国家,出现了龋病下降的趋势。WHO 又与其他国际组织联合,召开了专家学术研讨会,科学分析龋病下降的主要原因,并达成共识:认为适当应用氟化物,讲究口腔卫生,采纳有益于口腔健康的饮食习惯(如减低糖的消耗量)是其主要原因。这也成为全球公共卫生发展史上预防慢性疾病成功的典范。1999 年,WHO 又与 FDI、IADR 合作,提出了"2020 年全球口腔健康目标"这个总目标,涉及 2 个重要方面:一是减少起源于口腔颌面部的疾病对全身健康与心理发展方面的影响,强调促进口腔健康,减少口腔疾病对所有人的最大负担;二是减少全身疾病出现在口腔颌面部的表征对每个人与社会的影响。

进入 21 世纪以来的最近 20 年,WHO 进一步扩展了口腔健康的视野范围,指明了未来全球口腔公共卫生的发展方向,更全面地通过口腔健康,促进全身健康,提高生命质量。2003 年的世界卫生大会,WHO 发表了"世界口腔健康报告",提出了 21 世纪继续提高人类口腔健康水平的全球对策,那就是通过控制共同危险因素的策略途径,与慢性疾病的防控密切合作,促进和改善所有人的健康状况,报告指出,口腔疾病与四大最重要的慢性疾病(心血管病、糖尿病、癌症、慢性阻塞性肺病)有着共同的危险因素,可以采取共同的防控策略应对。2007 年,WHO 世界卫生大会(WHA)通过一项决议案——"促进口腔健康与综合疾病预防行动计划",进一步强调口腔疾病是一个严重的公共卫生问题。对每个人与社会都有相当大的影响。负担最大的是弱势群体与贫困人口,口腔疾病影响到全球 $60\%\sim90\%$ 的人口,面对共同危险因素,必须采取一体化防控策略。2008 年 WHO 又提出了"通过一代人的努力填平健康不公平的鸿沟"。2011 年联合国(UN)的最高层会议,发表了关于"非传染病的政治宣言",指出肾病、口腔疾病与眼病对许多国家都是主要的健康负担。2012 年 FDI 的策略目标,进一步明确口腔疾病是五大慢性疾病之一,有着共同的危险因素,必须采取一体化防控策略。2019 年,WHO 又公布了"国际疾病分类法"第 11 版的修订(ICD-11),其中口腔疾病的范围又扩展为"口面复合体"(Orofacial Complex)。因此,口腔疾病分类的重新修订又提上了议事日程。虽然,当前受新冠病毒疫情肺炎在全球暴发蔓延的影响,WHO 无力过问这项工作,但从未来全球口腔公共卫生健康的发展全局考虑,全球人人口腔健康发展的大方向已经明确,我们责无旁贷,还要继续顺势而为。

2. 我国口腔公共卫生的发展——从牙病预防到口腔公共卫生、全民口腔健康

在我国,牙痛自古以来就是一个"要人命"的问题。早在公元前 14 世纪的殷商时代,我们的老祖先创造的甲骨文,就有了"龋"字,并记载了 50 多种与口齿疾病有关的卜辞。许多与口腔疾病有关的词汇一直延续应用至今。在传统的中医学方面,自《黄帝内经》以来,历代医家们著书立说,以张仲景的《口齿论》,孙思邈的《千金要方》《千金翼方》为代表,都有口、齿、唇、舌诸疾患的病症、病机、病理以及方剂治疗的论述。

千年跨越至 20 世纪以来,从口腔专业的人才培养开始,牙科学校的开设、牙科医学展览会、大会的举办、牙科刊物的创刊、牙医学会的成立,预示着牙医学在中国的启蒙、觉醒、发展,逐步扩展成为一门独立的专业。牙科学校的设立首先在成都、北京、上海、哈尔滨,而牙科的学术活动、刊物成立、宣传则主要在上海。1919 年,首先在上海创办了以广告为主的《中华全国齿科医学会临时周报》中,就有"中华齿科商会""上海牙科材料公会"等报道,并有牙科学术方面的论述。20 世纪 30～40 年代,在上海创办了《中国齿科月报》《齿科卫生周刊》《上海市牙医公会月报》《中国牙医杂志》《牙医学报》《上海牙科月刊》等刊物。

为了了解我国老百姓口腔疾病的发病状况,早在 1936 年,上海的黄仁德就首次开始了小学生的龋齿调查;1942 年《东方齿科》期刊上,就有了沈阳的周大成"龋齿预防工作报告";1947 年朱端伯发表在《牙医季刊》上的题为《氟与龋齿预防》的文章,还有零星的龋齿(姜元川,1949,成都)、氟牙症调查报告(张涤生,1947,贵州;周大成,1947,北京),以及 1944 年郑麟蕃教授在北京中学生中进行的口腔调查等。上述这些口腔卫生保健的初步作为,大部分从上海开始,这也标志着在我国牙防事业发展的早期,上海牙科事业发展就在全国起到引领作用。

1949 年中华人民共和国成立以后,首先是北京大学牙医学系的毛燮均教授提议把牙医学扩展为口腔医学、牙医学系改名为口腔医学系,中国的口腔医学教育正式纳入教育版图。从 20 世纪 50 年代到 20 世纪 80 年代,我国的口腔医学教育也从 5 大院校发展到 20 多所,到现在的 50 多所,学制以 5 年为基础,也有少数 8 年制,人才结构也逐步多元化。科学研究机构也逐渐增多,从临床到基础,从宏观到微观,涵盖面也很广。

从 1949 年到 1980 年,为了进一步了解我国人民的口腔疾病问题,有过上百次地方性口腔健康流行病学调查报告,大多集中在龋病、牙周病与氟牙症等方面。岳松龄教授曾经先后两次汇总所有调查资料,分析了龋病患病状况。从这个时期所有的调查资料中,获得了我国居民口腔疾病患病状况的基本数据,发现龋病、牙周病、氟牙症是主要问题。同时,已经在上海,北京等一些地方中小学里,开展了口腔科普宣传活动。

改革开放以来的 40 年,尤其是 20 世纪 80 年代以来,在联合国儿童基金会(UNCF)与 WHO 等国际组织的支持帮助与合作下,在我国逐渐开展了一系列的牙病预防与口腔卫生保健活动和合作项目。20 世纪 80 年代初,WHO 派专家来中国考察访问、讲学,举办全国口腔病理、口腔骨干教师、牙防骨干人员培训班。1981 年在北京医科大学口腔医学院成立我国第一个 WHO 预防牙医学培训与研究合作中心(WHOCC),采用 WHO 基本调查方法,在北京开始先行口腔健康调查,不久,在全国开展了第一次学校儿童口腔健康流行病学调查,为后来全国的口腔健康调查与数据分析奠定了基础。1984 年~1989 年,又在联合国儿童基金会学校初级卫生保健项目三个目标地区(北京西城区、山西运城、贵州贵阳)的实施下,开展了山西运城的农村口腔卫生保健模式试点。同时,在原国家卫生部领导下,成立了全国牙病防治指导组与中国牙病防治基金会,迎来了全国牙防事业发展的辉煌 20 年,开展了一系列的活动,如:自 1987 年开始,每年 9 月 20 日的全国爱牙日活动,举办全国牙防骨干培训班,评选全国牙防先进区县,牙防新"长征"活动,口腔健康大讲堂活动,举办国内外口腔卫生保健学术会议与交流,进行全国口腔健康状况调查等。

自 1982 年到 2015 年,在全国开展了 4 次口腔健康状况调查,从获取的数据资料分析,看到了全国国民口腔健康状况变化与发展的趋势。30 多年的全国爱牙日活动,从社区、公共场所的面对面交流咨询活动,到如今利用新媒体开展的多种形式的口腔健康促进活动,提高了公众的口腔卫生保健意识,改善了广大群众的口腔健康状况,促进了民营口腔医疗机构的迅速发展,方便了群众的口腔医疗保健服务提供。口腔医学教育机构的发展,培养了更多的口腔专业人才,逐步满足群众的基本口腔医疗保健需求。

在社区口腔卫生保健模式试点方面,1983 年山西运城的农村口腔卫生保健模式试点,涵盖了县乡村三级机构,吸取了 WHO 推荐的口腔保健模式的实践经验,从满足群众基本口腔保健需求,改善群众的口腔健康状况方面,通过调查研究分析,以科学证据表明,获得了初步成效。上海城市口腔卫生保健模式的起始是以学校口腔卫生保健服务为核心的,早在 20 世纪 60 年代,就把每年"6.1"儿童节确定为"口腔卫生宣传日",在上海市卫生局的领导,与上海市牙病防治院的具体指导下,由各个区县牙防所负责,由点到面,从治到防,预防为主,防治结合,逐步扩展与完善,首先使儿童的口腔健康状况有了很大改善,又逐渐惠及到上海居民。除了运城、上海这两种模式以外,还在全国出现了其他模式。

在预防干预措施的试验研究方面,在氟化物防龋方面,除了饮水氟化,还有食盐氟化、牛奶氟化、使用含氟牙膏防龋、窝沟封闭防龋、非创伤性修复治疗(ART)适宜技术等研究,探索了牙病预防措施实施与效果评价的公共卫生发展之路。

在目标规划制定与试行方面,从 20 世纪 80 年代开始,我国就随着 WHO 等国际组织,先后制订了不同阶段的我国口腔卫生保健目标与规划。1987 年原卫生部提出了《中国 2000 年预防保健战略目标的建议》;1992 年原卫生部与国家教委联合下发《2000 年我国口腔卫生保健规划目标(试行)》的通知;2004 年~2010 年,原卫生部组织有关专家制订了《中国口腔卫生保健工作规划》;2011 年原卫生部口腔卫生处,组织专家制订了《2011—2020 中国口腔卫生规划》,确定的指导原则为"政府主导,部门配合,社会参与,预防为主,防治结合,自我管理,突出重点,分类指导,公平可及",总目标为"基本建立覆盖城乡的口腔卫生服务体系,控制影响口腔健康的危险因素,实施口腔疾病综合预防干预措施,降低人群龋病和牙周疾病的患病率,着力提高儿童和中老年人的口腔健康水平"。这个目标规划构架很全面,虽然没有提出具体数据指标,但规划很具体。计划建立一个比较完整的体系,覆盖我国城乡地区,针对口腔最常见的龋病与牙周疾病,重点人群是儿童与中老年人。这是一个我国中长期的规划目标,与《"健康中国 2030"规划纲要》可以对接、延伸。针对我国当前全民口腔健康存在的主要口腔疾病问题,如龋病、牙龈炎、牙周炎、口腔癌症与牙外伤等,以及影响全民口腔健康的主要问题,如口腔健康的素养不均衡、口腔疾病的分布不平衡、口腔资源的分配不公平等,结合 2016 年国务院发布的《"健康中国 2030"规划纲要》中涉及口腔健康方面的一些具体指标:加强口腔卫生,12 岁儿童患龋率控制在 25% 以下,以及防治传染性手足口病。

2019 年,国家卫生健康委员会为了贯彻《"健康中国 2030"规划纲要》和《中国防治慢性病中长期规划(2017—2025 年)》,提出了《2019—2025 口腔健康行动方案》,提出了主要目标与具体 5 项口腔健康指标,包括 12 岁儿童、中青年与老年人三组代表人群。以全民、全生命周期、健康口腔全覆盖为总体目标,实际上是一个到 2030 年、2050 年的中长期目标基础的延伸与扩展,是"健康中国"总目标的一个组成部分。而具体实施行动,需要依据现有的人力、物力、财力资源,通过科学管理,逐步整合成一个体系。

当前,大数据时代来临,首先需要看到我们的短板与不足在哪些方面。目前我们所拥有的数据还相当有限,还不足以为精准决策提供充分的科学依据。但在 70 多年的不断探索之中,不断总结经验,吸取教训,尤其是自改革开放以来,与 WHO 等国际组织合作,借鉴国外一些国家的成功经验以及它们的不足之处,为我们未来从经验管理逐步走向科学管理奠定了基础、铺平了道路、指明了方向。

3. 未来上海全民口腔健康科学管理的展望

"模式"的含义,就是把相关的事物合理地组合在一起,通过实践,不断探索、求证、监测、评价,不断向实现目标的方向逐步推进。

"管理"的中文含义是负责某项工作使其顺利进行。管理的科学概念是:以一定的思想形成目标与计划作为指导,通过职能机构或团队的集体努力,分工合作,各负其责,把既定计划付诸实际行动,最终达到既定计划所确定的目标,是一个连续而能动的过程。它至少包括三个基本阶段:计划,实施和评价。

由上述篇章内容可见,上海城市口腔卫生保健模式的形成与发展是一个由经验管理到科学管理的探索过程,如今还在进行之中。

上海口腔卫生保健模式的启蒙很早,从 20 世纪 30 年代由点点滴滴开始启动,到 20 世纪 50 年代开始,逐步搭建一座大城市的市、区、县三级口腔卫生保健机构,把重点人群放在学校儿童口腔卫生的宣传与牙病治疗方面,同时为一般市民提供口腔诊疗服务。上海逐步开展儿童口腔健康状况调查,从 20 世纪 80 年代以来到 2015 年,参与了全国 4 次口腔健康流行病学调查,从获取的样本数据中,看到了龋病、牙周疾病等口腔疾病的常见多发,普遍存在于各个人群之中,从小到老,一辈子都有。逐渐认识到问题的严重性,只治不防不行,没有领导组织不行,没有目标、策略措施不行。在不断探索,逐步形成与发展过程中,看到了问题所在,最初零散的、片段的,相互之间并没有什么关联,或者关联也是松散的部分,必须把各个相关部分相互联系,形成了一种合理的组合,就这样,"上海模式"的雏形由此诞生。从实践中的经验管理逐步进入科学管理的轨道。

　　面向未来国内外口腔健康发展大环境、大方向,上海作为拥有 2 000 多万人口的国内外特大城市,面临着口腔健康惠及全民、全生命周期、全覆盖的巨大任务挑战,我们必须深入思考如何推进"上海城市口腔健康模式"。在我国有过山西运城农村口腔保健模式以及其他地区的一些模式试点探索,但大多数并没有得到延续和发展。在国外,WHO 有 2 项国际合作研究国家口腔卫生保健体制的成果和泰国清迈的社区口腔保健模式,坚持了几十年。在瑞典等北欧国家,依据国家口腔卫生保健法,为儿童、老年人免费提供基本口腔卫生保健服务模式;在美国,有商业口腔医疗保险模式;在新西兰,有学校牙科护士为儿童提供牙科保健服务模式。国外的成功经验可以借鉴,但西方国家的问题是只关注"下游"治疗,忽视"上游"预防的策略,我们要避免。为了满足上海市口腔健康的全人口、全生命周期、全覆盖的目标,有一个明确的方向,也为了让全国的城市在发展全民口腔卫生保健模式时,能有所借鉴,同时也为与世界大城市发展口腔健康模式,分享科学管理的经验,还需要看清我们存在短板与不足,采取更加全面的切实可行的举措,形成一个科学管理的体系。就目前的状况而言,全国 4 次口腔健康流行病学调查中的上海数据资料,是出自有代表性的人群的有限样本数据,虽有一定的参考价值,但还不足以为精准决策提供所需要的能够涵盖全民的大数据。因为还没有掌握一个人,一个家庭,或一个社区,和一个区县的全人口口腔健康状况与需求的数据资料。2 000 多万人口的口腔健康大数据资料,还是一个需要设法获取的大课题。对现有的"上海模式"还缺乏深入的研究,除了流调数据能够提供一些证据,说明居民的口腔健康状况有所改善与提高之外,并没有对"上海模式"科学管理的成效,进行独立的深入研究,还没有充分的证据显示它的成功以及不足之处。在口腔专业管理方面,所需要的口腔专业人员的数量,种类与分布:目前只能提供粗略的口腔医师与人口比例为 1∶5 000~6 000。其他口腔专业人员如口腔护士、椅旁助手、技术人员数量。未来对各类人员的需求,还心中无数,如果以 1∶2 000 为指标,还缺少口腔医师 10 多万、口腔护理人员 20 多万。口腔健康科学的高级、中级、初级人员的需求与相关教育机构的增加,以逐步满足全覆盖的人力资源需求。口腔健康科学的分支学科人员专业范围,如全科口腔医师,其他学科的专业人员数量与质量需求;口腔医疗卫生保健机构的数量、分布、服务内容覆盖的范围;口腔行政管理机构与口腔公共卫生专业人员需求数量与分布,才能加强口腔公共卫生的科学管理;口腔机构的设备器械、材料、供应,与群众自我口腔保健的用品需求等诸多方面,还缺乏清晰的构架。因此,当务之急是组织有关专家团队制订"2030 上海口腔健康"的行动计划,尽快建立一个以上海口腔健康大数据库与研究中心,搭建一个长期动态研究的平台。在行政管理方面,需要完善口腔健康科学管理的政策、法规、规范、标准以及策略、措施、方法,涵盖上海模式的行政与专业管理两个方面,形成一个完整的体系,通过逐步实施,定期监测评价,用科学证据展现"上海模式"为全民口腔健康服务获得的成效,能够在全国继续起到引领作用,对世界也具有影响力。这是全民口腔健康大数据，新时代赋予上海的历史使命，是我们这个时代的责任担当。

（北京大学口腔医学院　卞金有）

■ 二、上海口腔健康管理模式展望

目前上海的口腔健康管理主要是以"政府主导、各级口腔专业机构指导、社区卫生服务中心为执行主体"的工作模式。随着健康中国战略的实施，伴随社会经济发展与卫生健康服务模式的变化、常态化新冠肺炎疫情防控的要求以及新一轮科技革命、产业变革及数字化技术迭代加速的影响，口腔健康的管理模式迎来了新的机遇，同时也遇到了前所未有的挑战：口腔疾病患病率居高不下、口腔公共卫生人力资源不足、外来流动人口众多、人口老龄化程度加深、"面对面"的健康管理工作经常因为疫情防控而中断。今后上海口腔健康管理将致力于：在政府的主导下，依托数字技术，推进口腔公共卫生体系制度化建设，充分发挥各级各类口腔专业机构和专业人员的作用，将口腔健康管理广泛融入初级卫生保健，加快形成大卫生、大健康管理格局和全社会促进口腔健康的强大合力，建设符合"全球健康城市典范"功能定位，与"全球公共卫生体系最健全的城市之一"相匹配、平战结合的特大型城市口腔健康管理模式。这种"综合上游、基于社区、数字驱动"的管理模式，有助于将预防工作的重点转移到上游的人群政策，将口腔健康与全身健康联合推进，以数字技术驱动健康管理转型升级，提高卫生保健资源的供给，为居民提供覆盖面更广、可及性和均等性更强的口腔健康服务。

1. 推进口腔公共卫生制度体系建设

当前的口腔疾病防治健康策略主要是基于临床干预理念和生物医学模式的"下游干预"，应进一步转向针对人群的上游健康政策与策略，更加关注口腔健康的社会、经济、政治、环境、商业等影响因素，以及口腔疾病和其他慢性非传染性疾病（NCD）之间的共同危险因素。

（1）推进口腔健康重点领域法律法规规章的制定

① 研究制订上海市口腔健康管理工作中长期规划、专业人员及技术准入标准、技术规范及操作指南等，开展地方标准建设，并在此基础上向国家层面的标准制定建言献策。

② 充分联合教育、民政、体育、环保、宣传等政府部门，力争推动联合行政发文，或纳入部委文件范畴，推动完善全社会综合干预体系，并积极推动将口腔疾病的防控进一步纳入上海市慢病防控、妇幼保健的计划规划中。

③ 以正确的立法宗旨为指导，将法治观念融入具体规范性文件，积极推动口腔健康地方标准的法治化，推进重点法规规章立法，以控烟工作为先例，用立法为口腔健康管理提供保障。

（2）对接医改要求，完善口腔健康管理保障

① 在强化社区防治网底建设的同时，建立口腔健康管理的"基层首诊、双向转诊、上下联动"，落实首诊负责制，加强医联体防治融合功能。

② 努力推动支付制度优化。支付系统应更加重视鼓励预防及早期干预为主的健康管理,开展更多卫生经济学的研究以提供决策依据,并依据不同的覆盖率、财政保障和服务质量,可分别纳入基本公共卫生服务、医保支付及商业保险。

2. 充分发挥口腔专业机构和专业人员在口腔健康管理体系中的作用

(1)进一步完善服务体系建设。依托上海市口腔健康中心,建立完善二级和三级综合医院、口腔专科机构、疾病预防控制中心、社区卫生服务中心及社会办医疗机构各司其职、优势互补的合作机制,建设和调动口腔学科专科联盟的作用。

(2)口腔健康管理不仅停留在初级预防阶段,还应该充分发挥二级预防和三级预防的作用;不仅限于口腔预防学科,口腔医学的所有学科都应积极开展疾病预防工作;不仅针对最常见的龋病和牙周病,还应纳入其他口腔疾病,尤其是口腔癌、唇腭裂等相对不常见但危害性更大的口腔疾病。

(3)创新上海市口腔健康教育与科学普及体系建设。

① 充分发动全市范围内口腔医学科普及临床医学科普专家团队,统筹各类健康教育资源,加强健康教育与促进学科和人才队伍建设,开展相关课题研究和项目建设,促进成果的转化。

② 更加关注健康行为支持的大环境,将口腔健康教育与现有的慢性病防控宣传结合,在"全民健康生活方式宣传日""糖尿病日""高血压日""世界骨质疏松日""脑卒中日"及"世界无烟日"等活动中融入口腔健康的内容。既积极发挥临床医学专家及社区健康工作者对口腔健康教育的宣教,口腔医师也应积极参与社区健康促进活动,将"健康口腔"与"健康体重""健康骨骼"行动一起落实。

③ 将健康促进的理念和标准融入业务行为和组织文化,积极推动将健康科普工作作为医疗机构综合测评、医务人员绩效考核及职称评定等重要方面,推进健康促进医院建设。

目标:建立覆盖全人群、全生命周期、口腔全疾病、全学科的防治融合体系。例如:龋病预防控制、牙周病与全身疾病联合管理、老年人失牙防治与健康生活质量、牙颌颅面生长发育引导与早期错𬌗畸形防治、口腔肿瘤早诊等的科技攻关,进一步降低儿童乳牙龋病、错𬌗畸形发病率,改善成人牙周健康率,更好维护老年人全身疾病相关口腔健康管理,持续提升居民口腔健康水平及口腔健康相关生活质量。

值得注意的是,目前的全人群、全生命周期的口腔健康管理,更多的是针对每一个不同类型、不同年龄阶段人群的横断面管理,而不是针对同一人群生命全程的管理。今后将进一步致力于将人群预防与个体化、精准化、全程化预防充分结合。

3. 将口腔健康管理充分融入初级卫生保健

充分认识口腔健康与全身健康的密切关系,口腔疾病与心血管病、癌症、糖尿病、慢性呼吸系统疾病等慢性非传染性疾病存在共同危险因素,如不健康饮食、吸烟、饮酒、创伤、心理压力、卫生条件差及缺乏运动等。因此,口腔卫生保健不应孤立于初级卫生保健之外,而应成为以人为中心的初级卫生保健的一部分,将控制共同危险因素作为首要任务,在促进全身健康的同时,促进口腔健康;不仅有益于口腔健康,而且有益于非传染性疾病的控制。

（1）共同防治

初级卫生保健居于医疗保健服务的最前缘，涉及最广泛的人群，将口腔健康管理纳入初级卫生保健，与非传染性疾病共同预防、检测和控制，对于实现人群的最佳口腔健康至关重要。同时，口腔健康不良也可以被视为一个危险因素，口腔疾病防治也应纳入非传染性疾病的防治规划，越来越多的证据表明，更好地控制口腔疾病有助于改善系统性疾病的预后。例如在推进戒烟的方案中，也应将预防口腔癌和牙周病纳入科普宣传。

（2）早期预警

一些口腔的症状和体征可能是其他全身疾病的早期表现，口腔疾病可以起到对早期系统性疾病的"预警"作用。美国 2013～2016 年的研究表明，在看牙医时进行糖尿病前期筛查，可以早期发现约 2 236 万成年人患糖尿病前期或糖尿病的风险。从而建议将糖尿病前期或糖尿病风险评估纳入日常牙科检查，可以早期发现糖尿病及糖尿病前期患者并转诊至全科医生处，通过采取措施降低其患糖尿病的风险，并督促糖尿病患者参与治疗以降低相关并发症的风险。美国糖尿病协会、美国医学会及美国疾病控制中心均建议：口腔诊所可能是筛查糖尿病前期和糖尿病患者的最佳选择之一。

另一方面，国际糖尿病基金会发布的指南建议全科医生在糖尿病患者的定期检查中常规询问其口腔健康状况，并及时将患者转诊至口腔专科医生。因此，口腔医生和全科医生的密切合作，将有助于糖尿病、心血管疾病等慢性病的筛查和早期预警，口腔检查的数据应和糖化血红蛋白（HbA1C）、血压、体重等数据共同纳入电子病历或综合管理系统。

（3）合作方式

初级卫生保健团队可以使用一些简便的量表系统评估居民患口腔疾病风险，提供饮食和口腔卫生指导，改变药物种类以保护唾液功能，以及通过平台系统转诊至口腔专科医生。口腔医生接诊后，可以在系统内查询或者远程访问患者的医疗记录，更加全面地制定和实施口腔治疗计划。另一方面，在口腔专科就诊的患者，口腔医生也可以通过一些简便的量表或检查检验，评估患者全身疾病的风险，并转诊至全科医生或内科医生。

这种合作方式，还有利于将口腔健康的数据和全身数据整合，形成分析性健康报告，更全面地了解口腔疾病与全身疾病的流行状况，以及口腔疾病防治策略对全身疾病的影响。

（4）教育教学

所有卫生专业人员都需要更加了解口腔健康对全身健康的重要性，以及口腔卫生专业人员在实现这一目标方面所发挥的作用。在医学教育中，口腔医学专业本科课程应将口腔健康纳入全身健康的内容，减少对下游治疗干预的关注，更加关注口腔疾病的社会决定因素、共同危险因素防治策略、一级预防以及以患者为中心的初级卫生保健。临床医学和口腔医学的课程都应以培养跨专业交流、综合诊断、批判性思维和终身学习的技能为目标。

4. 数字驱动健康口腔管理

数字化技术在人们生活中的应用越来越广泛，自 2000 年至 2019 年，互联网应用增长了

1125％。近年来,互联网、大数据、云计算、人工智能、区块链等技术加速创新,为打造全生命周期的口腔健康服务起到了强有力的支撑和桥梁作用。远程牙科(Teledentistry)被认为是一种有效的远程筛查、检测、诊断、咨询、制定治疗计划和开展健康指导的重要工具。通过三维处理和深度学习,数据的可视化可以为医生提供更为准确的患者三维空间信息,从而辅助医生进行诊断、治疗模拟、预测和评估,以及更高效的会诊及医—患互动,从而更好地改善患者的就医体验。根据最近的调查,78％的病人将在未来五年内开始使用远程牙科技术。

新型冠状病毒感染(COVID-19)的流行对全球现有的医疗体系提出了挑战,也加速了数字健康的进程。由于口腔检查治疗涉及口鼻咽喉区域的密切接触,且有产生高浓度气溶胶的风险,在疫情暴发期间,据世界卫生组织(WHO)官网报道,全球口腔诊疗业务的77％暂停或部分暂停。在上海,幼儿园、学校及社区常规开展的口腔健康检查与监测也受到很大影响。如何在当前常态化疫情防控及今后可能出现的疫情暴发期开展口腔健康管理,是当下全球口腔医学领域都在思考的问题。

数字技术对口腔领域的诊疗模式和健康管理模式具有深远影响。大量的医院都已陆续挂牌互联网医院,远程医疗在不久的将来可能成为常态。数字技术的系统应用还将带来供给侧及传输方式的革新,可以从多个方面缓解人力资源的不足。主要包括以下方面:

(1) 提升口腔健康素养

制定口腔疾病的预防保健要点及管理指南,通过培训和学习,建立一个由口腔卫生工作者、初级卫生保健工作者及非医疗卫生工作者组成的团队,通过移动保健、数字健康等创新行为拓展沟通方式,提高个体和人群的口腔健康素养,以及决策者、媒体和社会组织对口腔健康重要性的认知和宣传。

可以建立个性化、精准化、自我报告式(self-report)的口腔健康随访互动监测系统,病人可以通过手机等应用程序,查看他们的健康档案及口腔疾病风险评估;通过视频或线上互动指导患者改变口腔健康行为,并通过自我监督及反馈提供支持。

(2) 拓展口腔业务培训

使用数字化技术开展线上学习以提高全体卫生人员的知识和技能,提高预防为主的认知。教育技术的进步和创新,包括将移动健康作为提供培训和教育的工具,为专业培训和继续教育提供了新的途径。大规模在线开放课程(MOOCs)、虚拟现实(VR)及增强现实(AR)等线上学习方法,可以作为卫生人力资源培训和继续职业发展(CPD)的关键战略之一,以扩大和改善现有的卫生保健队伍,补充和促进现有的口腔健康服务,并且实现和优化转诊模式。

(3) 口腔疾病早期检测

通过远程系统向在郊区或口腔保健资源不足的社区采集和传输早期检测的信息,可以提高口腔疾病早发现、早诊断、早治疗的能力。远程检测和诊断也可与口腔检查结合应用,研究表明,传统(面对面)的口腔检查与数字技术辅助的结合可以提高口腔疾病早期诊断的敏感性和准确性。早期检测可以聚焦于尽早发现疾病(尤其是重大疾病)无症状或早期症状的患者,也可以通过收集和分析人群中的口腔健康流行病学数据,为口腔健康政策的制定提供循证支持。

（4）口腔健康监测

数字化技术的应用除了口腔疾病的早期检测之外，还可以开发和建立集早期发现、即时反应和随访监测于一体的健康系统，有助于口腔健康监测、流行病学数据收集以及治疗术后随访，以更好地提供口腔健康服务，如提供诊后全程健康随访、提醒及预约，口腔健康教育及人工智能辅导，口腔健康习惯收集、监测及反馈，以及建立居家口腔健康管理模式等。

5. 口腔公共卫生人才培养

上海市出台的"公共卫生 20 条""人才 30 条""科改 25 条"等为公共卫生人才培养发展提供了有力的政策保障，一是依托大学及医学院，建设口腔公共卫生实践基地，培养创新型口腔公共卫生人才和具有口腔公共卫生理念与核心能力的复合型口腔医学拔尖创新人才。二是建设标准化继续教育培训平台，开展口腔疾病预防控制及科学研究、科学普及的同质化培训，提高上海市口腔公共卫生团队的能力水平。

目前，口腔医疗服务主要受注重治疗和干预的技术理念主导，口腔医学生和医生接受的也主要是对疾病诊疗的教学和训练，而对疾病预防的教育内容相对较少。今后的教育和培训应注重从以疾病为中心向以健康为中心转变，和以社区为基础的综合培训模式。培训的重点应放在预防和健康促进上，未来的医疗团队应具备全面应对人群口腔健康需求的能力。培训的理念将从以口腔医生为中心的医疗模式转变为团队合作的健康管理模式。同时应与更广泛的非传染性疾病预防相结合，致力于将口腔健康管理的理念纳入所有政策。

综上，新时期上海口腔健康管理模式，应主动融入"健康中国""数字中国"及"健康中国行动（2019—2030 年）"，坚持健康管理为主、以政府为主导、以人才队伍为根本、以科技创新为驱动、以数字技术为支撑，加强内涵建设、探索创新模式、应用"互联网＋"、大数据、人工智能、精准医学、健康保险等新技术新手段，不断推动口腔公共卫生业务和管理创新。

（复旦大学口腔医学院　刘月华）

■三、上海市口腔公共卫生学科发展展望

1. 学科队伍现状

上海是我国人口规模最大的直辖市，是国务院确定的中国国际经济、金融、贸易、航运和科创中心，正在向国际化大都市迈进。上海市下辖 16 个区，至 2019 年，常住人口 2428.14 万人。据 2019 年的统计，上海市目前有口腔公共卫生人员 760 名，口腔公共卫生人员与常住人口之比是 1∶3.19 万。

截至 2019 年，上海市口腔公共卫生人员的基本情况是：总人数 760 人，平均年龄 37.8岁；其中男性占比 24.5％，女性占比 75.5％；专职口腔公共卫生人员 233 名，兼职 527 名；中心城区 178 人，郊区 582 人。

上海市口腔公共卫生人员在各区的分布如表 2-4-1 所示。

表2-4-1 上海市各区口腔公共卫生人数

区		人数(人)
中心城区	虹口	45
	徐汇	38
	静安	26
	黄浦	30
	长宁	16
	杨浦	14
	普陀	9
郊区	浦东	136
	松江	140
	青浦	73
	宝山	56
	闵行	54
	奉贤	45
	嘉定	32
	崇明	30
	金山	16
总计	16	760

注:浦东新区外环以内部分属中心城区,大部分地区属郊区,这里把浦东新区的口腔公共卫生人数归在郊区中。

上海市从事口腔公共卫生工作的人员年龄、学历和职称的分布情况如表2-4-2所示。

表2-4-2 上海市口腔公共卫生人员年龄、学历、职称情况

分类	类别层次	人数	占比(%)
年龄	≤25	46	6.1
	26~40	432	56.8
	41~55	248	32.6
	≥56	34	4.5
学历	高中或中专	38	5.0
	大专	205	27.0
	本科	507	66.7
	硕士	10	1.3
	博士	0	0.0
职称	无职级	53	7.0
	初级	390	51.3
	中级	306	40.3
	副高	11	1.4
	正高	0	0

2. 学科队伍的优势与不足

（1）学科队伍的优势

① 口腔公共卫生人数占常住人口的比例居全国之首。上海市目前有口腔公共卫生人员760名，每3.19万个常住居民就有一个从事口腔公共卫生的人员，这个比例超过全国其他省市。

② 各区都有从事口腔公共卫生的人员。上海市下辖的十六个区，每个区都配备口腔公共卫生人员，平均每个区配备口腔公共卫生人员47.5人。配备人员最多的是松江区，有140名，配备人员最少的是普陀区，有9名。

③ 上海市口腔公共卫生队伍年龄结构合理。队伍平均年龄37.8岁，40岁以下人员占63%，40~55岁人员占32.6%，超过55岁的人员只占4.5%。绝大部分人员处于最佳的工作年龄，且后备的年轻人员充裕。

④ 队伍专、兼职比例恰当。在上海市760名口腔公共卫生人员中，专职人员233名，占31%，兼职人员527名，占69%，兼职从事口腔公共卫生的人数是专职人员的一倍，这些兼职人员在从事临床医疗工作的同时，开展口腔公共卫生工作，充分体现"以治养防，防治结合"的策略。

（2）学科队伍存在的不足

① 缺少区县级学科带头人。上海市高层次的口腔公共卫生人员主要集中在高校的附属医院如上海交大医学院附属第九人民医院、复旦大学附属口腔医院和同济大学附属口腔医院，而一线的区、县牙防所普遍缺乏学科带头人。各区县口腔预防科科长虽具有丰富的工作经验，但明显缺乏对国内外口腔预防发展趋势的把握，缺乏对公共卫生基础理论和基本技能的掌握，以及缺乏对辖区内全人群制定口腔保健措施的长期和全面规划的能力，在国内影响力偏低。

② 各区人员分布不均。在上海各区，口腔公共卫生人员分布不均匀，与常住人口的比例相差很大。从事口腔公共卫生工作人员与常住人口数比例最高的是静安区，为1∶9492；比例最低的是普陀区，为1∶143209，其次是杨浦区，为1∶93802。区与区之间巨大的差距导致各区市民之间得到口腔卫生保健服务的质量不相等。一些人口较多而公共卫生人员较少的区开展口腔预防保健压力很大，有些口腔预防措施得不到落实，一部分人口无法覆盖（表2-4-3）。

表2-4-3　各区口腔公共卫生人数及与常住人口比例

区	口腔公共卫生人数（人）	常住人口数（万）	比例
静安	26	24.6788	1∶9492
松江	140	158.2398	1∶11302
青浦	73	108.1022	1∶14809
虹口	45	85.2476	1∶18944
崇明	30	70.3722	1∶23457
奉贤	45	108.3463	1∶24077

（续表）

区	口腔公共卫生人数（人）	常住人口数（万）	比例
黄浦	30	85.247 6	1∶28 416
徐汇	38	108.513 0	1∶28 556
宝山	56	190.488 6	1∶34 016
浦东	136	504.443 0	1∶37 091
长宁	16	69.057 1	1∶43 161
闵行	54	242.937 2	1∶44 988
金山	16	73.241 0	1∶45 776
嘉定	32	147.123 1	1∶45 976
杨浦	14	131.322 2	1∶93 802
普陀	9	128.888 1	1∶143 209

③ 缺乏高层次骨干。虽然上海市口腔公共卫生队伍中本科和大专学历的人员占93.7%，但具有科研和创新能力的高学历人才比例极低，具有研究生学历的骨干只占1.3%，严重低于其他口腔学科中研究生所占的比例。另外，上海从事口腔公共卫生工作的人员中，具有高级职称的人员比例也非常低，仅占1.4%，没有正高职称人员。这种现象与目前的职称考评制度有关，目前的职称考评制度侧重医疗、科研和教学成绩，这些成绩对从事口腔预防的人员来说都是弱项。

④ 学科队伍稳定性差。与其他口腔学科相比，从事口腔公共卫生工作人员的待遇偏低，晋升困难，专业地位低。这些情况使他们的职业认同度较低，工作积极性不高，学科队伍的稳定性差，难以留住人。整个队伍中，从事这项工作5年及以下的人员占61.9%，10年及以下的人员占81%，而从事这项工作10年以上的人员只占17.9%，绝大部分人员工作不到10年即离开去从事其他工作（表2-4-4）。

表2-4-4　学科队伍人员从事口腔公共卫生工作时间

从事公共卫生时间（年）	比例（%）	城　郊	
		城区（%）	郊区（%）
<1	17.0	12.4	18.4
1~2	18.8	21.9	17.9
3~5	26.1	25.8	26.1
6~10	19.1	24.4	17.4
11~20	10.5	5.6	12.0
>20	7.4	9.0	6.9
未填写	1.2	0.6	1.4

3. 学科队伍建设展望

上海市的口腔公共卫生工作在全国处于领先地位,三级网络建设和牙防模式在全国具有示范作用,但与先进国家相比仍有很大差距。面对日益升高的口腔疾病威胁以及国家和广大市民对口腔健康要求的提高,作为上海市口腔公共卫生工作的具体执行者,学科队伍质量的提升迫在眉睫。作为国际化的大都市,与此相匹配的口腔公共卫生队伍应该是一支具有国际化视野、高素质、高效率、网络完整并能够满足全上海人民需要的口腔公共卫生队伍。因此,应该在下述几方面加强上海市口腔公共卫生队伍的建设:

(1)提高学科队伍素质

多渠道提高学科人员专业素质,除宏观设计、组织发动、宣传推广能力以外,开展牙防工作需要具备创新力和国际化视野。具体举措首先是引进高质量人才,除通过吸收国内外有公共卫生经验的人才充实区县层面学科带头人以外,逐年补充具有口腔预防或公共卫生背景的研究生充实市、区牙防队伍;其次是对现有学科人员强化培训,采取短期业务培训、长期专业培训相结合的方法提升现有学科队伍的水平,必要时选送优秀人才出国学习。

(2)拓宽学科人员视野

鼓励学科人员尤其学科带头人和骨干参与国内外各种学术组织、学术会议和学术活动。通过参与和交流,学习国内外先进的口腔公共卫生理念、知识、技术,同时了解口腔公共卫生的动态和发展趋势,扩大视野。在学习与交流的同时,介绍上海市口腔公共卫生的经验,提升和扩大学科人员在国内外的地位和影响。

(3)均衡部分地区学科力量

上海市口腔公共卫生队伍以市(上海市口腔医院)、区(各区牙病防治所)和社区(社区卫生中心和乡镇卫生院)三级牙防构架为特色。除市级以外,其他两级即区和社区二级架构并不完整。部分区牙病防治所牙防人员不足,有的地区甚至没有牙病防治所,无法承担口腔保健任务。需要在没有牙病防治所的地区建立牙病防治所,人员配置不够的地区应该尽早补充。

(4)夯实学科基层力量

为各社区卫生中心和乡镇卫生院配置口腔公共卫生人员,大力充实三级牙防网络网底力量。每个社区卫生中心或乡镇卫生院的防保科需要设置口腔预防保健岗位,从口腔医学院校招收本科及以上的毕业生,专门承担为辖区内居民开展口腔预防保健工作的任务。

(5)提高学科队伍地位

口腔公共卫生队伍稳定度低,人员流失严重,大部分人员在这个岗位上工作时间不超过5年。原因是他们在专业中的地位较低,随之而来的晋升慢、待遇差,留不住优秀人才,提升他们的专业地位是稳定这支队伍的急迫工作。市、区口腔公共卫生机构和社区卫生中心都需要为牙防人员建立不同于其他口腔临床专业的绩效考核标准,切实提高牙防人员的待遇。

(上海交通大学口腔医学院　冯希平)

附录一

上海市口腔健康大事记

1919 年 · 在上海成立了中国最早的牙医专业组织——中华全国齿科学医学会。

1923 年 · 司徒博在上海成立群众性护牙组织"中国保牙会",会员有社会名流于右任、邵力子等。

1929 年 · 司徒博主编《齿科医学全书》,共 4 册,百万余字。

1932 年 · 徐少明开办了最早的牙医学专科学校。

1936 年 · 黄仁德在上海开展小学生口腔流行病学调查,是中国较早开展口腔流行病学调查人士之一。

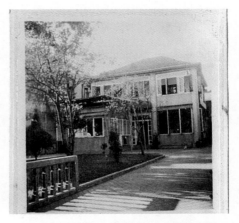

1946 年 · 成立上海市立牙病防治所,是中国第一家以"牙病防治"命名的口腔医疗卫生保健专业机构。

**1950~
1965 年** · 建立医疗预防保障制度、农村集体医疗保健制度,推行"划区医疗",建立城乡三级医疗卫生保健网络等措施。

1946 年上海成立上海市立牙病防治所

1951 年 —— · 　　上海为解决医院缺乏口腔科的问题，一些医院聘请社会开业医生和社会闲散医生开设口腔科或建立牙科联合诊所。

1952 年 —— · 　　上海市立牙病防治所更名为"上海市牙病中心防治所"，逐步发展成为全市牙病防治的业务技术中心，同时开始探索上海牙病防治系统的建设历程。

　　上海市牙病中心防治所与专家合作，以龙华路小学等试点，重点开展儿童龋病情况的调查研究。

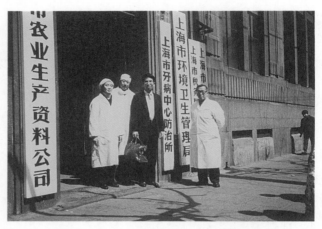

1952 年上海市立牙病防治所更名为"上海市牙病中心防治所"

1955 年 —— · 　　首先在徐汇、虹口、黄浦、普陀等地区开展小学生龋齿防治工作。
起

1956～ —— · 　　抓住国家推行"划区医疗"的机遇，在卫生行政部门帮助下，区县级医院建
1957 年 　　立口腔科充实技术力量。

1957 年 —— · 　　上海市牙病中心防治所经市卫生局批准成立预防保健科，负责全市牙病防治的组织和业务指导工作，标志着我国有了第一个直辖市/省级卫生行政部门直属的牙病防治业务专管机构，也基本建立了行政上隶属于市、区县卫生局领导、业务上接受上级口腔医疗卫生保健机构指导的口腔卫生保健服务模式。

　　组建牙防小分队，建立了走出医院进入学校现场每 2 年一次全市学校龋齿巡回普查普治防治服务，同行称其为"上海模式"。

1958～ —— · 　　普陀区最早成立全民所有的区级牙病防治所，开启了上海市区属口腔病防
1965 年 　　治专业机构的建设，之后上海陆续建成 10 个区级牙病防治所（普陀、徐汇、闸北、杨浦、黄浦、南市、静安、卢湾、虹口、长宁）、1 个县级牙病防治所（川沙），基本形成了市、区（县）两级牙病防治网络机构。

1958 年 · 在全市 14 个区、4 个县全面开展了学校牙病防治工作,宣传口腔卫生知识,为学生普查普治牙病,开始了儿童龋病第一次循环普查普治工作,也是最先在国内开展儿童龋病循环防治工作。

1959 年 · 全市有 117 万名小学生得到了"第一循环"的牙病防治。

1966 年 · 上海市牙病中心防治所预防科因"文化大革命"暂时被撤销。

1972 年 · 上海市牙病中心防治所恢复预防科。

上海市卫生局、市教育局联合发文《关于加强学校卫生保健工作的通知》,标志着上海恢复了每两年入校开展中小学生牙病巡回防治服务的制度,每年巡回普查普治3~18 岁儿童少年 40 万~50 万人。是中国最早恢复开展口腔卫生保健服务工作的地区。

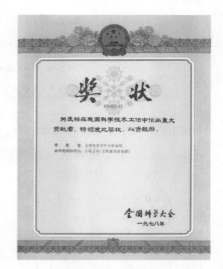

1978 年 · 上海市牙病中心防治所与第四军医大学口腔系、四川涂料协作组等单位合作,研制成我国第一个紫外光固化的窝沟封闭剂,荣获 1978 年全国科技大会奖。

1978 年防龋涂料(点隙裂沟封闭剂)研究获奖

1980 年 · 开展第 1 次"6.1"节上海口腔卫生宣传日系列活动。

1981 年 · 开展第 2 次"6.1"节上海口腔卫生宣传日系列活动。

1982 年 · 邱志芳应邀参加世界卫生组织在新加坡召开的"世卫组织东南亚口腔防治体系建设专题调研工作会议"并作"中国口腔预防与治疗体系"的报告。

开展第 3 次"6.1"节上海口腔卫生宣传日系列活动。

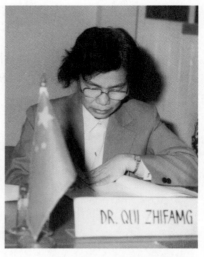

1982 年邱志芳参加"世卫组织东南亚口腔防治体系建设专题调研工作会议"

1983～
1984 年 — · 中国开展首次"全国学生龋齿和牙周疾病流行病学抽样调查",上海市作为抽样的十个城市之一参加了调查。

1983 年 — · 开展第 4 次"6.1"节上海口腔卫生宣传日系列活动。

1984 年 — · 开展第 5 次"6.1"节上海口腔卫生宣传日系列活动。

1985 年 — · 上海市牙病中心防治所预防科主任邱志芳与上海科学教育电影制片厂共同拍摄了《口腔保健》科普电影,并上报原卫生部评奖。

上海参加了原卫生部在山西省运城县(今山西省运城市)召开的"全国牙病防治工作现场会",此次会议是中华人民共和国成立以来牙防界的第一次大会。

开展第 6 次"6.1"节上海口腔卫生宣传日系列活动。

1986 年 — · 《口腔保健》科普电影获中央爱卫会、广播电影电视部、中国科协全国卫生电影电视片"白鹤奖"一等奖。

开展第 7 次"6.1"节上海口腔卫生宣传日系列活动。

1987 年 — · 开展第 8 次"6.1"节上海口腔卫生宣传日系列活动。

1988 年 — · 参加由中华医学会口腔医学专业委员会主办的"全国首次口腔预防医学学术会议"。

开展第 9 次"6.1"节上海口腔卫生宣传日系列活动。

1989 年 — · 开展第 10 次"6.1"节上海口腔卫生宣传日系列活动。

开展第 1 届全国爱牙日系列活动,得到了上海市、区县各级政府和有关部门的重视和支持,本次活动主题"人人刷牙,早晚刷牙,正确刷牙,用保健牙刷和含氟牙膏刷牙"。

1990 年 — · 上海市金山县朱泾镇三所幼儿园率先作儿童龋病防治保险的研究。

上海市黄浦区金陵西路小学开展口腔社区保健教育试点研究。

开展第 11 次"6.1"节上海口腔卫生宣传日系列活动。

开展第 2 届全国爱牙日系列活动,活动主题"爱牙健齿强身"。

1991 年 — · 成立了上海市牙病防治指导组,之后全市 20 个区县也建立了相应的机构,从而保证了城乡牙防工作健康发展。

开展第 12 次"6.1"节上海口腔卫生宣传日系列活动。

开展第 3 届全国爱牙日系列活动,活动主题"爱护牙齿从小做起"。

1992 年 — ·　上海市卫生局印发了《2000 年上海市口腔卫生保健规划目标》等文件,对牙防工作实行目标管理。

徐汇区牙防所于 1992 年经市体改委批准,率先在口腔行业中试行医疗事业单位的股份合作制。

起草并由市卫生局下发《上海市牙病防治先进区标准及评定方法》,对我国制订牙防先进区县的考核评定方法产生了积极的示范作用。

按照原国家卫生部制定的"全国牙防先进县评选标准",结合上海实际情况,口腔病防治院以文件的方式下发了"牙防先进县标准及考核方法"和"牙防先进区标准及考核方案"。

开展第 13 次"6.1"节上海口腔卫生宣传日系列活动。

开展第 4 届全国爱牙日系列活动,活动主题"爱护牙齿,从小做起,从我做起"。

1993 年 — ·　上海市牙病中心防治所在批评和吸取了传统牙防服务管理模式合理内涵的基础上,经过深入思考提出了在社会生态环境下,具有社区特点的牙防服务管理模式,即"C－5M"模式(community-man、money、material、machine、methodology)。

上海市口腔医院(筹)挂牌。

开展上海市"美加净杯"幼儿刷牙操比赛。

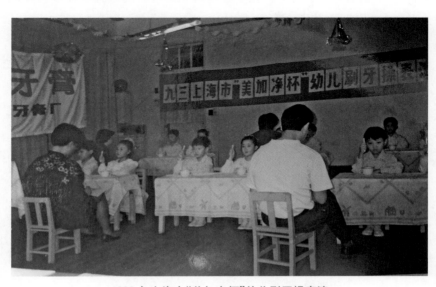

1993 年上海市"美加净杯"幼儿刷牙操表演

开展第 14 次"6.1"节上海口腔卫生宣传日系列活动。

开展第 5 届全国爱牙日系列活动,活动主题"天天刷牙,定期检查"。

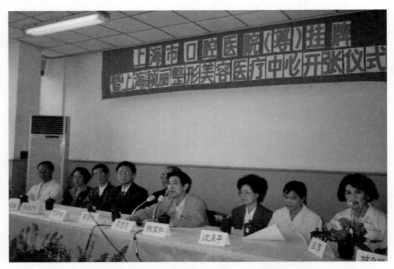

1993 年上海市口腔医院(筹)挂牌

1994 年 · 开展第 15 次"6.1"节上海口腔卫生宣传日系列活动。

开展第 6 届全国爱牙日系列活动,活动主题"健康的生活需要口腔卫生"。

1995~
1996 年 · 在原卫生部疾病控制司、全国牙病防治指导组的领导下,在中国牙病防治基金会的支持下开展了全国第二次口腔健康流行病学调查,上海又成为参加流调的 11 个省市之一。

1995 年 · 嘉定区、长宁区、徐汇区、闸北区、虹口区荣获全国牙病防治先进县(区)称号。

开展第 16 次"6.1"节上海口腔卫生宣传日系列活动。

开展第 7 届全国爱牙日系列活动,活动主题"适量用氟,预防龋齿"。

1996 年 · 在上海召开了"全国牙病防治先进县(区)表彰暨现场会",分别制定了《2000 年我国口腔卫生保健规划目标(试行)》《中国农村实现"2000 年人人享有卫生保健"规划目标》(附加 3 项口腔卫生保健指标)、《中国城市实现"2000 年人人享有卫生保健"规划目标》(附加 1 项口腔卫生保健指标)、《全国学生龋病与牙周疾病综合防治方案》,形成了我国第一个口腔卫生保健目标规划体系。

开展第 17 次"6.1"节上海口腔卫生宣传日系列活动。

开展第 8 届全国爱牙日系列活动,活动主题"少吃含糖食品,有益口腔健康"。

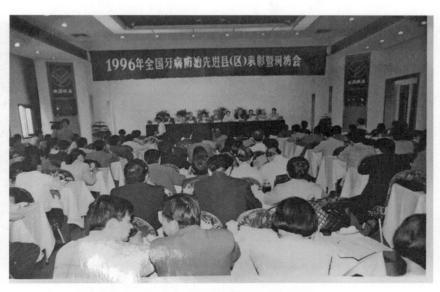

1996 年全国牙防先进县(区)表彰会

1997 年
冯希平、石四箴、高志炎、邱志芳、李存荣、周毅、谢济人、张兰芬、张嘉陵荣获全国牙病防治先进个人(全国牙防标兵)称号。

开展第 18 次"6.1"节上海口腔卫生宣传日系列活动。

开展第 9 届全国爱牙日系列活动,活动主题"爱牙健齿强身,预防龋病。牙周疾病,健康的牙齿伴你一生"。

1998 年
上海市牙病中心防治所更名为"上海市口腔病防治院"。

杨浦区、普陀区、黄浦区、南市区、静安区、卢湾区荣获全国牙病防治先进县(区)称号。

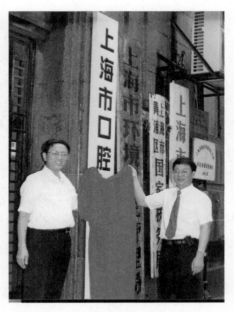

1998 年上海市牙病中心防治所更名为
"上海市口腔病防治院"

开展第 19 次"6.1"节上海口腔卫生宣传日系列活动。

开展第 10 届全国爱牙日系列活动,活动主题"健康的牙齿,美好的微笑"。

与上海大和医学科技公司合作研发了便携式牙科治疗椅。

上海市各区县牙防人员参加首届上海市口腔病防治院工作论文交流会。

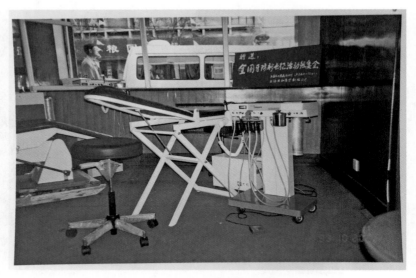

1998 年便携式牙椅实物图

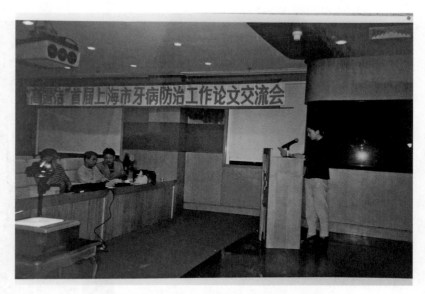

1998 年首届上海市牙病防治工作论文交流会

1999 年 —— · 建立江湾镇社区口腔保健服务站。

开展第 20 次"6.1"节上海口腔卫生宣传日系列活动。

开展第 11 届全国爱牙日系列活动,活动主题"老年人的口腔保健"。

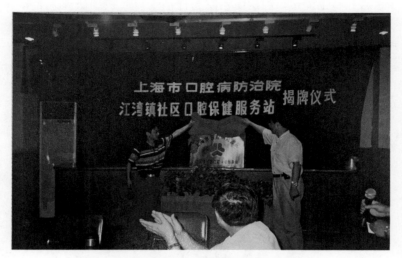

1999 年江湾镇社区口腔保健服务站揭牌仪式

2000 年 — · 开展第 21 次"6.1"节上海口腔卫生宣传日系列活动,活动主题"爱牙在每一天"。

开展第 12 届全国爱牙日系列活动,活动主题"善待牙齿"。

2001 年 — · 开展第 22 次"6.1"节上海口腔卫生宣传日系列活动,活动主题"爱牙在每一天"。

开展第 13 届全国爱牙日系列活动,活动主题"吸烟与口腔健康"。

2002 年 — · 开展第 23 次"6.1"节上海口腔卫生宣传日系列活动,活动主题"我爱我牙,应知应会,6 月行动"。

开展第 14 届全国爱牙日系列活动,活动主题"预防牙周疾病,维护口腔健康"。

2003 年 — · 上海市政府为建立与上海现代化国际大都市地位相适应的政府主导、社会参与的公共卫生体系,切实保障广大市民身体健康和生命安全,制定了《上海市加强公共卫生体系建设三年行动计划》。

提出了在社会生态环境下,构建由"政府主导、各级预防保健机构业务指导、社区卫生服务中心执行主体"为特征的开放式"5-2-5"口腔卫生保健服务模式。包括"五个分系统""两大技术层面""五项基本任务"。

上海市口腔病防治院与虹口区牙病防治所合作建立社区口腔预防保健合作中心,并在江湾镇社区建立口腔健康监测点。

　　上海市口腔病防治院与佳洁士口腔护理研究院合作研发移动口腔健康检查车。

　　上海市口腔病防治院召开全市牙防系统院、所长联席会议。

　　开展第 24 次"6.1"节上海口腔卫生宣传日系列活动，活动主题"我爱我牙，应知应会，6 月行动"。

　　开展第 15 届全国爱牙日系列活动，活动主题"有效刷牙，预防牙周疾病"。

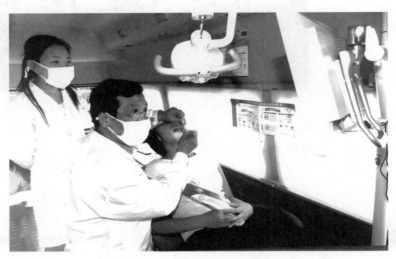

2003 年移动口腔健康检查车内部环境

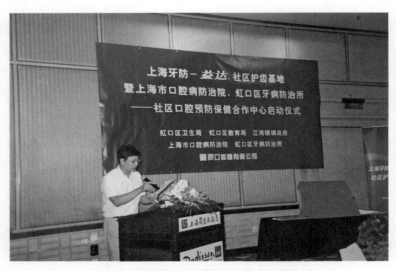

2003 年社区口腔预防保健合作中心启动仪式

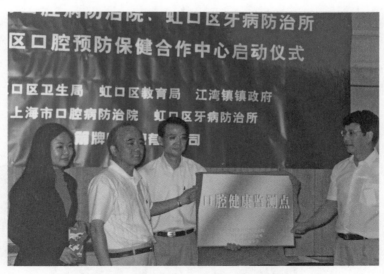

2003 年社区口腔预防保健合作中心口腔健康监测点揭牌

2004 年

上海市卫生局下发的《上海社区综合防治工作方案》将"口腔病信息收集与管理、口腔病监测、口腔病人管理、口腔病预防与控制、考核与评价"综合防治项目纳入政策监管,迈出了口腔公共卫生保健工作政策建设的新步伐。

闵行区、浦东新区、奉贤区荣获全国牙病防治先进县(区)称号。

上海市口腔病防治院举办第一届国家级继续教育学习班"社区口腔卫生保健与项目管理"。

开展第 25 次"6.1"节上海口腔卫生宣传日系列活动,活动主题"我爱我牙,应知应会,6 月行动"。

开展第 16 届全国爱牙日系列活动,活动主题"口腔健康与生命质量"。

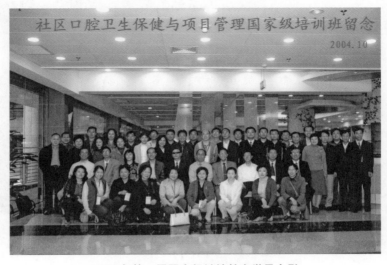

2004 年第一届国家级继续教育学员合影

2005 年 · 中国·上海"人与健康"博览会在上海展览中心隆重召开。会上，上海市牙防系统以一个展厅，52 个展板和一部牙防电视向参观者介绍了上海市牙防事业的建设与进程，以及口腔常见病的防治知识。

开展第 26 次"6.1"节上海口腔卫生宣传日系列活动，活动主题"孕妇口腔保健"。

开展第 17 届全国爱牙日系列活动，活动主题"关注孕妇口腔健康"。

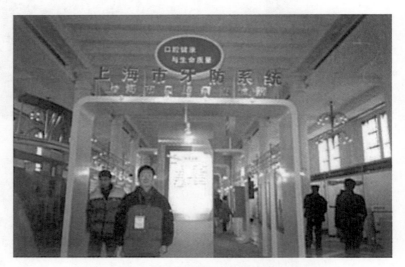

2005 年"人与健康"博览会上海市牙防系统展厅

2005～
2006 年 · 开展全国第三次口腔健康流行病学调查。

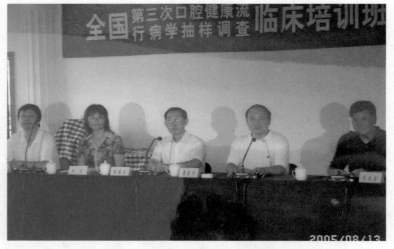

2005 年全国第三次口腔健康流行病学抽样调查临床培训班培训会

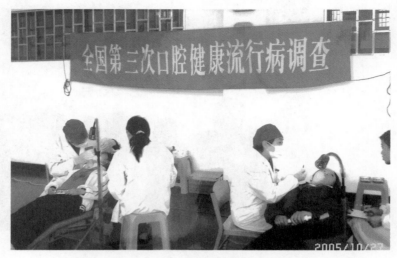

2005 年全国第三次口腔健康流行病学抽样调查上海现场检查

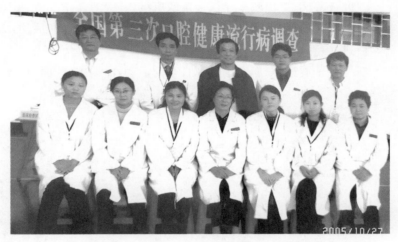

2005 年全国第三次口腔健康流行病学抽样调查上海流调组成员合影

2006 年	开展第 27 次"6.1"节上海口腔卫生宣传日系列活动。 开展第 18 届全国爱牙日系列活动,活动主题"婴幼儿口腔保健"。 召开上海市口腔病防治院建院 60 周年庆祝大会。
2006 年 至今	"加大儿童龋齿干预力度,儿童龋齿充填构成比达到 40％以上"口腔卫生保健指标纳入了上海市政府出台的《上海儿童发展"十一五"规划》当中,要求市教委、市卫生局、市妇联、各区县政府配合实施,之后在"十二五""十三五"的规划当中都有明确的指标要求。

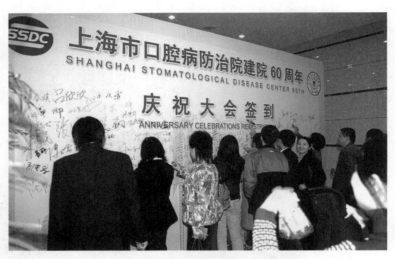

2006 年上海市口腔病防治院 60 周年院庆

2007 年　·　　"上海市儿童口腔健康现状和对策研究"获得上海市人民政府政策咨询研究三等奖,提出政策建议被市政府纳入"上海儿童发展'十二五'规划"。

开展第 28 次"6.1"节上海口腔卫生宣传日系列活动,活动主题"迎特奥,促进儿童口腔健康"。

开展第 19 届全国爱牙日系列活动,活动主题"面向西部,面向儿童"。

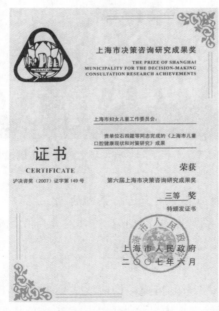

2007 年由石四箴教授领衔,曹新明、李存荣和冯靳秋等同志参与的《上海市儿童口腔健康现状和对策研究》获第六届上海市决策咨询研究成果奖三等奖

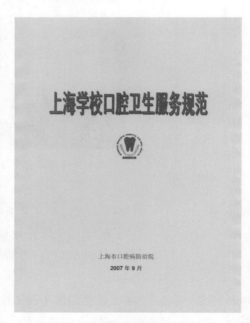

2007 年上海学校口腔卫生服务规范

2007～
2009 年

• 开展第二轮三年行动计划《上海学生龋齿填充费用减免实事项目》。

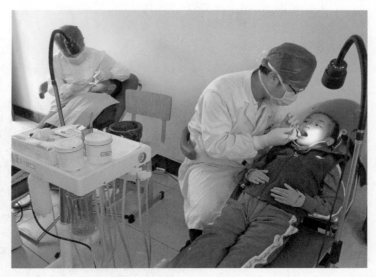

2007—2009 第二轮三年行动计划《上海学生龋齿填充费用减免实事项目》学校现场服务

2008 年

• 沈霖德、李存荣、傅丰禾、冯希平、邱志芳荣获"全国口腔健康卫士"称号。

口腔卫生保健服务软件开发和应用研究,采用低成本的慢病管理信息三级汇总每月电子信箱报送的方法,开展"上海儿童口腔健康监测与信息管理"项目,相关数据和内容被列入上海市卫生局《上海卫生白皮书》。

原卫生部疾控局口腔调研组在孔灵芝副局长带领下,来沪考察学校和社区牙防工作,市卫生局王磐石处长专题汇报了上海口腔卫生工作情况。

第二轮三年行动《学生龋齿充填费用减免实事项目》正式启动。

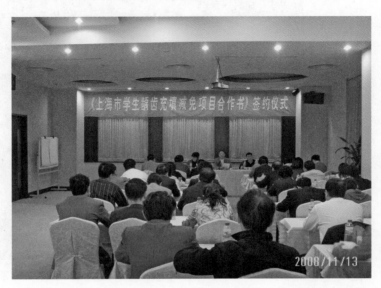

2008 年第二轮三年行动《学生龋齿填充费用减免实事项目》签约仪式

开展第 29 次"6.1"节上海口腔卫生宣传日系列活动。

开展第 20 届全国爱牙日系列活动,活动主题"中老年人口腔健康"。

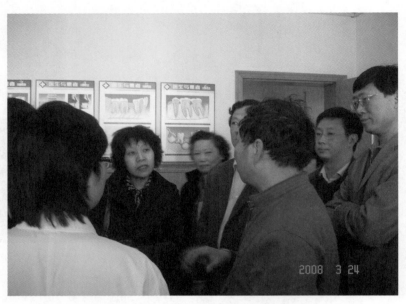

2008 年原卫生部疾控局口腔调研组来沪考察

2009 年 · 《预测指标对大面积筛检龋高危人群的观察研究》课题获得 2009 年中华口腔医学会口腔医学创新研究奖。

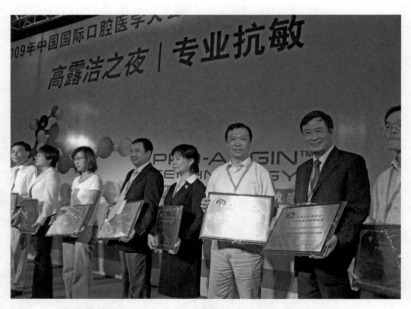

李存荣获得 2009 年中华口腔医学会口腔医学创新研究奖

上海市卫生局开展的"口腔公共卫生绩效评估研究"项目，初步提出了各级口腔病防治机构的 7 项基本职责、23 项工作任务、52 个项目和内容界定，口腔病防治机构 19 个评估标准（包括区域绩效评估指标，市级、区县级和社区级绩效评估指标）。

上海市卫生局疾控处李善国处长为 WHO 上海市口腔健康教育分中心揭牌。

开展第 30 次"6.1"节上海口腔卫生宣传日系列活动，活动主题"有效刷牙，促进牙周健康"。

开展第 21 届全国爱牙日系列活动，活动主题"维护口腔健康，提高生命质量"。

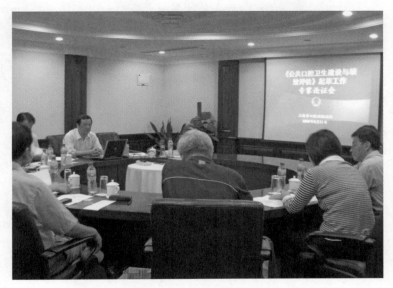

2009 年口腔公共卫生绩效评估研究项目专家讨论会

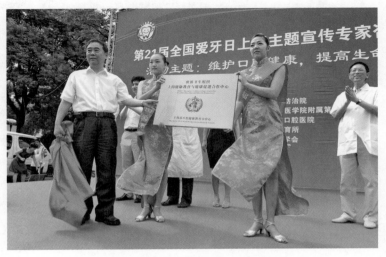

2009 年 WHO 口腔健康教育分中心现场授牌

2010 年 — · 成立上海市卫协口腔专业协作组。

开展第一次社区口腔健康大讲堂活动。

开展第 31 次"6.1"节上海口腔卫生宣传日系列活动,活动主题"有效刷牙,促进牙周健康"。

开展第 22 届全国爱牙日系列活动,活动主题"窝沟封闭,保护孩子"。

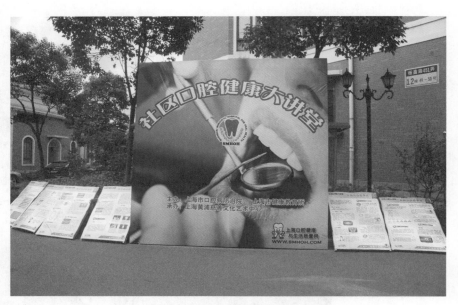

2010 年第一次社区口腔大讲堂

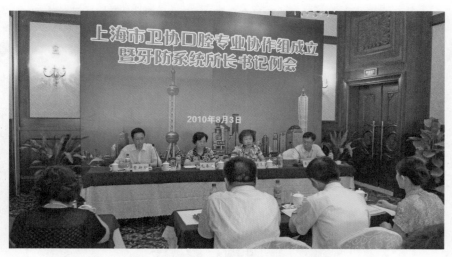

2010 年上海市卫协口腔专业协作组成立会

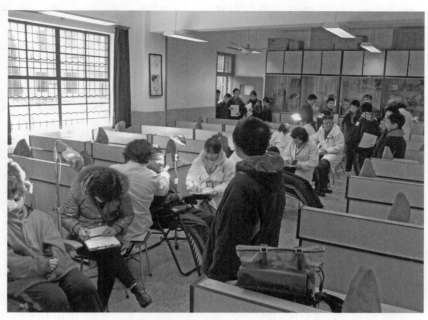

2010 年开展《全国儿童口腔健康状况与危险因素调查》专项监测现场调查

2011～2013 年 开展第三轮三年行动计划《上海贫困老年人全口一次免费修复项目》。

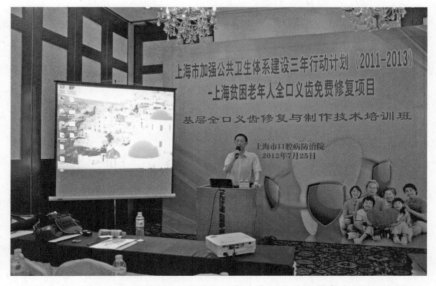

2012 年第三轮三年行动计划《上海贫困老年人全口义齿免费修复项目》培训班

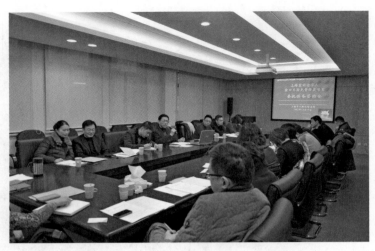

2012年第三轮三年行动计划《上海贫困老年人全口义齿免费修复项目》签约会

2011年

原卫生部疾控局发出《关于开展"健康口腔,幸福家庭"项目的通知》,上海青浦区香花桥镇被列入试点街道。

上海市政府印发了《关于组织实施本市基本公共卫生服务项目和重大公共卫生服务项目意见的通知》政策文件,将"学生龋齿检查、口腔健康状况监测、适龄儿童窝沟封闭、重点人群健康档案、家庭主要健康问题和社区诊断"项目纳入其中。

"口腔疾病检查、龋齿充填"纳入了上海市基本口腔公共卫生服务,对在校学生免费开展。

市卫健委、市教委印发的《关于印发在本市中小学和幼托机构开展"医教结合"工作的指导意见》政策文件,将口腔卫生工作纳入其中,明确教育和卫生各自职责,明确医疗卫生保健机构负责组织医师入校开展学校卫生服务工作要求。

2011年申报的"学生口腔卫生保健规范研究"项目被列入"上海市卫生和计划生育委员会地方卫生标准预研制项目",既为规范开展学生口腔卫生保健服务提供依据,也为今后探索上海市学生口腔卫生保健工作条例的法治化建设打下一定的基础。

"儿童口腔健康检查、龋齿早期充填、适龄儿童窝沟封闭"项目于2011年纳入上海市基本公共卫生服务项目;

开展第三轮"上海市加强公共卫生体系建设三年行动计划"上海市人民政府实事项目;

开展第32次"6.1"节上海口腔卫生宣传日系列活动,活动主题"有效刷牙,促进牙周健康"。开展第23届全国爱牙日系列活动,活动主题"健康口腔,幸福家庭",副主题为"呵护孩子,防止龋齿"。

2012 年 — • 2012 年度全国慢性病防控与口腔卫生项目工作会在上海召开。

上海市口腔病防治院与首都医科大学附属北京口腔医院联合主办的"首届中国牙病防治所所长论坛"在西安成功举行,曹新明院长在论坛上做《上海口腔公共卫生工作现状与发展》的专题报告。

上海市口腔病防治院举办 2012 年国家级社区口腔医师临床技术研修班。

开展"健康口腔,幸福家庭"项目,上海市 16 个区县开展市级口腔健康示范社区试点。

开展第 33 次"6.1"节上海口腔卫生宣传日系列活动,活动主题"健康口腔,幸福家庭"。

开展第 24 届全国爱牙日系列活动,活动主题"健康口腔 幸福家庭",副主题为"关爱自己,保护牙周"。

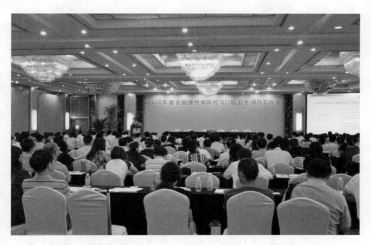

2012 年全国慢性病防控与口腔卫生项目工作会在上海召开

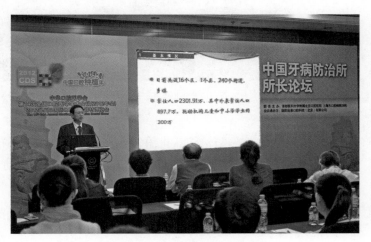

2012 年中国牙病防治所所长论坛

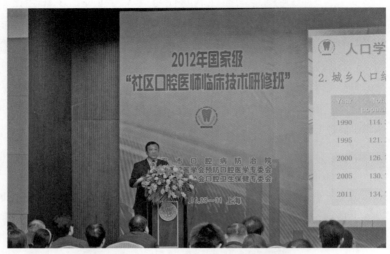

2012 年国家级社区口腔医师临床技术研修班

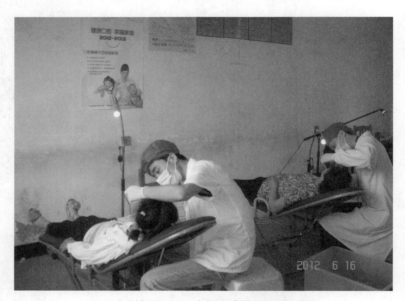

2012 年"健康口腔 幸福家庭"项目现场检查

2013 年 —— · 上海市口腔病防治院获批第二冠名：上海市口腔医院。

开展第 34 次"6.1"节上海口腔卫生宣传日系列活动，活动主题"健康口腔，幸福家庭"，副主题"控制牙菌斑，健康口腔你我他"。

开展第 25 届全国爱牙日系列活动，活动主题"健康口腔，幸福家庭"，副主题为"关爱老人，修复失牙"。

落实开展第三轮三年行动计划《上海贫困老年人全口义齿免费修复项目》。

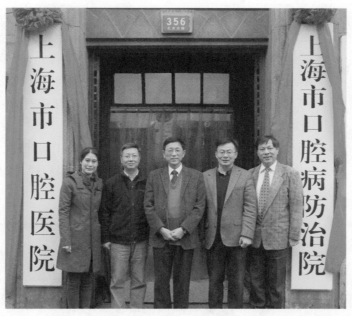

2013 年第一冠名上海市口腔病防治院　第二冠名上海市口腔医院

2014 年 — ·　　上海市社区卫生协会口腔病防治专委会学术交流会召开。

协助上海市卫生和计划生育委员会开展《上海市区域卫生规划（2015—2020 年）》"口腔医疗卫生保健能力调查"项目。

完成上海市卫生和计划生育委员会地方卫生标准预研制项目—学生口腔卫生保健规范。

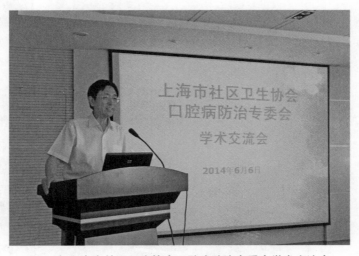

2014 年上海市社区卫生协会口腔病防治专委会学术交流会

原国家卫计委启动了《中国儿童口腔疾病综合防治干预项目》，上海作为东部地区参与其中，选定了静安、杨浦、嘉定、黄浦、闵行、闸北、徐汇、金山 8 个区作为项目目标区。

组织各区县全面完成《全国孤残儿童口腔疾病综合干预项目》，项目覆盖 17 个区县，为儿童福利院、辅读学校的 3—15 岁孤儿、智障、残障、听障、失明儿童提供龋齿充填、窝沟封闭、口腔健康讲座等服务。

开展第 35 次"6.1"节上海口腔卫生宣传日系列活动，活动主题"乳牙涂氟，恒牙窝沟封闭"。

开展第 26 届全国爱牙日系列活动，活动主题"健康每一天，从爱牙开始"。

原国家卫生和计划生育委员会启动"健康口腔，幸福家庭"Ⅱ期项目，上海市青浦区被列为国家项目试点区。

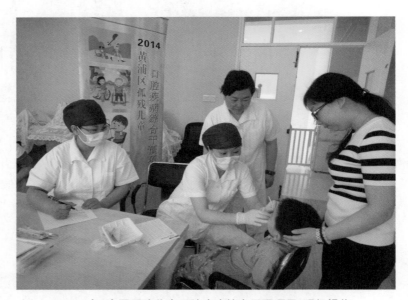

2014 年《全国孤残儿童口腔疾病综合干预项目》现场操作

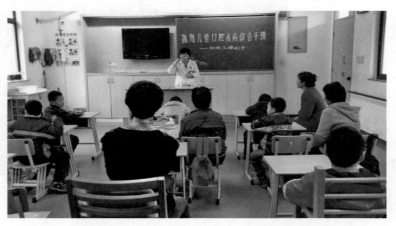

2014 年《全国孤残儿童口腔疾病综合干预项目》口腔健康知识讲座

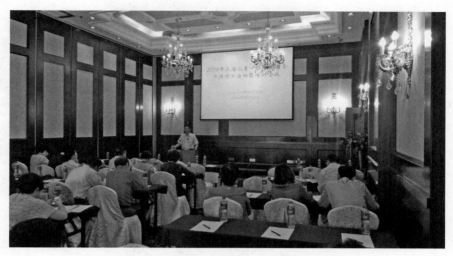

2014 年《全国儿童口腔疾病综合干预项目》上海启动会

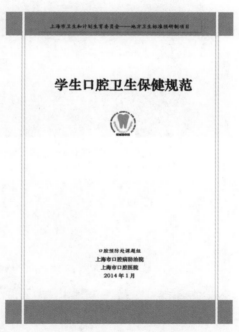

2014 年上海市卫计委地方卫生标准预研制
项目—学生口腔卫生保健规范

2015～
2016 年

· 开展第四次全国口腔健康流行病学上海片区调查。

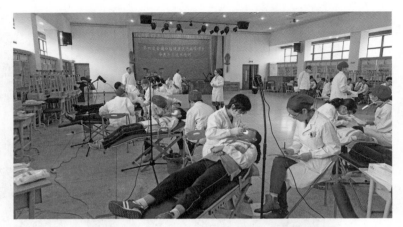

2015 年第四次全国口腔流行病学调查华东片区培训

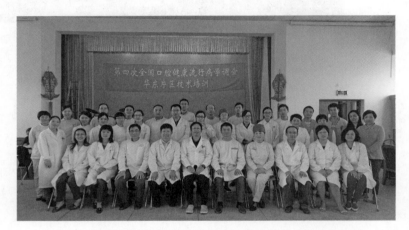

2015 年第四次全国口腔流行病学调查华东片区培训人员合照

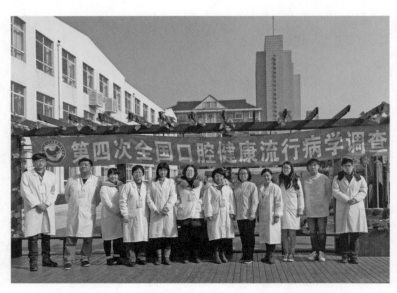

2015 年第四次全国口腔流行病学调查上海片区流调组合影

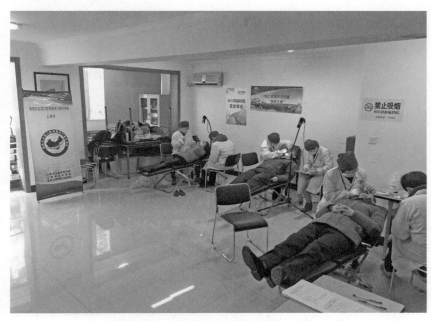

2015 年第四次全国口腔流行病学调查上海片区现场

2015～
2017 年

开展第四轮三年行动计划，分别为："上海市 3～5 岁儿童免费涂氟防龋"项目、"上海儿童乳牙早失干预"项目。

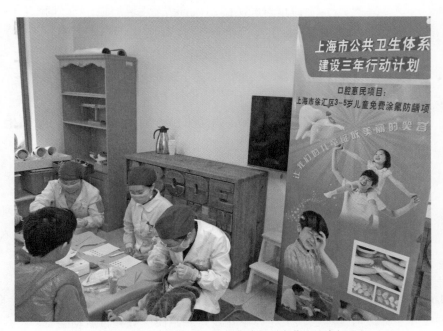

2015 年"上海市 3～5 岁儿童免费涂氟防龋"项目涂氟现场

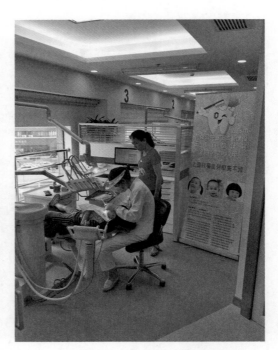

2015 年"上海儿童乳牙早失干预"项目现场检查

2015 年 · 4 月,复旦大学与上海申康医院发展中心共建复旦大学附属口腔医院（筹）。

4 月,上海市口腔病防治院印发《关于加强学校口腔卫生保健规范管理的通知》,要求各区县参照执行《学生口腔卫生保健规范(试行版)》,也为今后探索上海口腔预防工作规范化管理打下良好基础。

6 月,开展第 36 次"6.1"节上海口腔卫生宣传日系列活动,活动主题"健康口腔,微笑生活"。

6 月,上海市口腔病防治院的微信平台科普宣传应运而生,6 月 10 日发送第一篇原创科普。

9 月,开展第 27 届全国爱牙日系列活动,活动主题"定期口腔检查,远离口腔疾病"。

9 月,上海市口腔病防治院申报的儿童口腔疾病早期干预项目"上海儿童乳牙早失干预"和"上海市 3～5 岁儿童免费涂氟防龋"均被纳入"上海市加强公共卫生体系建设三年行动计划(2015—2017 年)"。

2016 年 · 3 月,上海市卫生和计划生育委员会与上海市教育委员会联合召开上海市政府加强公共卫生体系建设口腔惠民服务项目启动会。

5 月,中华口腔医学会王兴会长莅临闵行区牙防所指导工作。

6 月,开展第 37 次"6.1"节上海口腔卫生宣传日系列活动,活动主题"健康

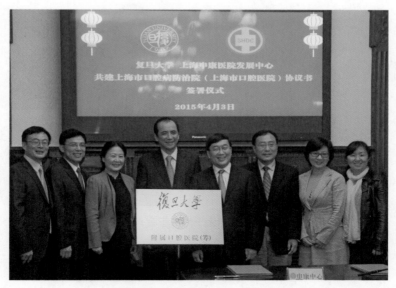

2015年复旦大学与上海申康医院发展中心签约共建复旦大学附属口腔医院(筹)

童年,口腔先行"。

7月,"上海口腔健康发布"微信公众平台上线:由上海市口腔病防治院牵头,各区县牙病防治机构参与,开设了"上海口腔健康发布"微信平台。

9月,开展第28届全国爱牙日系列活动,活动主题"口腔健康 全身健康"。

10月,上海市口腔病防治院结合建院七十周年活动,举办"促进全生命周期口腔健康·口腔预防国际论坛"暨国家级继续教育《口腔预防与疾病管理技术学习班》,邀请十位国内外知名口腔和公共卫生专家作为主讲嘉宾,从不同的层面和视野让大家了解口腔疾病预防的新进展、新观点,探讨在新形势下,多学科合作共同参与全人群口腔健康管理的新理念。

10月,邱志芳、赵克贰、李存荣荣获"口腔公共卫生突出贡献奖"。

10月,《康复·口腔健康》杂志创刊:为介绍上海和全国的口腔公共卫生工作和面向大众开展口腔健康教育,由上海市口腔病防治院和上海教育报刊总社联合主办的《康复·口腔健康》杂志,具有正式刊号,面向全国发行。

12月,由上海市文明办、上海市残疾人福利基金会牵线,上海市口腔病防治院与上海市残疾人康复职业培训中心、上海市第一聋哑学校、上海市闵行区启音学校共同签署了为期三年的《"关爱听障儿童,叩响无声世界"听障儿童口腔健康志愿服务协议》。

12月,由上海市卫生和计划生育委员会、上海市教育委员会指导,上海市口腔病防治院和上海教育报刊总社共同主办了首届"上海市少儿口腔健康科普节——口腔健康演讲大赛"活动。此次活动获得医学伦理科普优秀成果(案例)奖。

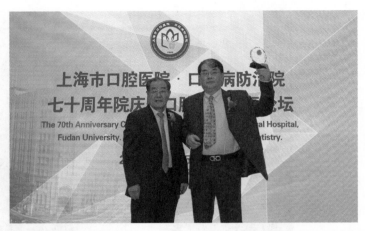

2016 年中华口腔医学会王兴名誉会长为邱志芳家属颁发口腔公共卫生突出贡献奖

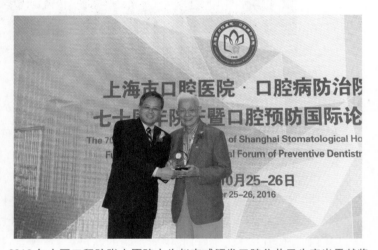

2016 年中国工程院张志愿院士为赵克贰颁发口腔公共卫生突出贡献奖

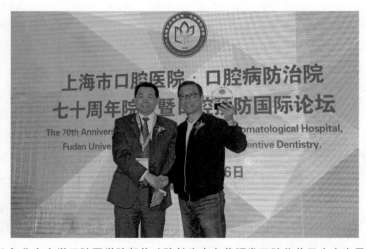

2016 年北京大学口腔医学院郭传瑸院长为李存荣颁发口腔公共卫生突出贡献奖

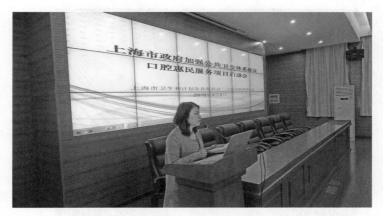

2016 年上海市政府加强公共卫生体系建设三年行动计划（2015—2017年）口腔惠民项目启动会

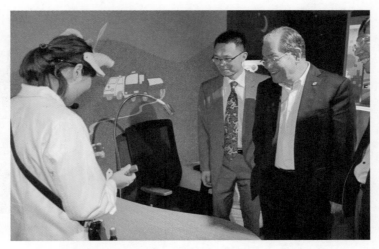

2016 年中华口腔医学会王兴会长莅临闵行区牙防所指导工作

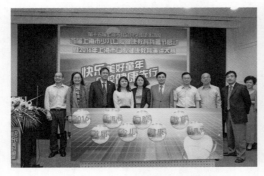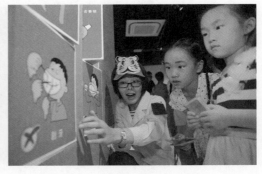

2016 年首届上海市少儿口腔健康科普节，左图为口腔健康演讲大赛专家合影，右图为工作人员为儿童讲解口腔健康知识

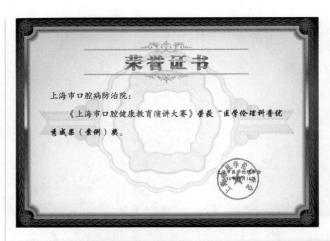

2016 年"上海市口腔健康教育演讲大赛"获医学伦理科普优秀成果（案例）奖

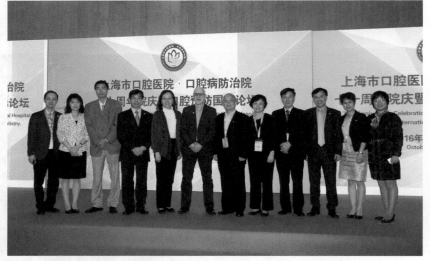

2016 年"促进全生命周期口腔健康·口腔预防国际论坛"专家合影

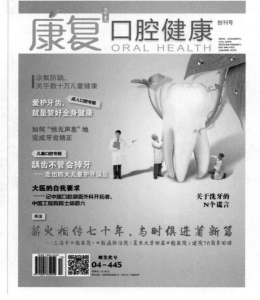

2016 年《康复·口腔健康》杂志创刊号

2017 年
至今

市口腔病防治院与华山医院合作,进行上海社区老年人口腔健康与全身健康队列研究。市口腔病防治院与上海新华医院合作开展了上海市儿童口腔健康出生队列研究。

2017 年

2 月,由中华口腔医学会和全国儿童口腔疾病综合干预项目办主办,市口腔病防治院承办的"全国规范化学校儿童口腔健康教育现场示范及培训会"在上海圆满召开,共 340 多名来自全国各地的专业口腔预防医生参与培训,是迄今为止全国儿童口腔疾病综合干预项目规模最大的一次口腔健康教育专题培训。

4 月,市口腔病防治院科教中心落成启用,中心集科学研究、临床教学、口腔修复工艺、人员培训、综合会议保障等多项功能于一体,满足了本院各类学术交流活动的需求。科教中心落成标志着口腔预防培训中心成立,10 台培训用椅位满足了预防学科对基层牙防人员培训的要求。

5 月,由中华口腔医学会主办,市口腔病防治院承办的"健康口腔 微笑少年"规范化口腔健康教育项目在上海启动。

5 月,按照《"健康中国"2030 规划纲要》的要求,参照《上海市社区健康管理工作规范——慢性病综合防治(2017 年版)》,市口腔病防治院编写了《上海市居民口腔健康管理工作规范(2017 年版)》,将我院目前的学生口腔信息系统纳入原市卫计委与万达信息集团的"健康云"三期项目中,以实现口腔疾病与糖尿病、高血压等慢性病统一检查、治疗、干预、管理,加快口腔疾病的现代化、信息化管理。

6 月,受原国家卫计委疾控局慢病处的委托,由中华预防医学会主办、上海市口腔病防治院承办的"上海市口腔健康管理模式研讨会"顺利召开。

7 月,市口腔病防治院举行"2017 口腔健康与口腔医院管理"高峰论坛。论坛就提升公立口腔医院承担公共卫生服务能力,在提高全民口腔健康水平中发挥作用,以及深化内部管理机制,保障全民口腔健康等议题进行了深入探讨。

6 月,《康复·口腔健康》杂志编委会成立。

6 月,开展第 38 次"6.1"节上海口腔卫生宣传日系列活动,活动主题"健康口腔 微笑少年"。

9 月,受原国家卫生和计划生育委员会疾控局慢病处委托,由中华口腔医学会和中国牙病防治基金会共同主办、上海市卫生和计划生育委员会支持、上海市口腔病防治院承办的第 29 届全国爱牙日主题宣传活动在人民公园举行,活动主题为"口腔健康 全身健康"。中华口腔医学会会长俞光岩、郭传瑸副会长出席本次活动,本市各大医院及各区牙防所的 40 多位资深口腔医学专家举行义诊,为市民提供口腔健康科普、咨询和检查服务。

9月,闵行区人民政府与上海申康医院发展中心合作共建上海市口腔医院备忘录签约仪式在闵行区人民政府会议中心举行。

9月,召开国际正畸大会暨第十六次全国口腔正畸学术会议,市口腔病防治院为承办单位。会议吸引了包括70位国际知名专家、200位大陆及港澳台地区知名专家在内的近4000位海内外口腔正畸界同仁参会,共举办259场讲座,产生867篇学术投稿,其规模是历届全国正畸学术会议之最。

12月,口腔生物医学工程实验室正式启用,为本院医学应用基础研究搭建实验平台。

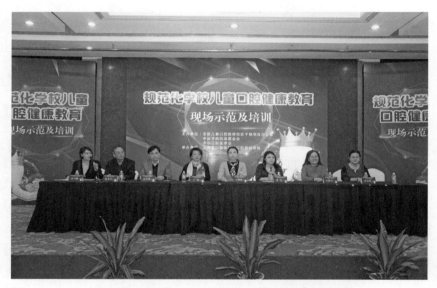

2017年规范化学校儿童口腔健康教育现场示范培训会

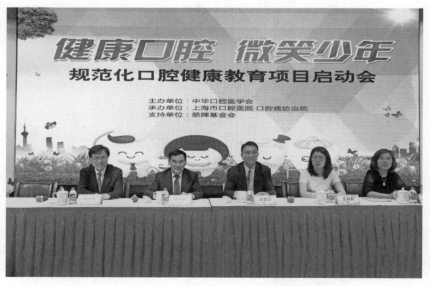

2017年"健康口腔,微笑少年"规范化口腔健康教育项目启动会

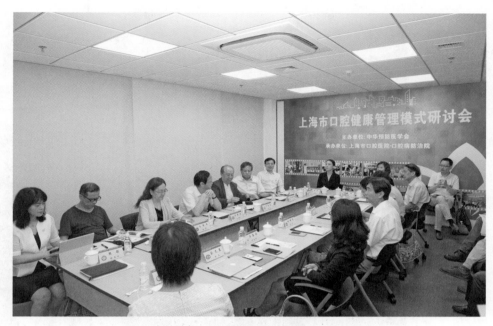

2017 年上海市口腔健康管理模式研讨会会议现场

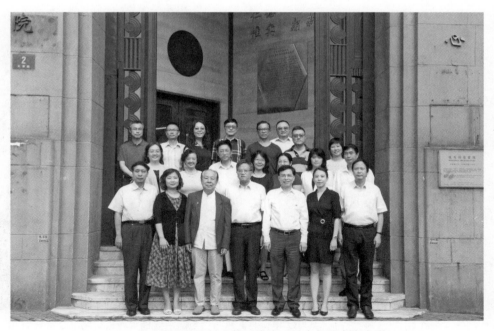

2017 年上海市口腔健康管理模式研讨会领导专家合影

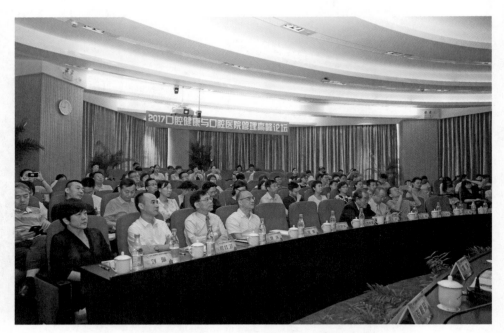

2017 年口腔健康与口腔医院管理高峰论坛会议现场

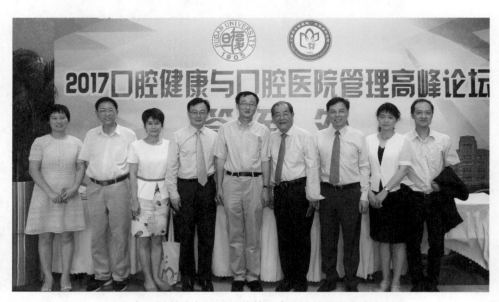

2017 年口腔健康与口腔医院管理高峰论坛领导专家合影

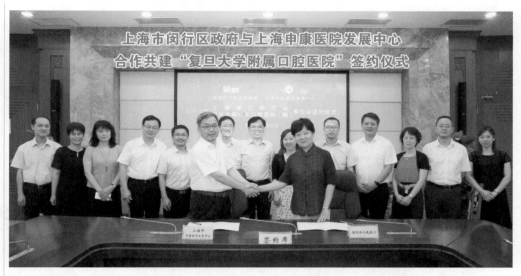

上海市闵行区政府与上海申康医院发展中心合作共建"复旦大学附属口腔医院"签约仪式

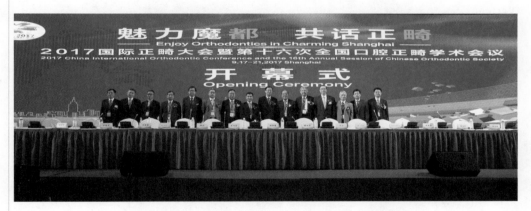

2017 年国际正畸大会暨第十六次全国口腔正畸学术会议

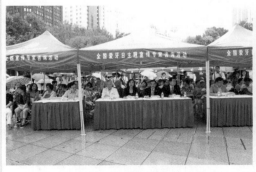
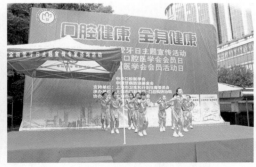

2017 年中华口腔医学会和中国牙病防治基金会共同主办、上海市卫生和计划生育委员会支持、上海市口腔病防治院承办的第 29 个全国爱牙日主题宣传活动在人民公园举行

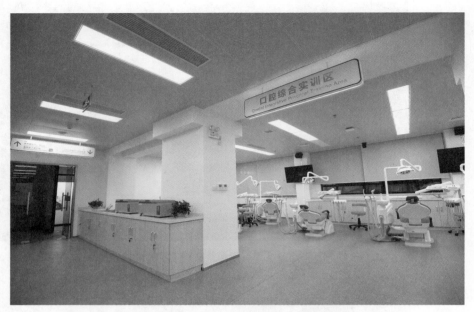

2017 年上海市口腔病防治院科教中心建成投入使用，图为科教中心的口腔综合实训室内景

新闻　体育　汽车　房产　旅游　教育　时尚　科技　财经　娱乐　更多

上海12岁儿童患龋率为全国最低

2017-09-24 15:44

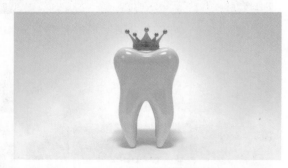

今年的9月20日是第29个全国"爱牙日"，主题为"口腔健康 全身健康"。今天上午，中华口腔医学会、中国牙病防治基金会共同主办的"爱牙日"义诊活动传出消息，我国是口腔疾病发病率较高地区。上海口腔健康状况优于全国平均水平，12岁儿童患龋率为17.7%，12岁儿童龋齿充填比为60.4%，均为全国最优。但市民口腔健康仍不容乐观，5岁儿童乳牙患龋率为65%，老年人患龋率更高达98%，牙周健康率不到15%。

精选　　直播　　看电视　　新闻　　发现

沪12岁儿童患龋率17.7% 入校普查普治效果显著

看看新闻Knews记者 沈倩
2017-11-30 10:50:26

记者从市卫生计生委获悉,第四次全国口腔健康流行病学调查(2015-2018)初步数据显示,上海12岁儿童的恒牙患龋率为17.7%,充填治疗比例超过六成,为全国最优水平。

为了解全市学生口腔健康状况和龋齿充填、窝沟封闭质量和现场消毒隔离情况,规范管理各类口腔公共卫生项目,提高口腔公共卫生服务水平和质量,根据《上海市口腔公共卫生工作综合测评方案》的要求,目前,由上海市口腔医院牵头,每年开展上海市学生口腔公共卫生工作联合督导监测和督导。

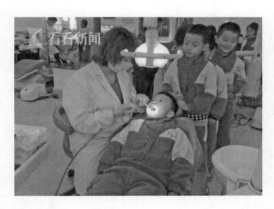

自上世纪50年代,上海市口腔医院受上海市卫生和计划生育委员会的委托,指导全市的口腔疾病预防工作,建立和完善了全国唯一、保存完整的市、区、社区口腔公共卫生三级网络,被称为"上海口腔健康管理模式"。

2017 年媒体关于上海市儿童龋病防治成果的报道

2018 年　　3月～12月,市口腔病防治院联合各区牙病防治所,在全市各区开展"市区联合口腔健康大讲堂"活动,调动了各区参与市级科普教育的积极性,使大讲堂活动更加聚焦重点人群、在各区有针对性地开展,群众的受益面也更广。

5月,市口腔病防治院与墨尔本大学合作,共同探讨糖尿病患者口腔健康管理的研究项目。

6月,成立"上海市口腔病防治联合体",进一步加强医防融合。

6月,开展第 39 次"6.1"节上海口腔卫生宣传日系列活动,活动主题"健康口腔,微笑少年"。

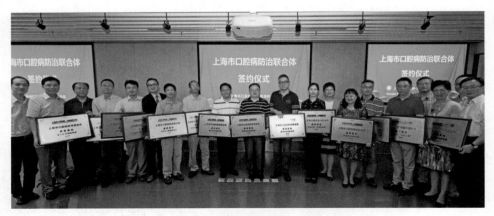

2018 年上海市口腔病防治联合体签约成立仪式

9 月，开展第 30 届全国爱牙日系列活动，活动主题"口腔健康 全身健康"，副主题是"护健康口腔、助健康体魄、享健康生活"。

9 月，"第四次全国口腔健康流行病学调查"上海地区的调查工作被中华口腔医学会评为"最佳现场奖"。统计结果显示，上海 12 岁儿童的龋患率和龋齿充填比均为全国最优水平。

10 月，经过市级培训的嘉定区牙防所选手徐萍获得全国口腔医务工作者科普演讲大赛第一名。

2019 年

2 月，复旦大学附属口腔医院与浦锦社区卫生服务中心签订合作协议，将浦锦社区卫生服务中心口腔科纳入"上海市口腔疾病防治联合体"，为社区居民提供"防治一体、全程连续"的口腔健康管理服务。

3 月，启动制作中小学生系列口腔健康科普视频《皓齿白牙养成之路》。

6 月，开展第 40 次"6.1"节上海口腔卫生宣传日系列活动，活动主题"自信笑容，从齿开始"。

7 月，复旦大学附属口腔医院浦锦分院（位于竹园西路 1034 号）正式开业，口腔颌面外科病房同时成立运营。

8 月，全市共有近百名口腔卫生工作者参与全国口腔健康科普演讲交流活动，大赛产生的优秀选手参加华东大区的展评活动，最终 2 人被评为华东赛区"科普之星"，4 人被评为"科普先锋"，1 人被评选为"科普达人"称号。

9 月，开展第 31 届全国爱牙日系列活动，活动主题"口腔健康 全身健康"，副主题是"刷牙漱口用牙线 洁牙护龈促健康"。

11 月，复旦-哈佛国际口腔医学中心建设项目正式启动，举办"复旦-哈佛口腔健康促进国际论坛"。复旦-哈佛国际口腔医学中心建设项目作为复旦大学上海医学院高水平地方高校建设方案子项目之一，获批建设经费300万，目标是打造成拥有口腔疾病机制研究中心、国内最大的口腔公共卫生研究中心、口腔疑难疾病多学科诊疗中心以及国内领先的口腔本科教学体系的国际口腔协作平台。

11月，市口腔病防治院获得2019年度上海科普教育创新奖提名奖，并成为全国口腔健康指导中心。20位口腔公共卫生人员荣获中国牙病防治基金会"口腔健康推广大使"称号。

11月，中国卫生信息与健康医疗大数据学会口腔健康大数据专科联盟成立，刘月华教授为第一届主任委员。

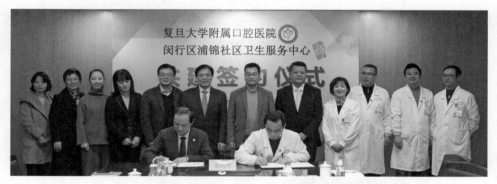

2019年复旦大学附属口腔医院与浦锦社区卫生服务中心签订合作共建协议

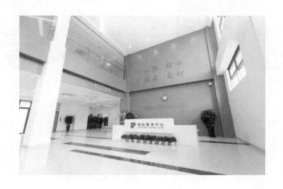

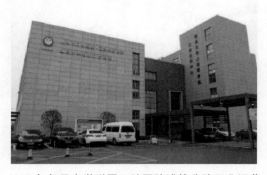

2019年复旦大学附属口腔医院浦锦分院开业运营

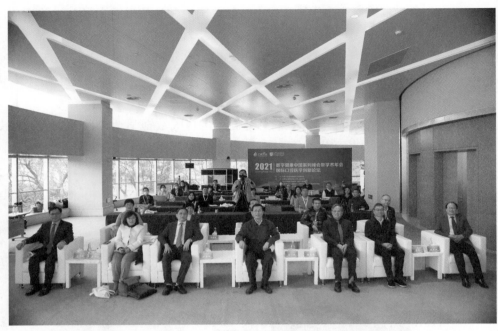

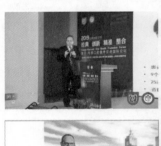
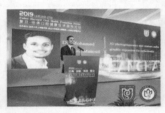
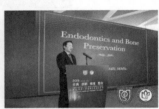

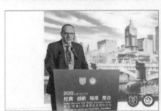
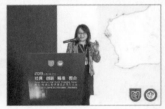
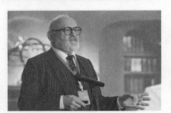

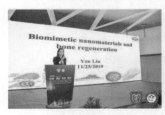
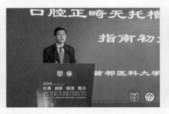
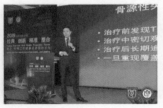

2019 年复旦-哈佛口腔健康促进国际论坛会议现场

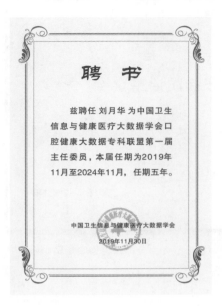

2019 年中国卫生信息与健康医疗大数据学会口腔健康大数据专科联盟成立,市口腔病防治院刘月华教授为第一届主任委员

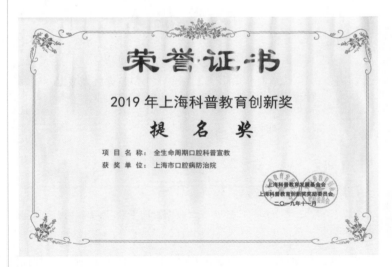

2019 年"全生命周期口腔科普宣教"项目获科普创新奖提名奖

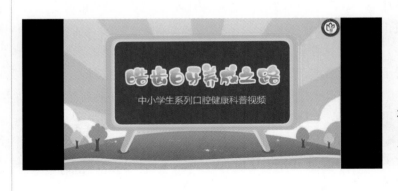

2019 年中小学生系列口腔健康科普视频《皓齿白牙养成之路》

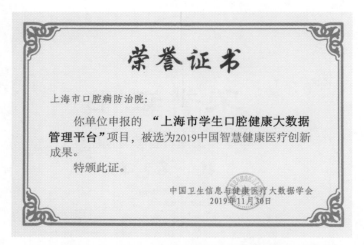

2019 年上海市口腔病防治院成为全国口腔健康指导中心

2019 年"上海市学生口腔健康大数据管理平台"项目获医疗创新奖

2020 年

　　3 月,复旦大学新设口腔医学本科专业并启动首届招生,由我院承担主要教学任务。2020 年 36 位本科生以入围面试分数线为本市所有院校专业组最高分被录取。

　　5 月,复旦大学附属口腔医院首届研究生学位论文答辩会举行,口腔正畸学博士研究生潘杰、硕士研究生张维华和邓佳佳通过答辩。

　　6 月,开展第 41 次"6.1"节上海口腔卫生宣传日系列活动,活动主题"疫情防控不松懈,呵护口腔不停歇"。

　　8 月,上海市口腔病防治院闵行院区开工奠基,新院区规划建筑面积 4.5 万平方米,拟设 400 张牙科治疗椅、100 张病床,启用后将成为本市单体体量最大的口腔医疗中心。

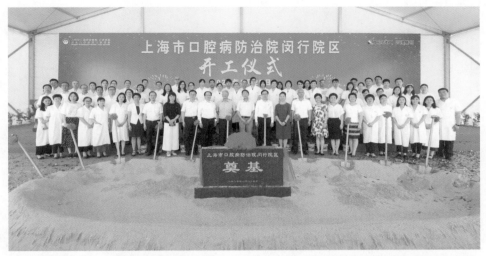

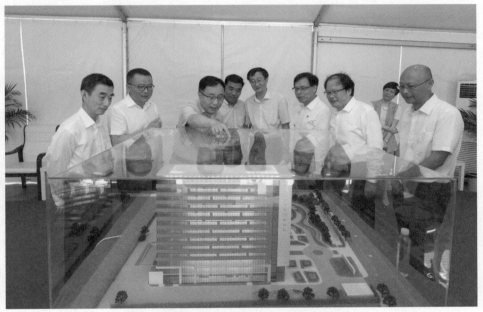

2020 年上海市口腔病防治院闵行院区开工奠基

9 月,启动第五轮上海市加强公共卫生体系建设三年行动计划"'一老一小'口腔健康服务模式优化"口腔惠民项目。

9 月,开展第 32 届全国爱牙日系列活动,活动主题"口腔健康 全身健康",副主题是"均衡饮食限糖减酸 洁白牙齿灿烂微笑"。

10 月,2020 级复旦大学口腔医学本科新生见面会,敦煌研究院名誉院长樊锦诗先生为学生专题授课,"一辈子做好一件事"的精神在广大师生中引发热烈反响。

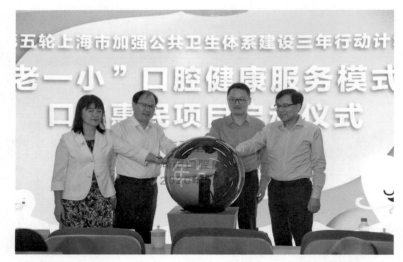

2020 年上海市加强公共卫生体系建设三年行动计划"'一老一小'口腔健康服务模式优化"口腔惠民项目启动会

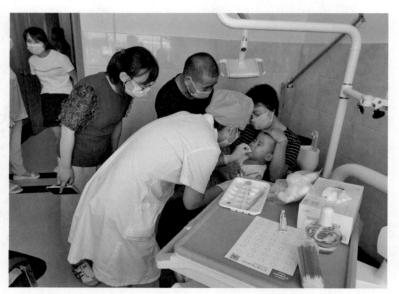

2020 年"'一老一小'口腔健康服务模式优化"口腔惠民项目为 1～3 岁婴幼儿提供免费局部涂氟措施

10 月,全市 30 余位口腔公共卫生人员荣获中国牙病防治基金会"口腔健康银牌大使"和"口腔健康推广大使"称号。

11 月,市口腔病防治院获得 2020 年度上海科普教育创新奖提名奖,并获"2020 年上海市健康教育与促进优秀实践案例"优秀奖。"为 3～5 岁儿童免费涂氟防龋"案例荣获"新时代健康上海建设优秀案例"。

12月，由中国卫生信息与健康医疗大数据学会主办，上海市口腔病防治院承办的第二届中国智慧健康医疗大会隆重召开，同期举办的智慧口腔医学分论坛。

12月，上海市卫生健康委员会批复市口腔病防治院成立上海市颅颌面发育与疾病重点实验室，由刘月华教授担任实验室主任，张志愿院士担任学术委员会主任。

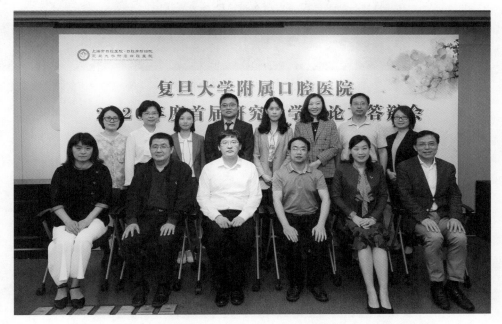

2020年复旦大学附属口腔医院首届研究生论文答辩会专家与师生合影

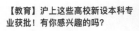

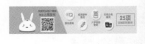

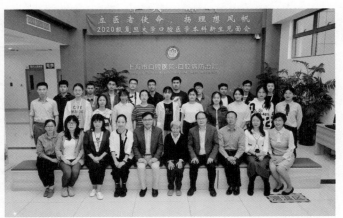

2020年复旦大学首届口腔医学本科招生，36位本科生高分录取。左图为"上海发布"公众号发布的上海高校新设本科信息，复旦大学口腔医学专业位列第一条。右图为2020级复旦大学口腔医学本科新生见面会，敦煌研究院名誉院长樊锦诗先生为学生专题授课。

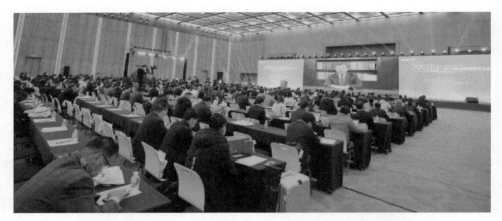

2020 年上海市口腔病防治院承办的第二届中国智慧健康医疗大会隆重召开。

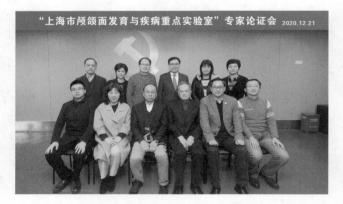

2020 年上海市颅颌面发育与疾病重点实验室专家论证会与批复文件

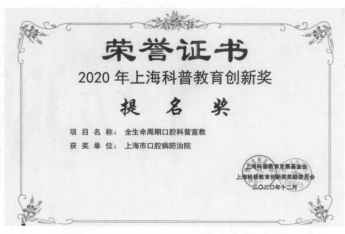

2020 年"全生命周期口腔科普宣教"项目获科普创新奖提名奖

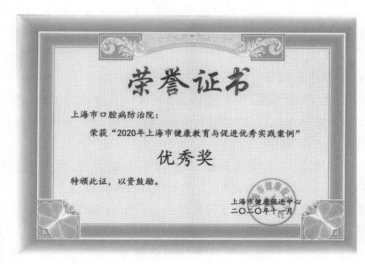

2020 年上海市口腔病防治院荣获"上海市健康教育与促进优秀实践案例"优秀奖

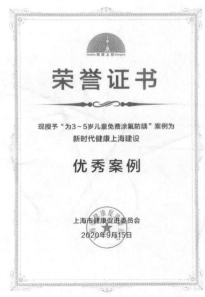

"为 3～5 岁儿童免费涂氟防龋"案例荣获"新时代健康上海建设优秀案例"

2021 年

1 月,上海市卫生健康委员会批复口腔医院成立上海市颅颌面发育与疾病重点实验室。

3 月,经中共上海市委机构编制委员会及上海市卫生健康委员会批复,上海市口腔病防治院更名为上海市口腔医院,第二冠名复旦大学附属口腔医院,加挂上海市口腔健康中心牌子。

4 月,上海市口腔医院"儿童口腔健康管理模式的实践与创新"获得上海市预防医学会科学技术奖二等奖。

5 月～11 月,上海市口腔医院开展国家卫健委"重点人群口腔健康状况监测项目"上海地区调查工作。

5月,上海市口腔医院·复旦大学附属口腔医院首届口腔预防医学研究生论文答辩会,硕士研究生翁清清、虞瑾、易芳羽和郁莹通过论文答辩。

6月,开展第42次"6.1"节上海口腔卫生宣传日系列活动,活动主题"减糖绝非小事,健康源自口腔"。

6月,上海市口腔医院举办上海市口腔健康科普演讲大赛,选出的优胜选手参加全国健康科普演讲交流华东大区活动,最终3人分获"科普之星""科普精英"和"科普先锋"称号。

上海市口腔医院牵头实施了由上海市卫健委组织的"我为群众办实事"——上海市全民健康素养提升口腔健康科普配送项目。

9月,开展第33届全国爱牙日系列活动,活动主题"口腔健康　全身健康",副主题是"从小养成刷牙习惯　一生乐享健康生活"。

12月,经复旦大学校长办公会及党委常委会研究,决定成立复旦大学口腔医学院,依托上海市口腔医院建设。

12月,复旦大学口腔医学专业学位博士点先后获上海医学院和复旦大学学位评定委员审核通过。口腔医学院成立6个学系22个教研室,包括预防学系及口腔预防教研室。

12月,"数字驱动健康中国,创新引领高质量发展"2021数字健康中国系列峰会暨学术年会、国际口腔医学创新论坛成功举办。

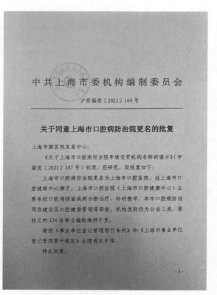

2021年经中共上海市委机构编制委员会及上海市卫生健康委员会批复,上海市口腔病防治院更名为上海市口腔医院,第二冠名复旦大学附属口腔医院,加挂上海市口腔健康中心牌子

复 旦 大 学 办 公 室 文 件

复委办〔2021〕11号

关于成立复旦大学口腔医学院的通知

上海医学院党委，各分党委，各院系、科研机构，各附属医院，
机关各部处，各单位：

　　经校党委常委会研究，决定成立复旦大学口腔医学院，正处
级建制单位，依托上海市口腔医院建设。

　　上海医学院党委负责指导上海市口腔医院（复旦大学口腔医
学院）党委党建和思政工作。

　　特此通知。

复旦大学办公室
2021 年 12 月 7 日

2021 年复旦大学批复成立复旦大学口
腔医学院，依托上海市口腔医院建设

上海市预防医学会
科学技术奖
证 书

为表彰上海市预防医学会科学技术奖
获得者，特颁发此证书。

项 目 名 称：儿童口腔健康管理模式的实践与创新

获 奖 者：上海市口腔病防治院
奖励等级：二等奖
证书编号：20200203-D01

上海市预防医学会
2021 年 4 月 22 日

2021 年上海市口腔医院"儿童口腔健
康管理模式的实践与创新"获得上海
市预防医学会科学技术奖二等奖

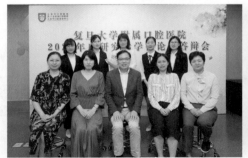
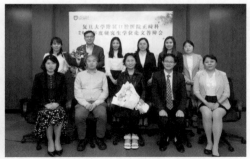

2021 年上海市口腔医院口腔预防医学（左）与口腔正畸学（右）研究生论文答辩会专家与师生
合影

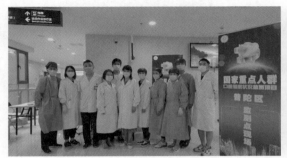
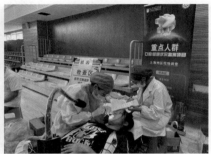

2021 年"重点人群口腔健康状况监测项目"上海地区现场调查

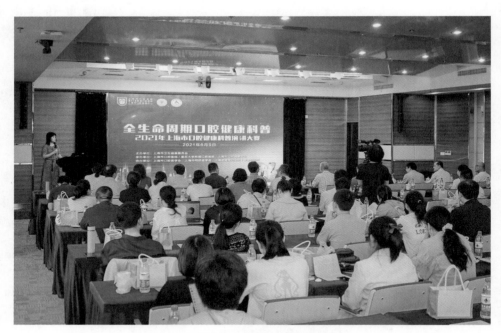

2021 年上海市口腔健康科普演讲大赛

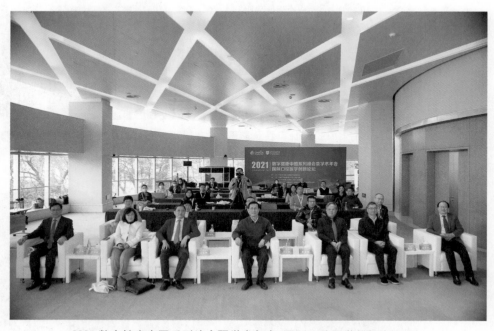

2021 数字健康中国系列峰会暨学术年会、国际口腔医学创新论坛现场

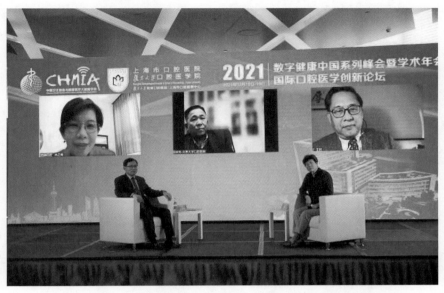

2021 数字健康中国系列峰会暨学术年会、国际口腔医学创新论坛现场

2022 年

4 月，上海市口腔医院 15 名护理人员组成的核酸检测采样队奔赴浦东国际机场开展为期一个月的核酸采样支援工作，4 月下旬医院组织第二批 30 名护理人员奔赴长兴岛方舱医院，为打赢"大上海保卫战"做出贡献。

7 月，国务院学位委员会印发了《国务院学位委员会关于下达 2021 年学位授权自主审核单位撤销和增列的学位授权点名单的通知》，经国务院学位委员会第三十七次会议审议批准，复旦大学口腔医学专业增列博士专业学位授权点，标志着复旦大学口腔医学学科已建成完整的"5＋3＋X"口腔医学人才培养体系。

9 月，复旦大学于口腔医院召开干部会议，正式宣布成立复旦大学口腔医学院，宣读复旦大学口腔医学院党政班子任命的决定。复旦大学党委副书记、上海医学院党委书记袁正宏出席会议。

9 月，上海市卫生健康委员会组织上海市口腔医院举办第 34 个"全国爱牙日"线上主题宣传活动暨第七届上海市少儿口腔健康科普节启动仪式，开幕式宣讲爱牙日核心知识点，开展爱牙日专场线上专家义诊、线上直播专家口腔健康讲座等。

10 月，位于闵行区合川路 166 号的口腔医院新院顺利完成结构封顶，将全面进入装饰装修及设备安装阶段。

11 月，上海市口腔医院浦锦院区建设的上海市口腔健康中心科普教育基地，获批成为闵行区科普教育基地。

11 月，市口腔医院主办"聚力建设'第一个复旦'——复旦大学口腔医学高质量发展研讨会"。邀请到中国两院院士及顶尖院校专家，聚焦融合创新、科研平台建设、拔尖人才培养、高端成果产出、国际交流合作等内容，共同探讨复旦大学口腔医学高质量发展的切入点和支撑点，为聚力建设"第一个复旦"作出应有贡献。

国务院学位委员会文件

学位〔2022〕12 号

国务院学位委员会关于下达 2021 年学位授权
自主审核单位撤销和增列的
学位授权点名单的通知

有关省、自治区、直辖市学位委员会，有关学位授予单位：

2021 年学位授权自主审核单位撤销和增列的学位授权点名单已经国务院学位委员会第三十七次会议审议批准，现印发给你们。

附件：1. 2021 年学位授权自主审核单位撤销的学位授权点名单

2. 2021 年学位授权自主审核单位增列的学位授权点名单

国务院学位委员会
2022 年 7 月 12 日

抄送：教育部

42		S0151	应用伦理	硕士专业学位授权类别
43	复旦大学	S0354	社会政策	硕士专业学位授权类别
44		S0751	气象	硕士专业学位授权类别
45		1052	口腔医学	博士专业学位授权类别
46		0301	法学	博士学位授权一级学科
47	同济大学	0825	航空宇航科学与技术	博士学位授权一级学科
48		9902	知识产权	博士学位授权交叉学科

2022 年经国务院学位委员会第三十七次会议审议批准，复旦大学口腔医学专业增列博士专业学位授权点

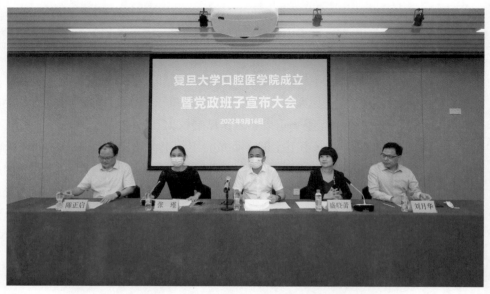

2022 年复旦大学口腔医学院成立暨党政班子宣布大会

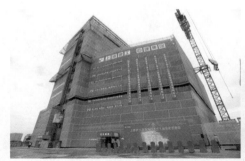
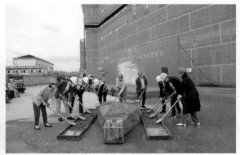

2022 年上海市口腔医院·复旦大学附属口腔医院新院结构封顶活动现场

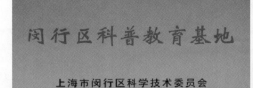
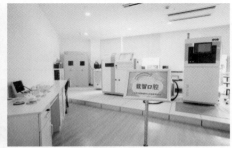
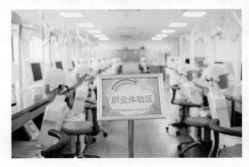
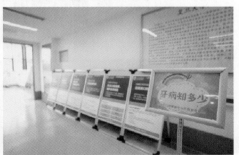

2022 年上海市口腔医院获批成为闵行区科普教育基地

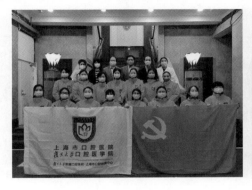
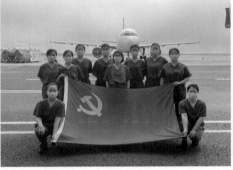

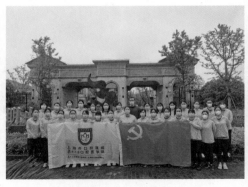
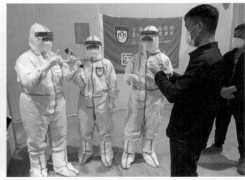

上海市口腔医院护理团队驰援疫情阻击战前线,奔赴浦东国际机场和长兴岛方舱医院开展抗疫工作

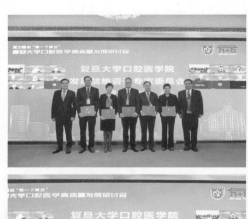
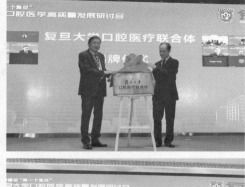

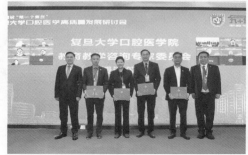
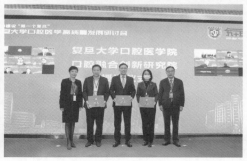

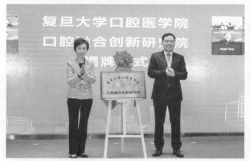

扫码看历年口腔健康管理会议照片集锦、历年口腔健康教育照片集锦、历年儿童口腔健康监测与信息管理项目现场照片集锦

2022 年上海市口腔医院主办"聚力建设'第一个复旦'——复旦大学口腔医学高质量发展研讨会"

附录二

上海市口腔医院历任人员名单

上海市口腔医院历任所长、院长、书记

历任所长

吴中士（代）	1946 年 6 月—1947 年 5 月
俞焕文	1947 年 5 月—1948 年 8 月
袁伯亚	1948 年 8 月—1949 年 5 月
贾维霖	1949 年 5 月—1967 年 1 月
闻　俊	1978 年 5 月—1983 年 1 月

历任院长

沈霖德	1996 年 5 月—2009 年 3 月（1999 年由所长改任院长）
曹新明	2009 年 3 月—2014 年 12 月
刘月华	2015 年 2 月至今

历任书记

李　彭	1959 年 7 月—1967 年 1 月
侯龙生	1970 年 9 月—1972 年 12 月
史维继	1972 年 12 月—1980 年 4 月
闻　俊	1980 年 5 月—1983 年 1 月
徐兴华	1983 年 1 月—1984 年 11 月
钱敬东	1984 年 11 月—1987 年 4 月
曹新明	1989 年 1 月—2009 年 3 月
袁学锋	2009 年 3 月—2019 年 7 月
陈正启	2019 年 7 月至今

上海市口腔医院口腔预防处历任主任及科员

历任主任

邱志芳　严万斌　楼婉华　李存荣　张　颖　王　艳　曾晓莉

历任副主任

曹新明　曹光瑞

顾问

黄仁德

历任科员

赵克贰　程正言　钱美丽　许淑芬　唐天明　常云萍　丁虹丽　蔡丹青　单伟文

黄丽萍　黄蓓菁　许　琴　吴厚玉　徐　兰　李　纯　焦红卫　冯靳秋　曾晓莉

徐　玮　王　勋　汤　敏　江一巍　王　艳　唐国妹　笪东欣　张　皓　虞　瑾

王沪宁　陈燕雯